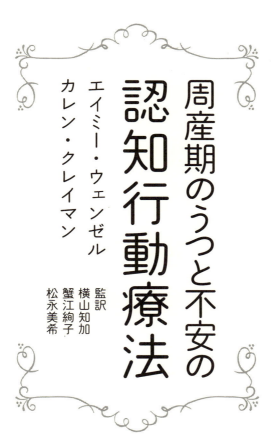

周産期のうつと不安の認知行動療法

エイミー・ウェンゼル
カレン・クレイマン

監訳 横山知加
蟹江絢子
松永美希

Cognitive Behavioral Therapy
for Perinatal Distress

Amy Wenzel with Karen Kleiman

日本評論社

監訳者まえがき

　本書は、周産期の女性が抱えているうつや不安に対する認知行動療法について解説している。本書を読めば、周産期における女性のメンタルヘルス問題をどう理解して、どのように認知行動療法を実践していくかについて学ぶことができる。本書は、心理師や精神科医だけでなく、周産期医療に携わる産婦人科医や小児科医、さらに助産師、看護師、保健師などのコメディカルスタッフが、周産期のメンタルヘルスケアを実践していくときに役立つだろう。

　信じがたいことに、日本やイギリスの研究では、妊産婦の死因のトップが自殺であると報告されている。この事実を、私たちはどのように受け止めるべきだろうか。周産期の女性はうつ病や不安症などの精神疾患に罹患しやすい。周産期の女性が抱えるメンタルヘルスの不調は、早産、低体重児、愛着形成、虐待など母子の身体的、精神的な健康に深刻な影響を及ぼすため、そのケアが非常に重要である。このような背景から、周産期の女性を対象としたうつ・不安症状のスクリーニングの重要性が指摘されている（イギリス医療技術評価機構 NICE、2017年；周産期メンタルヘルスケアガイド、2016年）。わが国においても、多くの自治体で産後うつ病の早期発見を目的にエジンバラ産後うつ病質問票を活用した支援体制の構築が取り組まれている。また、世界各国の診療ガイドラインをみると、産後うつ病に対して認知行動療法が第一治療選択とされている。これまでの研究で産後うつ病に対する認知行動療法の有効性が一貫して報告されている。周産期の女性の多くは、胎児への影響を懸念して、向精神薬を服薬することへ抵抗感を示す。認知行動療法は向精神薬の服薬による胎児への危険性を回避できる点で優れている。周産期メンタルヘルス対策が進んでいるイギリスやオーストラリアでは、周産期のうつ病や不安症に対して認知行動療法を基盤とした非薬物治療の整備が着実に

進められている。しかしながらわが国では、その必要性は認識されているものの、未整備のままである。

　赤ちゃんが生まれたとき、母親も生まれる。しかし、ひとりの女性が赤ちゃんを授かったその瞬間から母親となれるだろうか。心理学的観点から考えると、母親になるとは、母親になっていくプロセスである。母親の多くは、子どもを授かった喜びを感じている一方で、気分の落ち込み、不安、罪責感、孤独、フラストレーション、アイデンティティの変化など、さまざまな心理的問題に直面している。母親になっていくプロセスで、強い否定的感情が生じる。しかしながら、良い母親でありたいと願う母親にとって、こうした否定的感情は受け入れがたく、誰にも打ち明けることができない。本書の監訳者3名は、乳幼児の子育てに奮闘する現役の母親である。多くの母親と同じように私たちもまた、授乳育児や夜泣きに悩み、自信を失って、子どもを抱きながら途方に暮れた。こうした個人的体験から、私たちは当事者として、また専門家としてなにかできることはないかと模索しはじめた。こうして、原著 *Cognitive Behavioral Therapy for Perinatal Distress* と出会い、翻訳出版にいたった。本書は、認知行動療法の基本的な考え方や介入法を示しながら、周産期の女性が抱えるメンタルヘルスの不調をケアできるよう、実践的な視点から解説されている。本書の内容は、わが国の周産期メンタルヘルス支援で今まさに必要とされる情報であると私たちは確信している。

　原著者エイミー・ウェンゼルは創意あふれる工夫を本書に施している。その特徴的な点は2つある。ひとつは、perinatal distress（周産期ディストレス）の定義にある。本書では、周産期を妊娠中から産後1年としている。WHO（世界保健機関）のICD-10（国際疾病分類第10版）では、周産期を妊娠22週から生後1週間未満と定めている。すなわち、本書でいう周産期は、メンタルヘルスの観点から、その期間を延ばし、長期的にケアすることが必要であるという示唆を与えている。また本書で治療ターゲットとされるうつや不安は、診断基準に満たない閾値下レベルから疾患レベルまでを含んでいる。実際に、およそ70％の女性が産後にマタニティブルーを経験する。そして、7人に1人の女性が産後うつ病を発症すると言われている。産後うつ病に不安症が併存することも少なくない。すなわち、周産期の女性が抱えるう

つや不安のレベルは実にさまざまで、ときにうつと不安が混在している。こうした周産期に生じやすいうつや不安の状態像を原著者は distress とした。通常、distress という英単語は苦痛もしくは苦悩と訳されることが多いが、原著が意味する distress を表す適切な訳語の選定が難しく、本書ではディストレスと片仮名で表記した。

　もうひとつの特徴は、本書に4人の女性が登場する。そして、その女性たちの治療経過や治療終結後の生活について記されている点にある。女性たちのそれぞれのストーリーは読者の興味を引くだろう。ここで、その女性たちについて少しだけ紹介しよう。彼女たちの名前はタラ、ライラ、ドナ、ウェンディといい、それぞれ異なる問題を抱えている。タラは、ポスドク研究員の夫と生後3週となるトーマスと暮らしている。彼女は産後うつ病を発症し、パニック発作を伴う過度の心配や反芻など全般不安症に悩まされている。ライラは、長い交際期間の後に結婚した信頼できる夫と生後3カ月となるジャックと暮らしている。彼女は社交不安症に加えて、感情の起伏が激しく、うつ病を繰り返している女性である。ドナは、20代の女性で、大学時代に知り合った夫と生後8週となるエリーと暮らしている。彼女は10代の頃から強迫症に悩まされ、エリーを妊娠する以前にすでに治療を受けている。ウェンディは、弁護士の夫と4歳と2歳半の子どもが2人いて、3人目を妊娠している。彼女は、夫や子どもの病気やケガについて過度に心配する全般不安症に悩まされている女性である。さて、これら4人の女性たちはいったいどのような治療経過をたどるだろうか。これを知るためには第6章から第11章を丁寧に読みすすめてほしい。この第6章から第11章は周産期のうつや不安に対する認知行動療法ガイドとしても活用できる。本書で解説されている認知行動療法は、認知的概念化にみられるように、ベック派の流れを汲むものである。登場する4名の女性たちは、周産期医療に携わる専門家が出会う典型例であり、彼女たちの症例を通して、読者は周産期に特徴的な問題を理解しながら、実践的に認知行動療法を学ぶことができるだろう。

　本書は、周産期のうつや不安に対する認知行動療法の実践について具体的に示している。原著はアメリカで出版されたものであることから、読者は周産期メンタルヘルス対策の体制や育児への考え方など文化差を考慮する必要

があるだろう。一方で、文化差に関係なく各国共通した問題もある。産後は、産褥期で安静が求められることや授乳育児で医療機関を受診することが難しい。周産期メンタルヘルス対策が進んでいるイギリスやオーストラリアでは、産後うつ病の女性に対してインターネットを活用した認知行動療法がすでに実施され、その有効性が報告されている。わが国では、2018年の診療報酬改定で遠隔診療関連項目が新設され、遠隔診療が事実上解禁されたといわれている。このため今後、わが国においても遠隔診療やアプリ医療という遠隔医療サービスの普及が急速に進むことが予想される。通信機器を活用した遠隔医療サービスは、周産期の女性にとって役立つ治療ツールであると考えられる。また、周産期メンタルヘルス支援を考えるとき、周産期の女性だけでなく、その家族を含めた支援が重要である。産後うつ病の妻を支える夫もまた、うつ病を発症するリスクが高い。近年、産後にうつ病を発症する父親も少なくないことが研究で報告されている。本書を通して、周産期の女性が抱えるメンタルヘルス問題への関心や興味をもつ医療福祉従事者が増えることを期待する。そして、女性が母親となっていくプロセスではうつや不安に悩まされることがごく自然であるという認識が社会全体で深まることを望む。

　最後に、本書の企画実現にご尽力いただいた医療法人和楽会理事長の貝谷久宣先生、企画を推進していただいた国立精神・神経医療研究センター認知行動療法センター長の堀越勝先生、同研修普及室長の伊藤正哉先生、各章の翻訳を快く引き受けていただいた女性研究者・臨床家の先生方に、心より感謝申し上げます。また、本書の企画から草稿の段階まで、私たち訳者を温かく支え、多くの時間と労力を惜しみなく注いでくださった日本評論社編集部の守屋克美さんには感謝の言葉しかありません。可憐な女性のイラストを描いていただいたデザイナー溝田恵美子さん、本書出版にご尽力いただいたすべての方々に、厚くお礼申し上げます。

まえがき
Foreword

　エイミー・ウェンゼルと私が初めて出会ったのは、ペンシルバニア大学だった。そこで私たちは、さらに2人の仲間とともに、産後の女性を対象とした共同研究をはじめた。私たち4人は、産後の女性のための新しいスクリーニングツールを開発しようと議論した。議論をはじめてすぐに私は、エイミーたちが繰り広げる議論が学術的にとても優れていることに、おどろきを隠せなかった。私は、視線を彼女たちに向け、議論に必死に耳を傾けながら、話の流れにおいていかれないようにしていたが、正直に言うと、エイミーが話すたびに、自分がいかに無知であるかと実感させられた。まず私は、エイミーと私では脳の思考回路がまるで違うことに気づいた。ミーティングの後に、エイミーが私をコーヒーブレイクに誘ってくれたとき、私は、彼女とプライベートな会話を交わすことをためらっていると悟られないよう、すぐに平静をよそおった。信じがたいことに、エイミーは、私よりも20年以上のキャリアを積んでいるうえに、すでに14冊の本を出版して、100編以上の論文を執筆していた。これは本当だろうか？　私は、彼女と噛み合う会話ができるだろうか？　私がオプラショー*の観覧チケットを取り出した、そのときだった。エイミーが「あなた、オプラショーを観たの?!」と、女子学生のようにおどろきの声をあげた。こうして、私たちは打ち解けて話すようになった。

　私たちは、それぞれの目標に向かって、切磋琢磨していくことで、お互いが成果を出して発展していくことを心から願った。エイミーがセルフヘルプ書籍の市場に参入して、学術的研究をより一般の人々に役立てたいと願う一方で、私は、学術界で第一人者としての活躍の場をよりいっそう得たいと願った。

　エイミーの口からは、私が食料品売り場を歩きながら買い物リストを頭の

中で復唱するのと同じように、着手している研究の統計がすらすらと出てくる。エイミーと私との明らかな違いは、私が卵とブロッコリーについて考えているのに対して、彼女はランダム化臨床試験、研究実施・運営の問題点、感情障害に関連するGABA受容体の機能について考えていることである。私は、自分が無知であることを悟られないよう、彼女が私との共同研究を後悔してしまわないよう、彼女が話していることを理解しているかのようにふるまうこともあった。しかし実際には、私たちは個々に得意とする専門性を認めあって、連携していくことで、お互いの専門性をさらに高めていけることを実感している。

　疑いようのない事実がひとつある。それはエイミーが類まれなる、優れた認知行動療法（cognitive behavioral therapy：CBT）の実践家であるということである。彼女は有能な学者であり、認知行動療法の父と言われるアーロン・ベック博士からトレーニングを受け、非常に高く評価されている認知行動療法家でもある。エイミーは問題を抱えるクライエントへの支援活動を行っていない時間には、指導者として、セラピストらに認知行動療法のスキルをいかに臨床実践に応用していくかについて教えている。エイミーは、彼女がもつ高い専門知識と認知行動療法の臨床スキルを、私が設立した産後ストレスセンター（The Postpartum Stress Center）の治療のひとつとして取り入れてはどうかと発案した。私はこの案をすばらしいと思った。幸運にも、私たちは協力体制を築くことができた。私たちのセンターでは、認知行動療法による介入で効果を望める妊産婦に対して、実際に認知行動療法を実施する体制を整えた。

　しかし、問題がひとつあった。それは、私自身の臨床経験から、深刻なうつや不安で悩まされている周産期の女性の多くにとって、認知行動療法が適切な治療法といえるだろうかという疑念を私が抱いていたことだ。エイミーは、認知行動療法モデルを用いた介入を試みて、周産期の女性に認知行動療法が有益で役立つことを示そうとした。私は、認知行動療法は対話を中心としながらもホームワークを課されることが多く、あまりに構造化されていて、指導的で、柔軟性に欠けるものではないかと懸念していた。おそらく私が割り切れない思いでいたのは、"ホールディング"（Kleiman, 2009）こそが

産後の女性のケアにとって最も重要であるという、私の治療に対する考えに認知行動療法が反すると固く信じていたことにある。治療で最も重視されるのは、クライエントと信頼関係を築くことであり、多くの課題に取り組む認知行動療法は、これを脅かすものである。とくに深刻な状態にあるクライエントの場合、私とクライエントの双方が認知行動療法に支配されて、クライエントとの関係性がうまく築けないのではないかと懸念した。

　エイミーは、すぐさま私の見解に反論して、私の認知行動療法への理解が不十分だと主張した。エイミーは、認知行動療法は柔軟性に富み、認知行動療法の介入技法は、クライエントが求めるニーズにあわせて、適切に取り組むことができる。そして、クライエントとの信頼関係の構築は認知行動療法で不可欠な治療要素であると説明した。こうしたエイミーの説明を聞いてもなお、Routledge社から認知行動療法シリーズの執筆依頼があったとき、エイミーはこの依頼を快諾したのに対して、私は、周産期の女性を対象に認知行動療法をどのように用いたらよいだろうかと思った。周産期の女性たちに適した認知行動療法にするためには、どのような介入が必要だろうか、どのような工夫が必要だろうか？　これまで私が重視してきた精神力動的、支持的な枠組みを保つことができるだろうか？　私は、まるで丸い穴に四角いブロックをはめこむような、どこかおさまりの悪い気持ちになった。そこで私は、この執筆をエイミーに任せて、彼女が魔法をかけるのをみることにした。本書『周産期のうつと不安の認知行動療法』(*Cognitive Behavioral Therapy for Perinatal Distress*) で、エイミーは、周産期の女性が求める特有のニーズを考慮しながら、どのように認知行動療法スキルを応用していくかについて、実践家にわかりやすく示している。エイミーは正しかった。私の認知行動療法に対する理解が不十分だったのだ。

　本書は、私に2つのことをもたらした。まずひとつは、本書は私がずっと抱いていた疑念を払しょくした。——私は、クライエントに対して、すでに認知行動療法による介入を実践していたが、私はそれらを認知行動療法と認識していなかっただけなのである。これまでの臨床経験の積み重ねによる実践に根ざした他の介入方法と同じように、私はすでに何十年もの間、周産期の女性たちの否定的思考を再構成するのを助けてきた。周産期の女性が否定

的思考や誤った思い込みから抜け出すことができないとき、まさに認知行動療法による介入は、彼女たちが求めているものである。認知行動療法は、産後のうつや不安といったメンタルヘルスの問題からの回復に役立つ必要不可欠な介入法であり、問題解決をしていく実践的なアプローチである。本書では、エイミーが、周産期の女性がもつ否定的思考に対して、臨床家がどのように対話するとよいかを示した具体例やそこでの工夫を示している。エイミーは、介入技法を具体的に示して、これをどのように事例に適用させるかを示している。このため、読者はすぐに現場で役立つ実践的な認知行動療法を理解することができるだろう。このようにして、エイミーは認知行動療法の治療理論に基づいて事例を理解して、どのように認知行動療法を適用させるかを示している。彼女が本書で例示している女性は、周産期医療にかかわる専門家であれば誰もが出会うであろう典型的な事例であり、非常に有用な情報を提示している。

　本書が私にもたらした、もうひとつのことは、認知行動療法は周産期の女性に役立つということである。認知行動療法では、クライエントが治療へ積極的に取り組む姿勢が重視され、セッション数を限定して、重点的に取り組む課題を設定し、治療を構造化している。認知行動療法のこうした特徴は周産期の女性に好まれる。以前の私は、認知行動療法は症状に苦しみ、疲れきっている母親たちの負担になると考えていた。しかし今は、問題を引き起こす信念や否定的思考に苦しむ母親たちが認知行動療法を受けることで、彼女たち自身がディストレスを生じさせる思考に気づき、これらへの取り組みを行うことで、ディストレスを軽減できるだろうと私は考えている。読者は、エイミーが周産期に現れる症状の背景にある問題をどのようにとらえて明確化していくのか、さらに、これらの問題への理解をもとに、どのように見立て、治療方針を立てていくかについて理解することができるだろう。

　うつや不安に悩む周産期の女性に対する治療として、非薬物アプローチが推奨されているが、現状としては、周産期の女性もその治療者も、確実な効果を望める有益かつ効果的なアプローチを探し求めている。本書は、周産期の女性にとって認知行動療法が有効な治療であることを示すエビデンス、具体的な実践法や治療技法を示している。エイミーは、これまでの認知行動療

法に関する研究と臨床実践をうまく統合させて、うつや不安で悩む周産期の女性のために、実践的かつ効果的な治療プロトコルを作成した。エイミーは、まるで四角いブロックの角を削って球形に直し、これを丸い穴にすっぽりと入れ込むかのように、私の気持ちをすっきりとさせた。本書を読めば、周産期の女性に求められる認知行動療法について理解することができるであろう。ありがとう、エイミー。今、私は正しく理解できている。

カレン・クレイマン
(産後ストレスセンターの創設者／*Therapy and the Postpartum Woman* の著者)
訳：横山知加（国立精神・神経医療研究センター認知行動療法センター）

＊オプラショー（*The Oprah Winfrey Show*）は、1986年9月8日〜2011年5月25日に放映された、アメリカのテレビ史上最高の昼間のトークショーである（Wikipediaより抜粋）。

周産期のうつと不安の認知行動療法

目　次

監訳者まえがき……… i
まえがき……… v

第1章　周産期ディストレスとは……………… 1
周産期ディストレスの特徴……… 5
　有病率　6　　リスク因子　8　　経過　9
周産期ディストレスの治療……… 10
本書の概略……… 15

第2章　周産期ディストレスの認知行動的概念化……………… 18
周産期ディストレスの生物心理社会モデル……… 19
認知行動モデル……… 24
２つのモデルの統合……… 28
認知的概念化……… 30
　タラ　32　　ライラ　34　　ドナ　36　　ウェンディ　38
まとめ……… 40

第3章　周産期ディストレスへの認知行動療法の有効性……………… 42
一般的な文献の評価……… 44
周産期関連の文献の評価……… 50
　周産期のうつ病　50　　周産期の不安　57
まとめ……… 59

第4章　治療関係……61
治療関係と認知行動療法……63
治療関係を育む……64
まとめ……71

第5章　周産期ディストレスへの認知行動療法……74
治療の流れ……74
セッションの構造化……87
認知的概念化から治療計画へ……102
まとめ……105

第6章　役に立たない認知を評価する……107
自動思考の認知再構成法……109
　自動思考の同定　109　　自動思考の評価　113　　自動思考の修正　120
認知再構成法のためのツール　123
信念の認知再構成法……130
　信念の同定　130　　信念の修正　132
まとめ　141

第7章　周産期のうつへの行動的介入……144
行動活性化の技法……145
　取り組みを増大させる　145　　段階的な課題設定　155　　セルフケア　155
認知と行動の相互作用……161
まとめ……162

第8章　周産期の不安への行動的介入……164
情動コーピングスキル……164
　呼吸コントロール　165　　筋弛緩法　168

エクスポージャー……… 170
エクスポージャーの実践　176　　エクスポージャーの導入　179
周産期の女性への特別な配慮　185　　事例の紹介　187
まとめ ……… 193

第9章　問題解決トレーニング……………… 195
問題解決スキルの獲得 ……… 196
問題の定義と定式化　196　　代替案の生成　199　　意思決定　202
解決策の実行と検証　204
問題解決の障壁を乗り越える ……… 205
まとめ　209

第10章　コミュニケーションスキル・トレーニング……………… 210
アサーションスキル ……… 211
効果を最大化するためのヒント ……… 217
よりよい関係性への挑戦 ……… 224
配偶者やパートナーとの距離の克服　224　　家族との緊張を克服する　227
赤ちゃんとのコミュニケーション　231　　従来の友人関係の維持　232
新しい関係性の構築　232
まとめ ……… 234

第11章　再発予防と治療終結 ……………… 236
治療終結に向けた準備をいつすべきか？ ……… 237
再発予防 ……… 238
学習の定着化　238　　スキルの応用　239　　再発予防計画　244
治療終結 ……… 248
セッションの漸減方法　249　　ブースターセッション　250
他の保健医療サービスへの紹介　252
まとめ ……… 252

第12章　留意すべき点と今後の展望 ……………… 255
理論と研究から実践へ ……… 257
留意すべき問題 ……… 259
　服薬するか否か　259　　産後精神病　262　　自殺を考えるクライエント　264
今後の展望 ……… 271
希望をこめて ……… 274

参考文献 ……… 277
索　引 ……… 295
著者・監訳者・訳者紹介 ……… 300

◆図表目次

図表2.1 周産期ディストレスの生物心理社会モデル……… 20
図表2.2 感情的ディストレスの基本的な認知行動モデル……… 25
図表2.3 感情的ディストレスの認知行動モデル：拡張版……… 27
図表2.4 周産期ディストレスの認知行動モデル……… 29
図表2.5 周産期のクライエントのための認知的概念化のダイアグラム……… 31
図表4.1 治療関係を育むための技法……… 65
図表5.1 認知行動療法におけるセッションの構造化の構成要素……… 88
図表5.2 ホームワークを成功させるコツ……… 101
図表5.3 ウェンディの治療計画……… 103
図表6.1 自動思考を引き出すための質問……… 110
図表6.2 自動思考に対する質問……… 116
図表6.3 3コラム法……… 124
図表6.4 5コラム法……… 125
図表6.5 コーピングカードの例……… 126
図表6.6 パイ図表の例……… 134
図表7.1 タラの活動日誌……… 148
図表7.2 ライラの修正された活動日誌……… 149
図表7.3 ライラの行動活性化のデータのグラフ化……… 150
図表7.4 健康的な睡眠習慣……… 158
図表8.1 エクスポージャーの典型……… 172
図表8.2 セルフモニタリングフォーム……… 177
図表8.3 エクスポージャーの記録フォーム……… 181
図表8.4 セルフモニタリングフォームの例……… 188
図表8.5 不安階層表の例……… 189
図表9.1 タラのメリット・デメリット分析……… 203
図表11.1 再発予防計画……… 245
図表11.2 再発予防計画の例……… 246
図表12.1 自殺のリスク因子と防御因子……… 265
図表12.2 安全計画……… 269

第1章
周産期ディストレスとは
Perinatal Distress: An Overview

　女性が子どもを授かり、母親となることは簡単ではない。母親になっていく過程は強いストレスをともなうことから、周産期にある女性はメンタルヘルスの問題を抱えるリスクが高いことが、最近ではよく知られるようになってきた。新しい命を授かったことはその女性の人生において大きな喜びと充足感をもたらすと同時に、多くの女性にとって妊娠は不快さや先の見えない不安に曝される耐えがたいものである。産後は否応なく睡眠不足、疲労、気分の浮き沈みがつづく。さらに、母親になるという過程は、その女性が人生で体験する、どの出来事よりも、自分の価値や信念を大きく揺るがし、自分自身の感覚を変化させる。ひとりの女性から母親になることに困難さを抱いている場合、この母親になる過程を望まない、恐ろしいものと感じるであろう。周産期にディストレス (distress) を感じて治療を求める女性たちに共通する感情として、「自分が自分ではなくなったように感じる」や「これまでのような正常な気分を想像できない」という訴えをよく耳にする。

　ここ数年、産後うつ病は、研究やメディアにおいて非常に注目を集めてきたが、とくに最近では、不安、これ自体が産後のディストレス (postpartum distress) として生じることが知られるようになってきた (Wenzel, 2011)。また、病的なうつや不安が生じることは産後に限ったことではないという認識が高まっている。多くの女性が妊娠期にもうつや不安を経験し、そのことは妊婦のセルフケアや胎児の発育管理に影響する可能性がある（例えば、妊婦検診の受診、アルコールまたは薬物の使用；Lobel, Dunkel-Schetter, & Scrimshaw, 1992）。この認識は DSM-5（『精神疾患の診断統計マニュアル第5版』*Diagnostic and Statistical Manual*, 5th Edition (American Psychiatric Association:

APA, 2013）の作成者たちにも広がり、大うつ病（Major Depressive Disorder）の診断の特定用語（specifier）として、「産後発症」から「周産期発症」へと変更され、妊娠中または産後4週間以内に発症するうつ病と定義された。

また、DSM-5では、発症は出産から最初の4週間の発症のみを産後うつ病としているが、周産期医療に携わっている専門家の多くは、産後うつ病は産後1年間のどの時期にでも起こることを明らかにしている（例えばC. T. Beck, & Driscoll, 2006）。

例えば産後8〜12週間で仕事に復帰する女性もいて、彼女たちはその時期に強いディストレスを経験するであろう。その時期、母乳の分泌を促すために、いくつかのホルモンが高い値で維持されており、母乳での子育ては感情的ディストレス（emotional distress）を予防するという見解を示す研究者もいる（Klein, Skrobala, & Garfinkel, 1995）。世界保健機関（WHO）が制定したガイドライン（2003）の推奨どおりに、多くの女性が少なくとも6カ月間は母乳による授乳をしている。したがって、出産後から数カ月間に感情的ディストレスの症状を示す女性の場合、母乳による授乳を中断したことが関係しているかもしれない。もし彼女たちが計画的ではなく急に断乳していたら、さらにこの可能性は高いだろう。

本書では、**周産期ディストレス**（perinatal distress）に対する治療として、エビデンスに基づいた心理的アプローチをどのように適用するかについて述べている。そして、周産期ディストレスを、妊娠中または産後1年に経験するうつや不安と定義する。

うつ病は非常にわかりやすい構成概念をもち、以下のようなうつ病の診断基準に示されている症状を指す。うつ病の症状は、(a)1日中ほとんどつづく抑うつ気分、(b)喜びの喪失（anhedonia）または以前楽しめていた活動への興味関心の減退、(c)食欲の減退、(d)睡眠困難、(e)精神運動抑制、(f)疲労感、(g)無価値観または不適切な罪責感、(h)集中力の減退または決断困難、(i)自殺念慮である（APA, 2013）。周産期の女性の場合、抑うつ症状の多く（例えば睡眠困難、疲労）が妊娠や出産によって起こる症状と重なるために、うつ病の診断を下すことが難しいことがある。周産期の女性がうつ病の診断を満たすかどうかの判断は、その女性の生活環境のなかで予想される

ものよりも強く出現することが必要で、この点が重要である（Wenzel, 2011）。

　周産期のうつと比べて、周産期の不安はその症状が多岐にわたり、次にあげられるように、出現する症状がさまざまである。

・全般性不安（Generalized Anxiety）
　全般性不安は、過剰な心配やコントロールすることが難しい心配に関連して、次のような症状がある：(a)落ち着きのなさ、(b)易疲労感、(c)集中困難、(d)易怒性、(e)筋肉の緊張、(f)睡眠障害。全般不安症（Generalized Anxiety Disorder: GAD）と診断するには、過去6カ月間で、これらの症状がみられる日のほうがみられない日よりも多いことが必須である（APA, 2013）。周産期の女性で、過剰な心配の期間が6カ月よりも短い場合は、不安気分を伴う適応障害と診断される（Matthey, Barnett, Howie, & Kavanagh, 2003）。

・パニック発作（Panic Attacks）
　パニック発作は、突然、激しい恐怖または不快感が生じて、数分間に頂点に到達する。パニック発作の症状には次のようなものが含まれる：(a)動悸、(b)発汗、(c)身震いまたは震え、(d)息切れ感または息苦しさ、(e)窒息感、(f)胸痛または胸部の不快感、(g)嘔気または腹部の不快感、(h)めまい感または頭が軽くなる感じ、(i)寒気または熱感、(j)うずき感または感覚麻痺、(k)現実感の消失または離人感、(l)抑制力を失う、またはどうかなってしまうことに対する恐怖、(m)これらのパニック発作症状が起こっているときの死ぬことに対する恐怖。パニック発作が反復することと、それにつづいて、またパニック発作が起こるのではないかという心配が持続すること、または発作と関連した行動変化（例えば、パニック発作が起こるかもしれないと予期する状況を回避する）がある場合は、パニック症（Panic Disorder）と診断される（APA, 2013）。

・社交不安（Social Anxiety）
　社交不安は、他者から否定的な評価を受けることや、他者の前で恥をかくことを過度に恐れることをいう。社会的または他者から評価されるよう

な状況を回避するためにどんなことでも行う、もしくはこれらの状況で強い苦痛を感じながら耐え忍んでいる、そして社交不安が生活に顕著な支障や主観的な苦痛を引き起こしている場合は、社交不安症（Social Anxiety Disorder: SAD）と診断される（APA, 2013）。

・**強迫観念と強迫行為**（Obsessions and Compulsions）

強迫観念は、自身では望まない、侵入的思考であり、それはしばしば自我違和的な性質のものである。強迫行為は、心的あるいは行動的儀式であり、しばしば強迫観念に関連した不安を中和するために行われる。強迫症（Obessive Compulsive Disorder: OCD）と診断を下すためには、強迫観念もしくは強迫行為によって時間が浪費されてしまい（例えば1日のうち少なくとも1時間を費やす）、これによって生活に支障をきたす、または臨床的に顕著な苦痛を引き起こすという診断基準を満たさなくてはならない（APA, 2013）。

・**心的外傷後ストレス**（Posttraumatic Stress）

トラウマ反応は、実際にまたは危うく死にそうになる、重症を負う、性的暴力を受ける出来事を経験した結果、感情的ディストレスが引き起こされることをいう。多くの女性は出産をトラウマ体験と感じる。それは分娩するとき、もしかしたら自分もしくは自分の子どもが死ぬかもしれないと恐れるためである。前述したような、トラウマ体験を経験して、次にあげるような各項目の症状を有する場合、心的外傷後ストレス障害（Post-traumtic Stress Disorder: PTSD）と診断される：(a)トラウマ体験の再体験（例えば、侵入記憶による再体験）、(b)トラウマ体験に関する記憶やそれを呼び起こすものについての回避、(c)気分や認知へのネガティブな影響（例えば、その人にとって重要な活動への関心の減退、他者からの孤立）、(d)覚醒亢進と刺激への易反応性（例えば、苛立たしさ、過度の警戒心）の増加が1カ月間つづく。これらの症状をトラウマ体験後から経験していても、まだそれらの症状の持続が1カ月に満たない場合、急性ストレス障害（Acute Stress Disorder）と診断される。

メンタルヘルスの実践家の多くは、このようなメンタルヘルスの疾患を診

断する際に思い悩む。というのは、母親になるという過程は、相当に適応が求められる過程のひとつであり、実際、母親になったばかりの女性の多くは、ホルモンのレベルが妊娠前のレベルにまで下がり、気分がいくらか不安定になる。研究においても、この現象は支持されている。**マタニティブルー**は、母親になる過程での一時的な気分の問題であり、母親になった人の40～80％が経験し、しばしば涙もろくなる、気分の浮き沈み、睡眠困難といった症状に特徴づけられる（Butner, O'Hara, & Watson, 2012）。マタニティブルーの定義で重要となるのは、「一時的」という言葉である。それらの症状が少なくとも2週間から1カ月間持続する場合は、うつ病の診断が考慮されるべきである。もし、その女性が症状によって生活に支障をきたしている、あるいは相当な感情的ディストレスを経験しているのであれば、うつ病、不安症、強迫症、PTSD、ストレス関連障害のうちいずれかの診断が考慮されるべきであろう。周産期の女性が、これらの症状によって生活に支障をきたしていることを示す最もわかりやすい例は、自宅で新生児あるいは乳幼児の世話をすることが困難になることである。このことは、育児で助けを求める母親には周産期ディストレスの診断を下すという意味ではない。認知行動療法家は、周産期の女性が母親になる過程で、最適なセルフケアを維持できるように子どもの世話を誰かに手伝ってもらうようにすすめることもある。しかしながら、周産期の女性が子どもの世話をいつものように行えない場合や、子どもの世話を避けている場合、あるいは必要とされる育児の義務を放棄している場合は、感情的ディストレスによって生活に支障をきたしていると判断する。

周産期ディストレスの特徴

　周産期ディストレスを経験する女性は、自身の気分状態をひどく心配する傾向にある。彼女たちは、自身が経験しているものは正常なのかどうか、おかしくなっていないかどうか、自分の子どもはほかの誰かに養育してもらったほうがよいのかどうかを知りたがる。周産期ディストレスの特徴について書かれた書籍もいくつかあるが、本節では周産期ディストレスの有病率、リ

スク因子、経過やコストについて実証的な文献から概要を記述する。親になるというストレス状況におかれた女性には気分の問題に曝される多くの脆弱性要因が存在するという点をふまえれば、周産期ディストレスは一般的で理解しやすいというのは重要なメッセージである（第2章も参照のこと）。気分の病気を治療しないことは、子どもへの悪影響や仕事ができなくなることに関連しているため、公衆衛生上の問題としても重要である。

● 有病率

　周産期の感情的ディストレスに関する有病率の研究は、ほとんどが産後うつ病に焦点を当てたものである。産後うつは、大うつ病と軽症うつ病に分けられ、有病率は両方あわせて19.2%、大うつ病のみの場合、有病率は7.2%と見積もられている（Gavin et al., 2005）。その割合は高いのだが、周産期はほかの時期に比べて、うつ病のリスクが高まるというエビデンスはわずかしかない（O'Hara, & McCabe, 2013）。しかし、他の時期のうつ病に比べて、とくに産後うつに発展しやすい女性の下位グループ（subset）が存在するという結果もいくらか主張されている（例えばBloch et al., 2000; Forty et al., 2006）。

　周産期における不安の症状についても、その有病率は研究によって調査されている。次にそれらの割合を示す。

・全般不安症（Generalized Anxiety Disorder: GAD）

　一般女性の全般不安症有病率が1～3%（Jacobi et al., 2004）であるのに対して、妊娠中の女性では10.5%（Adewuya, Ola, Aloba, & Mapayi, 2006）、産後の女性では8週で8.2%、6カ月で7.7%、12カ月で7.0%（Wenzel, Haugen, Jackson, & Brendle, 2005）と全般不安症に罹患する割合は高いと報告している研究がいくつかある。しかしながら、他の研究では、周産期サンプルにおける全般不安症の有病率は低い（例えばNavarro et al., 2008では0.8%）と報告されていることも考慮せねばならない。

・パニック症（Panic Disorder）

　妊娠中の女性におけるパニック症の有病率（Adewuya et al., 2006では5.2%；Guler et al., 2008では2.5%）は、一般女性の有病率（Jacobi et al., 2004

で1.3%）よりも高いことが示されている。それに対して、産後におけるパニック症の有病率は、一般女性で観察される有病率と同等である（Wenzel et al., 2005で1.4%）。

・社交不安症（Social Anxiety Disorder: SAD）

周産期の女性における社交不安症の有病率に関する調査は不足している。例外として、Adewuya et al.（2006）は、妊娠していない女性の有病率は1.7%であるのに比べて、妊娠第3期の女性の6.4%が社交不安症の診断を満たすと報告している。Wenzel et al.（2005）では、有病率は4.1%ほどであり、一般の女性の5.2%（Magee, Eaton,Wittchen, McGonagle, & Kessler, 1996）とほとんど変わらないと報告されている。これらの結果から、社交不安症は周産期女性に特有の問題ではないことが示されるかもしれないが、Wenzel（2011）は社交不安症を産後に発症した女性のケースについて、その発症の要因として、母親になる移行期で生じる典型的な不満よりも、友人（とくに子どものいない友人）が減ることによる孤立感や夫婦間の不満のほうが関連することを示している。

・強迫症（Obsessive Compulsive Disorder: OCD）

最近のメタ分析によると、女性が妊娠中（2.07%）および産後（2.43%）に強迫症を発症するリスクは、生涯の他の時期（1.08%）に比べて高いことが明らかになっている（Russell, Fawcett, & Mazmanian, 2013）。さらに、ジョナサン・アブラモヴィッツ（Jonathan Abramowitz）のグループは、初産婦の少なくとも3分の2が、赤ちゃんに危害が及ぶのではないかという侵入的思考に苦しめられることを示している（例えば Abramowitz, Schwarz, Moore, & Luenzmann, 2003）。

・心的外傷後ストレス障害（Posttraumatic Stress Disorder: PTSD）

約3分の1の女性が、出産をストレスフルな体験として報告している（Creedy, Shochet, & Horsfall, 2000）。そして10～15%の女性は、分娩時に自分もしくは赤ちゃんが亡くなるのではないかという恐怖を感じていることが報告されている（Lyons, 1998）。PTSDの診断用チェックリストを用いた研究では、3%（Czarnocka, & Slade, 2000）から6%近く（Creedy et al., 2000）の間で、臨床的に問題となる心的外傷後ストレスの症状を呈してい

ることが報告されている。

　以上にあげたような有病率が意味することを考えるとおどろかざるを得ない。周産期ディストレスの有病率を推定するにあたり、これらの割合を単純に足してはいけないであろう。しかしながら、低く見積もっても、周産期女性の10〜15％は、うつ病、不安症、強迫症および関連症群、心的外傷あるいはストレス関連症群の１つまたはそれ以上の診断基準を満たすであろう。アメリカでは毎年、およそ400万人の赤ちゃんが生まれている（www.susps.org/overview/birthrates.html; M.Martin et al., 2009）。これは毎年、約40万〜60万人の女性が、上記のような疾患のうち１つまたはそれ以上の疾患の診断基準を満たしていることを意味する。この数値には、これまで示したような疾患と同様の病像を示す女性や、診断基準には満たない閾値下の症状に悩む女性たちの数は含まれていない。しかし、それらも女性たちにとって深刻で、彼女たちを支える重要な他者（significant others）にとっても明らかに影響を与えるものである（Wenzel, 2011を参照）。また、流産や不妊を経験した女性に関する感情的ディストレスは数に含まれていない。それゆえ、保健医療サービスは、周産期ディストレスを経験する女性をスクリーニングし効果的に治療したり、その発症のリスクの高い女性に対して予防に取り組むことが当然に求められる。治療と予防のパッケージについては、のちほど本書で詳しく解説する。

●リスク因子

　周産期の不安に関するリスク因子はまだ検討が不十分であるが、産後うつ病に関するリスクとその要因を検討した研究は数多く存在する。それらの研究の結果はいくつかのメタ分析によって集計されている（C. T. Beck, 2001; O'Hara & Swain, 1996; Robertson, Grace, Wallington, & Stewart, 2004）。これらのメタ分析によって明らかになった、産後うつ病の最も有意なリスク因子は、うつ病の既往歴、妊娠中のうつ病や不安症、神経質な性格傾向、自尊心の低さ、生活上のストレス、パートナーとの乏しい関係性、ソーシャルサポートの低さであった。うつ病の既往や感情的ディストレスのエピソードをすでに

経験していること、神経質な性格スタイル、自尊心の低さは、人生上の大きな転換期において、感情的ディストレスの脆弱性として機能する。生活上のストレスに加えて、パートナーとの関係性の乏しさや、ソーシャルサポートが乏しいことのすべてが母親になることのストレスをより悪化させる可能性がある。メタ分析で特定されたそのほかのリスク因子としては、経済的困難や経済的プレッシャーと関連する低い社会経済的地位（socioeconomic status: SES）、独身であること、望まない妊娠、分娩合併症、子どもの難しい気質があげられている。これらの要因が母親になるときにおいて大きな課題となることは想像に難くない。

　親密なパートナーからの暴力（intimate partner violence; IPV）が産後の適応に及ぼす影響は、研究者の関心が高まっている生活ストレッサーのひとつである。IPVは、「身体的暴力、性的暴力、身体的／性的暴力の脅迫、現在もしくは以前の配偶者や、事実婚の配偶者、非婚姻のパートナーや恋人による心理的／感情的な虐待である」と定義されている（Chang et al., 2005）。Beydoun, Beydoun, Kaufman, Lo, & Zonderman（2012）の系統的レビューによると、1年間で4〜44％の女性は、身体的、性的暴力や心理的虐待を受けていると報告されている。37編の論文をメタ分析した結果（メタ分析については第3章を参照のこと）、IPVに曝された女性における産後うつ病のリスクは、IPVに曝されなかった女性の1.81倍であった。明らかに、IPVは、親への移行を妨げるだけでなく、女性や胎児または乳幼児へ危害が及ぶリスクがある。IPVは、研究論文、臨床実践ともに関心が高まっており、私たちも、セラピストが周産期の女性を支援する際には、IPVについて評価することを推奨している。

●経過

　感情的ディストレスは、人生のどんなときでも、その人の機能を低下させ、苦難となるが、とくに周産期は、女性が自分のことだけでなく、世話をする乳幼児（そして児童）を抱えている時期であることに関心を払うべきである。これまでの研究から、産後うつ病は、乳幼児や子どもの認知機能の貧弱さ、不安定なアタッチメント、感情的そして社会的に不適応といったネガ

ティブな影響を与えることが示されている（Murray, & Cooper（2003）の広範なレビューによる）。例えば、いくつかの研究によると、産後うつ病は、乳幼児の寝かしつけやベビーシートの正しい使用、乳幼児定期健診の受診といった育児の実践への支障（Field, 2010; Zajicek-Farber, 2009）、そして乳幼児への反応の乏しさ（例えばBeebe et al., 2008; Stanley, Murray, & Stein, 2004）と関連があることがわかっている。また、産後うつ病は、子どもの認知機能の障害と関連する（例えば言語やIQの発達が遅い；Grace, Evindar, & Stewart, 2003）だけでなく、子どもの幼少期から思春期までにわたっての行動上の問題と関連すること（Avan, Richter, Ramchandani, Norris, & Stein, 2010; Murray et al., 2011）が報告されている。このような研究結果は、感情的ディストレスを経験している新しく母親になったばかりのどんな女性をも非常に不安にさせるであろう。しかしながら、何人かの研究者たちは、うつ病に罹患した時期よりもうつ病の慢性化のほうがこれらの結果をより有意に説明すると結論づけている。それゆえ、周産期ディストレスに早期に介入することは、うつ病エピソードの期間を短縮し、将来のうつ病エピソードが起こる可能性を減少させ、それによって子どもが母親の感情的ディストレスに曝されることを防ぐことができる。言い換えると、これらの研究結果を深刻に受け取るべきであるが、すべての子どもたちがかならずしも母親の周産期ディストレスのエピソードの影響を受けるとは限らないということである。

周産期ディストレスの治療

　ここまでおおまかにみてきたように、周産期ディストレスは広く一般的なものであり、母親にも子どもにも好ましくない結果を招く可能性がある。そして、保健医療の専門家は、周産期の女性や子ども、そしてその家族に生じた弊害をなくすような治療アプローチを発展させ、洗練させる必要がある。研究によると、周産期の女性は、薬物療法よりも心理療法を好む傾向がある（Battle, Salisbury, Salisbury, Schofield, & Ortiz-Hernandez, 2013; Pearlstein et al., 2006）。その理由は、妊娠中または授乳中は服薬の影響を懸念するからである。さいわいにも、うつや不安を治療する、効果の実証された心理療法が十

分に確立されている。

　では、周産期のうつについて、最も確立された心理療法はなんであろうか。そのひとつは、対人関係療法（Interpersonal Psychotherapy: IPT; Weissman, Markowitz, & Klerman, 2000）である。対人関係療法は短期間（例えば16セッション）の時間制限型アプローチの心理療法であり、そのルーツは精神分析理論であるが、現在の対人関係の問題に焦点を当てる。セラピストは、クライエントが最近の対人関係の問題について、次に示す(a)(b)(c)の領域の1つあるいはそれ以上に取り組めるように働きかける：(a)役割の変化、(b)役割の喪失、(c)未解決の悲嘆。クライエントは自らの精神的な問題を対人関係の文脈のなかで理解し、調和のとれた関係に近づけるために、関係のなかでの自分の役割のためだけでなく、その関係性において相手に対しても合理的な期待をもつようにして、効果的なコミュニケーションが図れるようにしていく。周産期ディストレスの治療を研究する学者の間では、母親への移行という大きな役割の変化に直面している周産期の女性は、彼女たちと親しい関係をもつ人たちとの間に葛藤を抱える可能性があることから、対人関係療法は非常に効果が期待できるとみなされている。地域社会で暮らす産後うつ病の女性を対象とした代表的な研究である O'Hara, Stuart, Gorman, & Wenzel（2000）の研究では、対人関係療法は待機リスト対照群に比べて、面接式および自記式うつ病症状評価尺度の得点が有意に減少することや、社会的機能の得点が有意に改善することが報告されている。Spinelli, & Endicott（2003）は、産後うつ病だけでなくさらに妊娠中のうつ病に対しても対人関係療法の対象を拡大したところ、子育て教育プログラムよりも、面接式および自記式評価のうつ症状の点数が減少したことがわかった。さらに、対人関係療法を低所得者層からなる都市の過密居住地域に暮らす女性に対して、理解しやすいよう配慮された簡易型のフォーマットに改変したところ、目覚ましい成果をあげている（Grote, Bledsoe, Swartz, & Frank, 2004）。

　対人関係療法はエビデンスに基づくアプローチであることが印象的であり、周産期うつ病の女性を治療するうえで適切な選択肢のひとつであることに疑いの余地はない。しかし、短期間かつ限られた時間で行うアプローチがもうひとつ存在することも事実である。そのセラピーは治療を求める人たち

が示す感情的ディストレスのさまざまな症状に介入し、より大きな効果があることがエビデンスによって裏づけられている。そのセラピーこそ、**認知行動療法**（Cognitive Behavioral Therapy: CBT）である。認知行動療法は、能動的で問題解決型アプローチである。その背景にある基礎的な理論で最も重視されるのは認知である。認知は、人間が自分のおかれた環境についてどのように考えるか（受け止めるか）が、その人の感情状態や行動の選択に影響するというものである（詳しくは第2章の認知行動理論の詳細な説明を参照すること）。認知行動療法は、セラピストとクライエントをひとつのチームの対等なメンバーと考え、クライエント自身が主導して治療の方向性を決めていく**協働事業**である。認知行動療法では、**導かれた発見**（guided discovery）という状況を創出するためにソクラテス的問答法が用いられる。それは、セラピストがソクラテス的問答法を使って批判的思考を刺激することで、なにをすべきかをセラピストが指示するのではなく、クライエント自身が結論を引き出したり、自身で解決方法を見つけられるようにするためである。導かれた発見を用いることで、認知行動療法家は、クライエントに次のことを援助する：(a)自分の思考、気分と行動の間の関係を理解する、(b)できるだけ正確に、そしてできるだけ肯定的に状況を眺めるために、自分の思考を評価するスキルを育てる、(c)適切なメンタルヘルスを促進するために、健康的な行動に取り組む、(d)人が人生において避けてとおることのできない、不確実性、不快さ、不運を寛容に受け止めることができる能力を育てる。クライエントは、認知行動的な変化を成し遂げるために戦略を適用するスキルだけでなく、認知行動的な変化の法則についてしっかりとした知識を高めることが期待される。したがって、最終的には、もはやセラピーは必要ではなく、自分自身で感情的ディストレスをマネジメントできるようになる。

　認知行動療法は、感情的ディストレスのために治療を必要とする周産期の女性にとって、そのほかにも適している点がある。それは限られた時間で行うセラピーであること、つまりクライエントが治療に終わりがあることを理解したうえで治療を開始することから、クライエントは専門家の助けなしに感情的ディストレスに対処する能力を身につけようとするだろう。実証的研究において報告された認知行動療法プログラムのほとんどが12〜16セッショ

ンで構成されており、ある研究によると、わずか4セッションで多くのクライエントにかなりの改善が認められている（Hirsh, Jolly, & Williams, 2000）。限られた時間で行うセラピーは、周産期の女性のようなクライエントに適している。周産期の女性は、生活の中でこなさなくてはならないことが多く、スケジュールを立てたり、予約した面接日に行くことが難しいこともあるからだ。認知行動療法のセラピストは、クライエントに、セッションとセッションの間、自宅で行うことを具体的に決めて持ち帰ってもらう。それは、なにか具体的なスキルだったり、自分のおかれた状況に対する新しい視点だったり、問題を解決する方法などである。言い換えれば、今ここでの問題に焦点を当てて、感情的ディストレスに対処したり、生活上の問題を解決するために、具体的なツールや戦略を使えるようにクライエントをコーチングすることは、周産期の女性たちの気分をすばやく改善することに役立つ可能性がある。

　認知行動療法には対人関係療法よりも優れた点が2つある。ひとつは、第3章でも述べるが、多くの研究論文によって、不安症や強迫症および関連症群、心的外傷およびストレス関連症群に関する認知行動療法の効果が確立されている点である。対人関係療法はうつ病の治療として発展し、そのほかの感情的ディストレスのさまざまな症状、例えばパニック症や社交不安症、PTSDの治療にも適用されている。とはいえ、認知行動療法は感情的ディストレスのなかでもとくに不安症状に対して非常に強いエビデンスがある。専門家がこれらの症状に合わせた戦略的な介入技法を慎重に開発し、評価してきたが、これらは病的な不安症状を示す周産期の女性にも適応することができるだろう。もうひとつは、認知行動療法の学術団体は、概して普及に多くの注意を払っている。また、地域の医療福祉機関やそこで雇用されているセラピストに認知行動療法のアプローチを広めることが試みられている。セラピストの訓練やスーパーヴァイズをデザインしたプログラムの普及がすすみ、セラピストの認知行動療法を実施する能力を獲得させることが報告されている（例えばStirman, Buchnofer, McLaulin, Evans, & Beck, 2009; Wenzel, Brown, & Karlin, 2011）。さらに、数多くのワークショップやオンラインセミナー、その他のトレーニングの資源によって、認知行動療法の実践について

指導が受けることができる。対人関係療法にもこのような資源やトレーニングは存在するが、認知行動療法のトレーニングに比べると限られている。それゆえ、周産期の女性は、自分が暮らす地域で、対人関係療法のトレーニングやスーパーヴィジョンを受けているセラピストを探すよりも、認知行動療法のトレーニングやスーパーヴィジョンを受けているセラピストを探すほうが容易である可能性が高い。

　専門用語について注記しておこう。認知行動療法は1960年代にアーロン・T. ベック（Aaron T. Beck）博士によって開発された。彼はその治療を当初は認知療法（cognitive therapy）と名づけた。この療法では、「認知（cognitive）」という言葉が強調されているが、認知療法の初期ですら行動的技法も含まれていた。認知療法はその発展にともなって、私たちの思考が感情や行動に重要な役割をもつという認知療法の基本的な前提や、そのほかに思考などの構造を扱うことや問題に焦点を当てることなど、その特徴をそのまま保持した数多くの認知行動療法の技法が発展した。今日、認知療法という言葉は、認知行動療法と同義的に使用されている（J. S. Beck, 2011; Greenberg, McWilliams, & Wenzel, 2014）。正確な用語を使用した研究について言及するときは「認知療法」と記述されるが、本書では「認知行動療法」という用語を主に使っている。本書もまた、ベック博士の当初の治療アプローチで開発され、検証された認知療法の中心的な特徴を反映した認知行動療法について記述していく。ベック派のアプローチ（Beckian Approach）では、クライエントの個々の臨床症状を認知的概念化すること、またはクライエントの症状や生活環境を認知行動理論の立場から理解することが重要であるとされる。この概念化は認知行動療法家によって提供される介入戦略にも影響する（第2章を参照）。それは治療が柔軟であることを意味しており、クライエントの臨床症状に基づいて適切な介入が提供される。言い換えれば、ベック派の認知行動療法（Beckian CBT）はクライエントが異なれば、その介入も異なるということであり、それは特定のセッションで一定の課題が与えられるような他の認知行動療法のプロトコルとは異なっている。

本書の概略

　本書では、周産期ディストレス（うつや不安のさまざまな症状を含む）に関するベック派のアプローチを解説していく。本書では、周産期のクライエントに生じている臨床症状の顕著な部分に対する治療として、戦略的な介入を行っていくにあたって必要となる、症例の認知的概念化やクライエントとの協働関係について一般的なフレームワークを提供する。本書は、書店で売られているような定番の治療マニュアルとは異なる。実際、定番の治療マニュアルにあるような症状（例えばパニック症；Barlow, & Craske, 2007）を純粋に示すクライエントがいた場合、定番のマニュアルは臨床実践においても、その有効性についても非常に大きな支持を得ているから、治療ガイドとして用いるべきである。しかしながら、ほとんどのクライエントは、うつと不安が混合した臨床症状を示し、感情的ディストレスのいくつかの症状を「特徴（flavor）」としてともなったり、分娩への不安、親になることや新生児の世話といった心配事をともなっている。本書で扱う認知行動的アプローチは、十分に確立された認知的・行動的戦略を紹介しており、それらはうつ病、不安症、強迫症および関連症群、心的外傷およびストレス関連症群に対する臨床実践のをはじめとするストレス障害に対して経験的に支持された治療プロトコルにも取り入れられ、支持されている。そして、うつと不安との混在した症状を複合的に理解するための役割を果たすのが、症例の認知的概念化である。

　第1章では、周産期のクライエントに認知行動療法を実践するにあたり、読者の理解を助ける基礎的理論や背景について紹介した。第2章では、認知行動療法における認知モデルを取り上げるとともに、周産期の不安に関する生物心理社会モデル（biopsychosocial model）を紹介する。2つのモデルを融合させ、それらをもとにどのように症例の認知的概念化を行うかを解説する。そして第2章の終わりで、本書を通して紹介する4つのケースについて、事例の説明と概念化を行う。第3章では、本章で定義した周産期ディストレスの症状に悩む女性に対する認知行動療法の効果を解説する。また周産

期のうつと不安に対する認知行動療法の効果検証は少ないが、その治療効果について触れていく。本書では、これまでに研究者たちによって検討された認知行動的アプローチについて、どのようなところが共通しており、そして、どのようなところが異なっているのか、その両方を解説していく。第4章では、治療関係の重要性を強調している。認知行動療法家にとって重要となる治療関係の側面を解説するとともに、治療関係と治療効果との関連について述べた文献の要点を紹介する。

　第5～11章では、うつと不安に対する標準的な認知行動療法の戦略を読者に紹介し、それを周産期の女性に適用することについて論じており、治療マニュアルとして使うことができる。第5章では、治療の初期、中期、後期について概観し、セッションの一般的な構造や、症例の認知的概念化を治療計画に結びつけることについて解説する。第6章では、周産期の女性と一緒に、状況的な思考（situational thoughts）や根底にある信念（underlying beliefs）の認知再構成法を進めるやり方を紹介し、気分の落ち込みを低減させるために、認知の同定、評価、修正の方法について解説する。第7章では、周産期のうつに対する行動的技法を紹介し、行動活性化やおかれた環境で積極なかかわりを増やすことおよびセルフケアに焦点を当てる。第8章では、不安に対処する2種類の行動的技法を解説する。ひとつは情動コーピングスキルやコーピングツールであり、強い不安と動揺を管理する方法である。もうひとつは、恐怖のために回避してしまうことを克服するために、恐怖の対象となる刺激や状況へのエクスポージャーまたは系統的に接近する技法である。第9章では、クライエントが効果的な問題解決スキルを身につけ、問題や自身の問題解決能力への役に立たない態度（unhelpful attitudes）を修正するためのステップを紹介する。第10章では、周産期にしばしば起こる関係性の問題に対するヒントと、コミュニケーションスキル・トレーニングのステップを例示する。第11章では、クライエントが治療を終結するにあたって、治療の最終段階におけるアクティビティについて述べる。

　第12章では、本書のまとめとして、周産期の女性のケアに携わるメンタルヘルスの専門家にとって大切な、心に留めておくべき認知行動療法の基本的な信条や姿勢を要約する。そして、周産期のメンタルヘルスの専門家がしば

しば遭遇する特有な状況について述べ、今後の研究の課題を提起する。第12章を読むことで、本書が周産期ディストレスの女性ためのベック派の認知行動療法アプローチを促進するための第一歩となることがはっきりとするであろう。この領域の研究ペースは加速している、そして、周産期ディストレスの治療において、これまで未解決であった多数の臨床的課題を解決する糸口として、本書で解説する認知行動的アプローチが活用されることを期待する。

訳：松永美希（立教大学現代心理学部心理学科）

第2章
周産期ディストレスの認知行動的概念化
A Cognitive Behavioral Conceptualization of Perinatal Distress

　精神病理学の理論モデルは、臨床家がクライエントの臨床所見に寄与する要因を理解するための有益な指針を示してくれる。臨床家はそれらの理論モデルによって、表面的には異なっているようにみえるクライエントが呈する問題のさまざまな情報を、一貫性のある包括的な臨床像として理解し、介入のための有望な手段を得ることができる。また、研究者はメンタルヘルスの疾患の原因や治療における特定のメカニズムを明らかにする研究を行うことが可能となる。周産期ディストレスに対する認知行動療法の理解を促す2つの理論モデルがある。ひとつはWenzel（2011）が示したモデルで、周産期ディストレスの病因を説明する因子を推定している。多くの周産期の女性は絶望的な気持ちで治療を受けており、「なぜこのようなことが自分に起きているのか」という疑問に対する答えを必死になって知ろうとしている。Wenzel（2011）の生物心理社会モデルは、周産期ディストレスの女性が現在の状況を理解するのに役立つ。

　さらに認知行動療法は、認知要因、感情要因、行動要因を組み込んだ多面的なモデルに基づいていることから、感情的ディストレスの病因、維持、悪化に寄与する要因を包括的に理解することができる。認知行動療法家がこのモデルを心に留めるのは、クライエントの臨床像に関する**認知的概念化**を展開させるときや、クライエントの体験、感情状態、ストレッサー、課題、強みを理解するために認知行動理論を適用するときである。セラピストが認知的概念化をクライエントに伝えることは、クライエントに、自らの現在および過去の生活状況をセラピストが理解しているという感覚を与える。それはまた、クライエントに希望と将来への明るい見通しを与える。なぜなら、ク

ライエントは、脆弱性や子ども時代の経験の結果として発展してきた認知行動パターンに照らして、現在の感情的ディストレスが理解可能であるとわかるからである。セラピストが戦略的なやり方で介入を行う場合、理解の仕方のひとつとして認知行動モデルを使い、そのメカニズムをクライエントに説明することができる。それによって認知行動モデルの効果を発揮することが期待される。

　本章では、最初に、Wenzel（2011）の周産期ディストレスの生物心理社会モデルを示す。次に、認知行動モデルにおける認知と行動の重要な構成要素を述べる。そして、周産期のクライエントに対する認知行動療法を実践するうえで、これら2つのモデルを統合する方法を検討する。最後に、認知的概念化のプロセスを記述し、周産期のクライエントの臨床像を個々に理解するにあたり、その理論がどのように適用されるかを描写することに注意を向ける。この議論では、周産期ディストレスをともなう4人の女性の事例を提示する。彼女たちは本書全体を通して登場する。これらの事例から、セラピストが、周産期ディストレスに対する生物心理社会モデルと認知行動理論をどのように認知的概念化に適用するかを解説する。

周産期ディストレスの生物心理社会モデル

　Wenzel（2011）は、Milgrom, Martin, & Negri（1999）の画期的な理論研究、Ross, Sellers, Gilbert Evans, & Romach（2004）の実証研究を用いて、感情的ディストレスへの脆弱性に関する多くの文献を統合し、周産期ディストレスの生物心理社会モデル（図表2.1参照）を提唱した。「生物心理社会」という用語は、周産期ディストレスの発症に寄与すると考えられる複数の要因があることを示唆している。これらの要因は、図表2.1の左側の円に示され、**脆弱性**（vulnerability）とみなされる。脆弱性のある人がかならずしも周産期ディストレスを経験するわけではないが、実際に周産期ディストレスが生じやすい環境におかれると、周産期ディストレスを経験する可能性が高くなる。

　周産期ディストレスの病因の理解には、脆弱性の3つの領域が関連してい

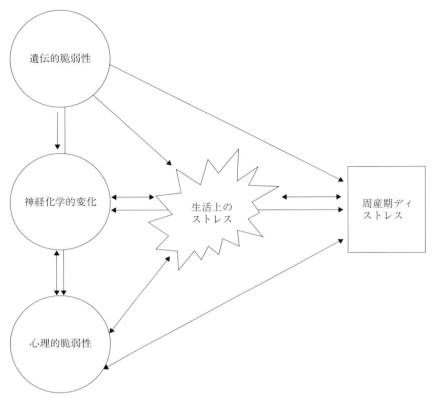

図表2.1　周産期ディストレスの生物心理社会モデル

出典：Wenzel（2011）の許可を得て改変

る。**遺伝的脆弱性**（genetic vulnerability）とは、うつ、不安、その他の感情的ディストレスの遺伝的素因をもつ程度を指す。遺伝的脆弱性を測定するための正確な検査はないが、ほとんどのメンタルヘルスの専門家は、メンタルヘルスの疾患に関する本人および家族の病歴から遺伝的脆弱性を推測する。クライエントが病的な感情的ディストレスのエピソードをこれまで経験しているほど、そしてメンタルヘルスの疾患に苦しんできた家族が多いほど、遺伝的脆弱性が本人に与える影響が強まる。Ross et al（2004）の実証研究は、メンタルヘルスの疾患に関する本人と家族の病歴が周産期ディストレスの症状を予測することを実際に明らかにした。

遺伝的脆弱性と同じように、**神経化学的変化**（neurochemical variability）は生物学的因子である。遺伝的脆弱性は一定のままで変動性のないリスク因子であるが、神経化学的変化は、時間や状況によって変化しうるリスク因子である（例えば、妊娠第2期とか、産後6週間とか）。出産にともなってホルモン値の劇的な変動が生じるが、これらの変動のいくつかは、気分に関連する神経伝達物質（例えば、カテコラミン、セロトニン）に影響する可能性があることはよく知られている。これまでの研究では、周産期ディストレスの発症を説明することができるホルモンの種類やその数値は確認されていない。したがって、研究者たちは、感情的ディストレスを受けやすい女性のなかには、ホルモン値の急激な変化にとくに敏感な人もいるかもしれないという考えを提唱している（Altemus, 2001; Glover, & Kammerer, 2004; Nonacs, 2005）。われわれが考える神経化学的変化の概念化に取り込まれているのは、この感受性である。

心理的脆弱性（psychological vulnerability）とは、周産期の女性が親への移行に適応することが困難となりやすい可能性を示す心理的スタイルを指す。実証研究の文献には、うつ、不安、強迫症および関連症群、心的外傷およびストレス因関連症群に関連する心理的脆弱性の記述が数多くみられる。例えば、Michel Dugasのグループは、全般性不安、つまり過剰な心配やコントロールが難しい心配に寄与するいくつかの心理的変数を特定している。これらの変数には、**不確実性への不耐性、心配の有効性に関する誤った肯定的信念**（例えば、心配することが問題を生じさせることを防ぐ）、**問題志向の乏しさ**（すなわち問題解決を妨げるような役に立たない認知スタイル、第9章を参照）、**認知的回避**が含まれる（Dugas, Freeston, & Ladoceur, 1997; Dugas, Gagnon, Ladouceur, & Freeston, 1998; Ladouceur, Talbot, & Dugas, 1997）。**不安感受性**は、不安にともなう身体感覚が害を暗示しているという信念をもつがゆえに、こうした身体感覚を恐れることである（McNally, 1989; Reiss, Peterson, Gursky, & McNally, 1986）。不安感受性は、多くのタイプの不安を抱える人に高くみられるが、パニック障害や心的外傷後ストレス障害（PTSD）を発症しやすいクライエントの同定にとくに高い感度を示す（Olatunji, & Wolitzky-Taylor, 2009）。**身体感覚の破局的解釈**（D.M.Clark et al., 1997）もまた、関連する変数

としてパニック症の発症や維持を説明するために用いられている。さらに**反芻**、つまり自分がどれほど悪い気分かということに過剰に集中する傾向は、感情的ディストレス、とくにうつ病の発症を予測することができる（Nolen-Hoeksema, Wisco, & Lyubomirsky, 2008）。

前のパラグラフで説明したあらゆる心理的脆弱性は、周産期の女性だけではなく、一般成人を対象とした研究でも確認されている。しかしながら、これらの脆弱性が周産期の女性と関連することを否定するわけではない。おそらく、とくに周産期ディストレスに関連する心理的脆弱性について最も多い論説や研究は、主に強迫症（OCD）と関連している侵入的思考の領域である。Jonathan Abramowitz のグループ（Abramowitz, Moore, Carmin, Wiegartz, & Purdon, 2001; Abramowitz, Schwartz, Moore, & Luenzmann, 2003; Fairbrother & Abramowitz, 2007）によれば、多くの人がときに奇妙な侵入的思考を経験するが、感情的ディストレスを経験する人々の場合は、そうした思考が生起しやすい。なぜなら、彼らはそうした思考が自分を脅かすとか、自分にとって重大なものであると解釈し、そうした思考が活性化するのを回避するために多大な時間を割くためである。回避は短期的には感情的ディストレスを軽減させるが、そうした思考が有害ではないと学習する機会を妨げるため、長期的には強迫的な不安を増大させる。このように、とりとめのない侵入的思考や回避行動のパターンに重大な意味を付与する傾向もまた、女性に感情的ディストレスを感じさせる可能性のある心理的脆弱性である。

われわれは、とりわけ周産期の女性が経験する侵入的思考を**恐ろしい考え**（scary thoughts）と名づけた（Kleiman, & Wenzel, 2011）。恐ろしい考えの例には、乳児を階段の下に落とすのではないかという不安、包丁で乳児を刺すイメージ、入浴中に乳児の性器に触りたいという衝動などがある。周産期の女性はこうした思考に嫌悪感を抱き、本来の自分とまったく合致しないととらえている（すなわち自我違和感）と訴える。彼女たちが経験する感情的ディストレスは、こうした思考の結果に対する強い不安、またはそれらの思考がもつ意味から生じる。例えば、その思考を抱くだけで、その思考にしたがって行動する可能性が高まると信じている女性がいる。これは、**予測バイアス**（probability bias）と呼ばれる認知バイアスを示唆する（Abramowitz et al.,

2003参照)。また、ある思考を抱くことを、実際に悪い行動をしているとみなし、自分は悪い人間であると結論づける女性もいる。これは、**道徳性バイアス**（morality bias）と呼ばれるバイアスである（Abramowitz et al., 2003参照）。Abramowitz のグループの研究では、周産期の女性が抱える感情的ディストレスのなかでも、とくに侵入的思考に関わる心理的変数が特定されている。これには、高い道徳基準、脅威の過大評価、誇張された責任感、コントロール思考の重要性と必要性に対する役に立たない信念、完璧主義、不確実性への不耐性が含まれる（Abramowitz, Schwartz, & Moore, 2003; Abramowitz, Khandker, Nelson, Deacon, & Rygwall, 2006; Abramowitz, Nelson, Rygwall, & Khandker, 2007）。

　脆弱性の3つの領域（遺伝的、神経化学的、心理的）は別々に存在しないことに注意してほしい。これら3つは互いに影響を及ぼすと仮定されている。遺伝的脆弱性から神経化学的変化および心理的脆弱性に向かう矢印は、遺伝的脆弱性が他の2つの脆弱性領域に影響を及ぼすことを示唆している。さらに、神経化学的変化と心理的脆弱性との間に双方向性の矢印があるのは、相互に影響を及ぼすという仮説があるからである。言い換えれば、周産期の女性がホルモン値の急激な変化を経験するとき、心理的脆弱性のいくつか（例えば不安感受性）が活性化したり、悪化したりする可能性がある。逆に言うと、心理的脆弱性が存在しないより存在するほうが、神経化学的変化に耐えるのが難しくなる可能性が高い。

　Milgrom et al.（1999）の周産期ディストレスに関する理論モデルと、Ross et al.（2004）の周産期ディストレスに関する実証モデルによれば、脆弱性因子は周産期ディストレスと直接関連しており、生活上のストレスによっても媒介されていた。生活上のストレスは多くのことを意味する。Ross et al.は、社会経済的地位（socioeconomic status：SES）が低い人たちはしばしば経済的プレッシャーとお金に関する心配があるという点で、SESが低いことは、生活上のストレスの指標になりうると論じている。彼らが特定したもうひとつの生活上のストレス源は、ソーシャルサポートの欠如であった。この2つは重要な生活上のストレス源であるが、人々が生活上のストレスを感じる体験は無限にあり、年上の子どもの行動上の問題、仕事上の要求、面倒な通勤

といった日常のいらだちでさえ、生活上のストレス源であることに注意したい。周産期に特有のストレス因子には、妊娠合併症、予約がとりづらい医師の診察、子どもが生まれる前に子ども部屋を完成させるというプレッシャー、育児方針の決定が含まれる（Milgrom et al, 1999参照）。

生物心理社会モデルは、感情的ディストレスを理解するための**素因ストレスアプローチ**をうまく表している。素因ストレスモデルによると、感情的ディストレスに苦しむ人々は特有の素因によって特徴づけられる。そうした素因として、ストレス、失望、困難を経験する時期に、感情的ディストレスや役に立たない思考が生じる脆弱さがある（O'Hara, Rehm, & Campbell, 1982を参照）。周産期ディストレスの素因ストレスモデルでは、周産期ディストレスと生活上のストレスとの間や周産期ディストレスと2つの脆弱性因子との間に、双方向の矢印が描かれている。これらの矢印は、周産期ディストレスが生活上のストレスを悪化させるだけでなく、神経化学的変化や心理的脆弱性に対する感受性を悪化させる可能性があることを示している。

認知行動モデル

認知行動モデルは、アーロン・T. ベック博士によって開発され（A. T. Beck, Rush, Shaw, & Emery, 1979）、娘のジュディス・S. ベックによって改良された（J. S. Beck, 2011）。2人はベック認知行動療法研究所（Beck Institute for Cognitive Behavior Therapy）の創設者である。認知行動モデルは、一般的な感情的ディストレスに寄与する心理的（とくに認知的）変数を概念化したモデルで、前述した生物心理社会モデルのように感情的ディストレスの病因を特徴づけるモデルでもある。しかし、認知行動モデルは感情的ディストレスに対して認知行動療法がどのように働きかけているのかの理解を深めるのに役立つ。

図表2.2は、基本的な認知行動モデルである。認知行動理論によれば、認知は特定の状況で経験する感情的反応、行動的反応、生理的反応を理解するうえで中心的な役割を果たす。言い換えれば、特定の状況、ストレス因、引き金がわれわれを特定の**気持ちにさせる**のではなく、むしろそのような状

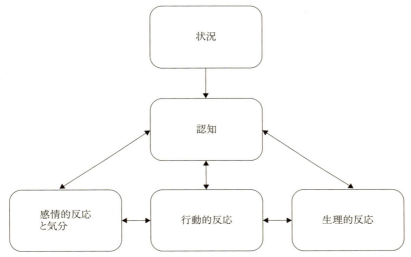

図表2.2　感情的ディストレスの基本的な認知行動モデル
出典：Greenberg, McWilliams, & Wenzel（2014）の許可を得て改変

況、ストレス因、引き金からわれわれが**意味を作り出す**のである。これらの状況特有の認知を**自動思考**（automatic thoughts）と呼ぶ。なぜなら、こうした認知はすぐに引き起こされることが多く、自分がなんらかの判断や解釈をしているとはかならずしも気づかないからである。われわれはただ自分がなにかを感じているとわかるだけである。

　ある日の午後、妊娠第3期にある2人の女性が、胎児がお腹を蹴ったり、お腹の中で動いたりするのを感じたいのに、その動きを感じられないときのことを想像してほしい。女性①は「なんということ！　私の子にはよくないことが起こっている」という自動思考が浮かぶ一方、女性②は「今、この子は眠っているところ。あとでもう一度確かめよう」という自動思考が浮かぶ。はたして、女性①はパニックに陥り、心臓はどきどきし、呼吸がはやくなる。彼女は半狂乱状態であわてて産科の看護師に電話する。対照的に、女性②は落ち着いている。彼女は胎児が子宮内で眠っていることを想像しながら、笑顔のまま自分の仕事をつづける。どちらの女性もおかれた状況は同じだった。2人とも胎児の動きを感じたいと願っているとき、動きを感じなか

った。しかし、2人はその体験に対して非常に異なった解釈を行い（すなわち異なる自動思考をもち）、その結果、まったく異なった感情的、生理的、行動的反応を示した。

　認知と感情的反応・気分、行動的反応、生理的反応の構成要素の間に双方向の矢印があることに注目してほしい。双方向の矢印となっているのは、これらが互いに影響を及ぼしあうことがよくあるためである。例えば、女性①は、3歳の子どものしつけで、すでに感情的な混乱を体験していた。この感情的な混乱は、「私の子によくないことが起こっている」という破局的な自動思考をもつ可能性を高めた。したがって、認知が一方的に特定の感情的、生理的、行動的反応を起こさせると仮定するのは単純化しすぎである。より正確にいうと、特定の感情的、生理的、行動的反応を経験する可能性を高めるうえで、認知は重要な役割を果たすということである。

　特定の状況で生じる自動思考は無秩序なものではない。むしろ、われわれの生活の中で形づくられた根底にある信念をベースとした予測可能なものである。図表2.3は、これをより詳細に描写した認知行動モデルの拡張版である。このモデルによれば、われわれの背景にある重要な要素が、根底にある特定の信念によって特徴づけられた自動思考をより強めるか、弱めるかということである。言い換えれば、これらの背景要因とは、われわれが特定の認知パターン、行動パターンをとりやすくさせる脆弱性のことである。これらの背景要因にはさまざまな形がある。**環境的要因**は、その人の外部にある要因で、感情的ディストレスや内在する特定の信念に対する脆弱性を生じさせる役割を果たす。環境は、現在までつづく不運な家庭環境（例えば、幼少期の家庭内暴力、貧困家庭育ちなど）、現在までつづく劣悪な対人関係（例えば、からかわれたり、いじめられたり、配偶者やパートナーからの言葉による虐待など）、深刻な影響を与える単一の出来事（例えば、重大な交通事故に遭う、他人の前で屈辱を受けるなど）を指す。**生物学的要因**は、クライエントが呈する現在の感情的ディストレスに対する生物学的素因となる因子である。前節で説明した生物心理社会モデルと同様に、うつ病や不安の家族歴がある人は、感情的ディストレスに関するこれらの徴候に対して遺伝的素因をもっている可能性が高く、うつや不安などの感情的ディストレスを生じさせる根底にあ

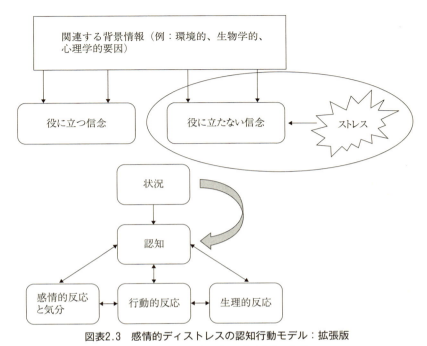

図表2.3　感情的ディストレスの認知行動モデル：拡張版
出典：Greenberg, McWilliams, & Wenzel（2014）の許可を得て改変

る信念を発達させやすい。**心理学的要因**は、心理的スタイルや傾向を指し、根底にある特定の信念を強める脆弱性を生じさせる可能性がある。この要因は、周産期ディストレスの生物心理社会モデルに関して前節で説明した要因と同じタイプのものである。

　ほとんどの人は、たとえ慢性的な感情的ディストレスの病歴をもっている人でさえも、適応的で役に立つ信念と、不適応な役に立たない根底にある信念の両方をもっている。例えば、すばらしい学術的成功を収めているが、幼少期に父親から身体的虐待を受けていた女性を考えてみよう。彼女の学術的成功は、「私は有能だ」「私は価値ある人間だ」といった、健康な自我形成に寄与する可能性がある。しかし、かつて経験した身体的虐待は、「私は罰せられるべきだ」「私は価値のない人間だ」といった、不健康な自我形成に寄与する可能性がある。比較的おだやかなときには、この女性は適応的で役に

立つ信念にしたがって行動するだろう。そのようなときは、メンタルヘルスの疾患であると診断される基準を満たしていない可能性がある。対照的に、ストレスがかかっているときには（図表2.3を参照）、不適応な役に立たない信念が活性化され、より健康的な信念ではなく、もっぱら不適応で役に立たない信念に従って行動する。このようなときには、メンタルヘルスの疾患の診断基準を満たすだろう。このように、ここで述べた認知行動モデルは、最も役に立たない信念と行動パターンが、移行期に直面しており、困難や失望を覚えたときに成立すると仮定する点で、素因ストレスモデルのもうひとつの例といえる。

2つのモデルの統合

　図表2.4は、これらのモデルを組み合わせた図である。ここには、周産期のクライエントの感情的ディストレスを説明するための要因が表されている。周産期ディストレスの生物心理社会モデルと感情的ディストレスの認知行動モデルの間には多くの類似点がある。両モデルとも、（a）人は感情的ディストレスを経験しやすくなる生物学的および心理的脆弱性によって特徴づけられる、（b）これらの脆弱性は生活上のストレスがかかった際に活性化または表出される可能性が最も高いことを前提としている。いろいろな意味で、認知行動モデルは、周産期ディストレスの生物心理社会モデルをさらに２段階前進させたものだ。つまり、（a）脆弱性要因から出発し、感情的ディストレスに寄与する根底にある信念をとらえている。（b）脆弱性、生活上のストレスおよび根底にある信念が、とくにクライエントの人生の特定の状況でどのように現れるかを説明している。したがって、図表2.2（p.25）に示された基本的な認知行動モデルは、脆弱性、生活上のストレス、根底にある信念の間の相互作用の具体的な表現とみなすことができる。この点は図表2.4で下部に示されている。

　認知行動療法家は、これらの概念モデルを、治療において標的となる修正可能な要因を見定める方法として用いる。両方のモデルに共通する修正可能なリスク要因は、心理的脆弱性である。さらに認知行動モデルは、根底にあ

第 2 章　周産期ディストレスの認知行動的概念化　29

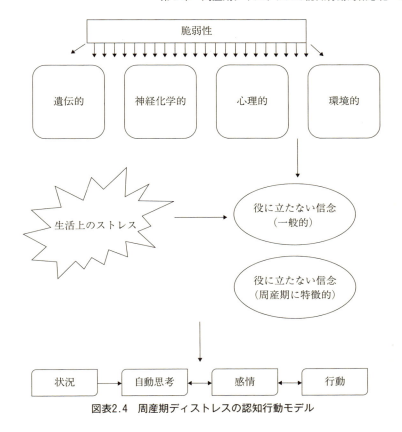

図表2.4　周産期ディストレスの認知行動モデル

る信念、状況特有の自動思考、結果として生じる行動パターンを示し、これらは修正可能であり、治療ターゲットとして役立つ。周産期の女性とともに治療に取り組むセラピストは、2つのタイプの信念に注意を向ける必要がある。まずひとつの信念は、感情的ディストレスの治療を求めてくるクライエントの多くに共通する信念で、自分（例えば「私はダメな人間だ」）、他者（例えば「他の人たちは私を認めないだろう」）、世界（例えば「世界は危険だ」）、将来（例えば「事態はよくならない」）に関する全体的な判断によって特徴づけられる。しかし、ふたつめの信念は、周産期の女性たちに割と特徴的なもので、親としての能力、母親としてあるべき姿、家族はどのようにみえるべきかについての判断を含んでいる。周産期の女性の多くは、より一般的な信念

が「背景」にあるとみなされるが、治療を求めている周産期の女性の多くは、たいてい育児および家庭特有の信念のほうがより重要であることがほとんどである。

認知的概念化

　前述したように、認知的概念化は、セラピストがクライエントが抱える問題から、病因を検討し、症状の維持および悪化を理解するために行うプロセスである（J. S. Beck, 2011; Kuyken, Padesky, & Dudley, 2009; Persons, 2008を参照）。認知的概念化はクライエントの感情的ディストレスに寄与する多くの要因を考慮しているが、とくに治療の対象となる修正可能な心理的要因に焦点を当てている。認知的概念化は継続的かつ発展的なプロセスである。セラピストは初めてクライエントに出会ったときから、クライエントの遺伝的、神経化学的、心理的脆弱性に関する仮説を立てるために情報を引き出す。つまり、クライエントが自分の見方や世界の見方を強化してきた過去および現在の環境条件や、日常の中でクライエントが感情的動揺に気づく状況における心理的脆弱性の現れ方をみる。図表2.5に示すように、セラピストは関連情報を体系づけて理解していく。しかしながら、これは単なる知的訓練ではない。セラピストは、クライエントと協働して概念化をすすめ、仮説をクライエントと確かめ、新しい情報が収集されるたびに、概念化を修正することに注意を払う。

　図表2.5には余白がある。これは、セラピストが、一般的な信念、子育てや家族に特有の信念、心理的強み、環境的強み、生活上のストレスの保護要因を記録するためのスペースである。クライエントの強みを認識することは、彼らの困難を認識することと同じくらい重要である（Kuyken et al., 2009）。なぜなら、クライエントの強みに耳を傾けることは、クライエントのレジリエンスに対する尊重を伝え、感情的ディストレスを克服する際に利用できるリソースを同定することになるからである。

　以下では、本書全体を通して取り上げる4人の周産期の女性を紹介する。彼女たちはわれわれが治療した実際のクライエントで、本人が特定できる情

脆弱性
遺伝的脆弱性
神経化学的変化
心理的脆弱性
心理的強み
不運な環境
環境的強み
根底にある信念
一般的な役に立たない信念
一般的な役に立つ信念
子育てや家族に関する特定の役に立たない信念
子育てや家族に関する特定の役に立つ信念
生活上のストレス
生活上のストレスの保護要因
状況例
状況
自動思考
感情的反応
行動的反応

図表2.5 周産期のクライエントのための認知的概念化のダイアグラム

報や状況には変更を加えた。ここでは、彼女たちが抱える問題と心理社会的な生活歴（psychosocial history）が、認知的概念化にどのように統合されるかが示される。

● タラ

　タラは32歳のアジア人女性で、第一子のトーマスが生後3週のときに治療を受けにきた。彼女の夫は、ポスドク研究員をもうすぐ終える時期で、長時間働いていた。彼は半年後には給与の高い仕事に就く予定であったが、タラが治療のためにやってきたとき、家族は金銭的に苦労していた。タラは多くの全般性不安と頻繁なパニック発作があることを訴えた。彼女は自分の能力に疑問を抱き、パニック発作のほとんどは息子と夫がより有能な母親と妻をもつほうがよいのではないかと「頭の中で考える」ことで引き起こされると話した。彼女は、「私の人生の目的はなんだろう？」「痛みと苦しみだけが存在するならば、人生の意味はなんだろう？」など、実存的な不安（existential worries）をたくさん抱えていると述べた。彼女は産後発症型のうつ病の基準を満たした。タラのセラピストはまた、彼女がときおりパニック発作をともなう過度の心配と反芻を口にしたので、彼女の臨床症状に重大な不安の要素があることを指摘した。

　タラ、彼女の両親と兄弟は精神的に健康であると話した。彼女は母親を「すべての母親の手本」ととらえていて、おそらく母親と同じくらいよい母でいることはできないと考えていた。タラ、高校を上位5％に入る成績で卒業し、高校や大学では多くの課外活動でリーダーシップを発揮し、親しい友だちに囲まれ、栄誉ある修士号を取得するなど、多くの成功を収めた経歴を語った。一方で、大学時代に過食症の治療を受けていたことや、その間、ボディイメージが乏しく、自分の体に自信をもつために相手かまわず性行為を行ったことを話した。過食症との闘いは学校を1学期間休学するほど重大であったが、その期間に外国旅行をしたり、スイスのアルプスをハイキングして、人としての成長と理性を得たという。タラはまた、大学院のどのプログラムが自分を受け入れるかわかるのを待つ間、心が休まらず、いらいらし、大学院申請の不確実さに対処することが難しかったことや、自分が誤っ

た決断をしているかどうかを繰り返し反芻したことを思い出した。

　妊娠中、タラは母親としての自分を、そして息子を授かることを期待していた家族を、比較的肯定的にみていたと話した。彼女は両親と義理の両親の近くに暮らし、夫との関係は愛情深いもので、お互い尊敬しあっていると感じていた。彼女と夫は妊娠の計画を立て、夫の新しい仕事で引っ越すときに子どもはまだ小さいかもしれないが、妊娠の時期を考えて落ち着かなかった。彼女は6カ月後に引っ越す予定だったので、仕事に復帰しないという了解を得て、息子を出産する数日前まで働いた。タラは自信と楽観の感覚を抱きながら妊娠の最終週に入っていった。こうして、彼女は息子が生まれた直後に不安で消耗しはじめたことで非常に動揺し、そのときまで自分に対してもっていた多くの肯定的な見方に疑問を呈することになった。

　タラの認知的概念化において、彼女のセラピストは、彼女が感情的ディストレスに対して多少の遺伝的脆弱性があると考えた。タラは、過食症、自尊心の低さ、状況によって不安になりやすい過去があったが、メンタルヘルスの疾患に関する家族歴はなかった。セラピストは、タラが初回面接の3週間前に出産したばかりであることから、現在の感情的ディストレスに神経化学的変化が影響を与えている可能性があると仮説を立てた。セラピストは、タラが大学院申請に対処することに困難を感じたことから、不確実性への不耐性が特徴づけられると確信した。また、タラは性格的に完璧主義傾向があると仮説を立てた。しかし、スイスのアルプスでの経験から、タラは心理的なレジリエンスと内面を探究しようとする能力を特徴としてもつことが示唆された。タラは親密な関係を築いてきた両親を愛し、安全を感じ、安定した幼少期を過ごしたこと、生まれ育った家族や義理の両親との親密な関係がつづいていることなど、環境的な逆境はほとんどなく、多くの環境的な強みをもっていた。これらの親密な家族関係もまた、夫の仕事のための引っ越しの準備に関する生活上のストレスの保護要因として概念化された。

　タラのセラピストは、彼女が人生で経験していたストレスによってまったく正反対の2つの根底にある信念をもつことになったと仮説を立てた。タラは多くのすばらしい成果をあげた経歴をもっていたので、セラピストは、物事がうまく運べば、タラは自分には能力があるとみなすだろうと推論した。

しかし、彼女自身が期待するレベルのパフォーマンスについて不確実性に直面すると、挫折感や無能感が優勢となると考えた。出産と子育ては新しく母親になった誰にとっても生活上のストレス因となるが、セラピストは、タラはこれまでおかれた状況によって不安を感じやすくなり、生活上のストレスが関係するどんなささいなことであっても、それ自体が不安として体験され、タラが根底にある信念（例えば親として無能である）に基づいて反芻しはじめた結果、「手に負えなくなった」と感じるようになったのではないかと推察した。タラが自分の母親を肯定的にとらえていたため、セラピストは、彼女が母親としても妻としても、パフォーマンスについて多くの非現実的な期待を抱いてしまったのだと考えた。

●ライラ

　ライラは35歳の白人女性で、第一子のジャックが生後3カ月のときに治療を受けにきた。夫とは15年間のつきあいで、結婚10年になる。彼女は夫を唯一のソーシャルサポート源とみなしていた。ライラは9人兄弟の真ん中の子であるが、自分が「黒い羊」として選り分けられていると感じていた。治療を受けにきた時点で、ライラは母親や兄弟と気まずい関係にあり、頻繁に開かれる家族の集まりに出ることを期待されていると思い、恐れていた。彼女は、大人になってからずっとうつ状態がつづき、長年の間、「断続的に」セラピーを受けていたという。ライラは長い時間寝すぎてしまうために、息子の面倒を見られていないのではないかと考え、治療にやってきたのだった。セラピストは彼女を、社交不安症で、かつ反復性の大うつ病性障害と診断した。

　ライラは、「家庭内でそうしたことが話題になることはなかった」ために、診断を受けたり、治療を求めた家族がいたかを知らなかったが、母親や兄弟のうちの多くがメンタルヘルスに問題を抱えているのではないかと疑っていた。最近他界した父親は、厳格で怒りっぽく、大酒飲みで、子どもたちに対して愛情を示すのが苦手な人だった。彼女は、年上の兄弟たちが彼女をからかうように学校や近所の子どもたちを「けしかけていた」という信念から、子どもの頃、友人たちから仲間はずれにされることが多かったと話した。ラ

イラは、友人は結局のところいつも彼女を攻撃したので、最後には友人関係を作ることを「ただ、あきらめた」と述べた。このように対人関係の問題があったにもかかわらず、ライラは優れた成績を収めたが、この学業での成功は知性や粘り強さのような肯定的な特質というよりも、カトリック系学校の修道女たちに叱責されることを恐れたことによるのではないかとライラは語った。

　ライラは、彼女と夫との間に子どもをもつことを何年も思い留まっていたと話した。なぜなら、彼女は子どもに「自分の遺伝子を受け渡すこと」や子どもが「自分のようにダメな子になること」を恐れていたからであった。さらに彼女は、自分の母親のなかによい役割モデルを見出しておらず、よい母親がどのようなものかがわからなかったため、自分がよい母親になれる自信がなかった。妊娠は計画したものではなかったが、妊娠前の3カ月間、彼女と夫は、「なにが起こるかみてみよう」と避妊を中断することにした。ライラは妊娠中、ひどい吐き気があり、また顧客の前で泣くのを抑えられないほど「感情的」になっていたという。このような状況から、彼女は事務員としての仕事に一時的に支障をきたすようになった。

　ライラの認知的概念化にあたって、セラピストは、ライラのメンタルヘルスの疾患歴や彼女が生まれ育った家族の病歴に基づき、彼女は感情的ディストレスに対する重大な遺伝的脆弱性をもつとみなした。ライラは妊娠中に、急性でしばしば不適切な感情表現の重大なエピソードを経験していたことで、セラピストは、ライラがとくに神経化学的変化に敏感であると仮説を立てた。セラピストは、ライラが報告した子ども時代の体験や心理アセスメントの結果に基づき、彼女の心理的脆弱性は悲観的な認知スタイルにあるとみなした。そして、優秀な成績を収めたことや、初診時にライラがセラピストに尋ねた質問から、心理的強みは鋭い知性にあると考えた。ライラは、家族メンバーとの緊張関係、最近経験した父親の喪失、社会的孤立といった多くの環境的な困難を述べたが、セラピストは夫との強力な関係を環境的強みとして同定した。

　セラピストは、ライラが自分は愛らしくない、ダメな人間だ、無価値だといった、多くの自虐的な信念をもっていて、それは親、兄弟、友人たちとの

幼少期の交わりから、排除されたというメッセージによって発展してきたという仮説を立てた。対照的に、ライラは、自分に対して肯定的な見方をすることはたとえあったとしてもわずかであった。ライラは、自分の養育環境や家族に期待したことはなく、自分の家族や子どもとの関係が、自分が経験したものと同じようにならないことを望んでいるだけであると述べた。しかし、彼女は自分が劣った母親になるだろうと思っていることを認めた。セラピストは、彼女の現在の生活上のストレスは、彼女がもはや給料を稼いでおらず、金銭的に困窮しているという経済的プレッシャーと、なにがなんでも避けたい休日の家族の集まりへの出席を求められていることにあると同定した。

● ドナ

ドナは25歳の白人女性で、娘のエリが生後8週のときに認知行動療家による治療を再開した。彼女は3年前に強迫症の治療を受けていた。ドナは、さまざまな症状を示した長期にわたる強迫症の病歴を語り、自分や他の人に害が及ぶのではないかという侵入的思考に始終とらわれていた。例えば、彼女は10代のとき、たったひとりの人と性的関係をもっただけなのに、HIV陽性となり、HIVを他人に広めていると確信していた。その間、彼女は強迫的にインターネットを閲覧して、性的接触がなくてもウイルスを広げることを確証するエビデンスを探しまわった。彼女は3年前に治療を受けた際、運転中に人を轢いたのではないかという侵入的思考と、それに関連して、道路に遺体がないかどうか確かめる確認行為について語った。確認行為に時間がかかり、仕事に遅刻することがよくあった。ドナの現在の侵入的思考は、自分が産後精神病を患っていて、わが子にとって自分が危険な存在であるというものであった。彼女は娘の世話から逃げていなかったが、自分が自分から切り離されているように感じ、娘が他の誰かの子どもであるように感じていた。

ドナは労働者の町の下流中産階級の家庭で育った。父親は彼女が5歳のとき自殺した。そのとき以来、彼女は母親と2人の姉妹と肩を寄せ合い暮らしてきた。彼女は家族をもうひとり失うことへの不安を思い出した。こうした

生活状況にもかかわらず、彼女は典型的な学生生活を送った。平均以上の成績をおさめ、少人数ながら仲のよい女子グループに加わり、スクールバンドで演奏し、陸上のトラック競技で代表入りした。高校卒業後は、短大に進学するために都会に引っ越した。大学2年生のとき、夫となる人とパーティで出会った。彼らは結婚から約1年後、ふたたびこの治療を受けにやってきた。

　ドナのセラピストは、現在の強迫症エピソードの原因となり、それを維持させている要因を概念化するために、以前の認知的概念化を発展させた多くの情報を活用することができた。父親が慢性のうつ病に苦しみ、のちに命を絶ったことや、母親が不安症と診断されていたことから、ドナは感情的ディストレスに対してかなり遺伝的脆弱性をもっていた。ドナはどんな向精神薬に対しても敏感であり、多くの副作用を経験していたため、セラピストは、神経化学的変化に対する敏感さが彼女の感情的ディストレスを悪化させていると推論した。セラピストはドナとのこれまでの取り組みに基づいて、ドナが不確実性への不耐性や再保証を求める行動スタイル、頭に浮かんでは消えていく考えやイメージに対する自己への帰属といった心理的脆弱性をもつことを特徴としていることを知った。しかし、ドナには認知行動療法を受け、自身の強迫症について学ぼうという強い動機づけがあり、かつ新しいことを試すことに心を開くといった数多くの心理的な強みをもっていた。以前、セラピストと治療に取り組んでいたとき、彼女はすぐに認知行動療法を理解した。そして、現在の感情的ディストレスのエピソードの治療に向け初回面接の予約をとる前に、彼女は認知行動療法リソースの見直しを行っていた。不運な環境の明確な原因は、父親の自殺後、父親不在で育ったことにあったが、環境的強みは、母親や姉妹から十分な感情的サポートを受けたことにあった。

　ドナのセラピストは、治療前の面接を通して、「悪いことが手当たりしだいに起こる」という根底にある信念を同定した。さらに、彼女は強迫症の症状が最悪なときは、自分は他人になんらかの危害を加えていると確信し、「自分は悪人だ」という信念をしばしば表明した。しかしセラピストはまた、父親の自殺をふまえるならば、ドナが自らを逆境に強く、レジリエンスがあ

るととらえていると理解した。ドナは感情的ディストレスによって、自分は母親として不適格なのでは、娘を危険にさらす存在なのでは、と迷っていたが、妊娠中に、子育てや母親であることに関して役に立たない信念をもっているとは口にしなかった。ドナのセラピストは、これらの心配が2つの生活上のストレス因によって増幅されていると推論した。ひとつは、ドナと夫が住む近所には頼りとなるサポート（例えば子育ての手伝い）を求める親族が存在しなかったという事実である。もうひとつは、夫が建築現場で過酷な長時間労働を行っていたため、彼女は起きている時間の大半を孤独に過ごさざるを得ず、新しく生まれてきた子どもの世話の全責任を彼女が負わねばならないという事実である。

● ウェンディ

　ウェンディは38歳のプエルトリコ系の女性で、メディアを通じて全米の注目を集めた学校銃撃事件の直後に治療を受けにきた。彼女には4歳と2歳半の2人の子どもがいて、3人目を妊娠していた。彼女は学校銃撃事件を知ったのち、銃で武装した男が息子の幼稚園を襲うのではないかと心配し、疲れきっていた。初診2週間前のこと、彼女は息子を園に通わせないようにしていたが、息子は通いたいとせがみ、友だちに会えなくて寂しいと言っていたので、ずっと園に行かせないでおくことはできないことはわかっていた。心理アセスメントの間に、ウェンディは、夫や子ども、そして両親が病気やケガをするのではないかと多くの時間心配したと話した。例えば、夫が肥満で不健康であり、心臓発作で死ぬのではないかと心配した。彼女は子どもたちに対して過保護で、遊び場の遊具で遊んでいる間、または遊園地で乗り物に乗っている間にケガをするのではないかと心配になるという。ウェンディは、子どもを授かる前には、よい成績をおさめることや、将来のために貯蓄することについて同じくらい強く心配していたと述べた。セラピストは、彼女が慢性的な心配のパターンを生来よりもっており、全般不安症（GAD）の基準を満たしていると結論づけた。

　ウェンディとその3人の兄弟は、伝統的なカトリック家庭の両親のもとで育てられた。家族は親密であったが、母親はウェンディが女性であるがゆえ

に兄弟と同じようには物事を成し遂げることはできないだろうというメッセージをしばしば彼女に発していたことに気づいていた。彼女は学問的才能に恵まれていたので、多くの優秀なリベラル・アーツ・カレッジから入学の勧誘を受けた。しかし、2人の兄が大きなアイビーリーグの大学に通っており、それに比べ自分の学歴は冴えない、と思っていた。大学卒業後、ウェンディはロースクールに通ったが、司法試験に合格できなかった。彼女は弁護士である夫と結婚し、子どもたちと家で暮らすことにした。

　ウェンディのセラピストは、彼女に中程度の遺伝的脆弱性があると仮説を立てた。彼女は長い間、全般不安症と判断できるだけの過剰な心配をもっていたが、生まれ育った家庭でメンタルヘルスの疾患であると診断された人は誰もいなかった。また、これまでの3回の妊娠すべてが人生のなかでより穏やかな時期であったと語ったことや、最近起こった学校銃撃事件によって過剰な心配が悪化したことから、セラピストは、彼女が神経化学的変化の影響をとくに受けやすいとは判断しなかった。セラピストは、彼女の心理的脆弱性として、心配について肯定的な信念をもっていること（彼女は、自分の心配が人々を危害から守ると信じていた）、大惨事が起きる可能性を過大評価する認知スタイル、他人が経験した災害について知ったときに暗示にかかりやすいこと（そのために、似たような災害に遭う危険に曝されていると結論を下す）とした。しかし彼女は、知性、優れた問題解決能力、洞察力といった多くの強みをもっていた。

　ウェンディは、自分の不安に関連した信念——すなわち、愛する人々に迫る危害——について明らかにした。この信念は、自分の子どもが傷つく可能性があると認識する状況に直面したとき、具体的な形で現れた。セラピストは、彼女は自分が子どもを適切に監督することができる唯一の大人であると信じ、直面する可能性のある困難から子どもを保護しなければならず、よき母親である能力によって自分の価値は測られると信じているという仮説を立てた。また同時に、セラピストは、子育てや家族に関する役に立つ信念を同定した。ウェンディの家族はとても親密であったことから、彼女は「子どもはみんなで育てる」（It takes a village to raise a child）という格言を信じていた。したがって、自分の母親や義理の親に子育てを手伝ってもらうことにオ

ープンであり、彼らは子どもたちの生活の中で大きな役割を果たした。彼女が治療を受けにきたとき、ウェンディは幼児をもつ母親のほとんどが経験するストレスを経験していた。つまり、彼女はいつも子どもの世話で「走りまわっている」ように感じ、自分のための時間はほとんどなかった。彼女は自分の時間をすこしとるために夜更かしすることがしばしばだったので、軽度の睡眠不足になった。セラピストは、この慢性的なストレスが、突然に起きた学校銃撃事件という引き金を拡大解釈しやすくさせ、過度に心配するという素因を増悪させたと考えた。

まとめ

　周産期ディストレスの生物心理社会モデルは、周産期ディストレスの臨床症状の発症・維持に関わる要因を理解して、見立てに必要な視点を提供する。感情的ディストレスの認知行動モデルは、クライエントの子ども時代の経験から形づくられた根底にある信念に気づかせてくれる。そして、これらの信念が、クライエントを動揺させるような特定の状況で彼らが示す認知的、感情的、行動的反応にどのように影響するかを気づかせてくれる。認知行動療法家は、これらの要因や個人がもっている強み、環境的な強みの根源を認知的概念化に統合する。

　本書の後半で説明する介入法の選択は、認知的概念化に基づいて行われる。認知的概念化を用いて、認知行動療法家は、治療中に修正可能な感情的ディストレスを説明し、維持し、悪化させる心理的要因を特定する。これらの心理的要因は、脆弱性（例えば問題解決スキルが低い）を表している可能性がある。これらの心理的要因は、クライエントが子ども時代の経験（例えば「私は愛されない」）に基づいて発展させてきた一般的な信念を表しているかもしれないし、あるいは母親、育児、家族に関する周産期に特徴的な信念を表しているかもしれない。認知行動療法家は、クライエントと一緒に治療に取り組み、感情的混乱に関連する状況特有の認知的、感情的、行動的反応を修正し、クライエントと協力してこれらの根底にある認知的志向を同定し、修正する。さらに、認知行動療法家はクライエントと協力して、感情的ディ

ストレスに対する遺伝的脆弱性および神経化学的変化に対する感受性への適応的コーピングスキルを向上させる。また、クライエントが自分の強みに気づき、それを認めることを援助し、クライエントがそれらの強みを最大限活用して逆境や失望を乗り越えられるよう手助けする。したがって、認知行動療法は、情報を整理し、戦略的介入を立案していくうえで、理論が中心的な役割を果たす心理療法アプローチなのである。

訳：山口慶子（国立精神・神経医療研究センター認知行動療法センター）

第3章
周産期ディストレスへの認知行動療法の有効性
Efficacy of CBT for Perinatal Distress

　エビデンスに基づく実践（evidence-based practice）とは、入手可能で最も質の高い研究データをもとに臨床判断を行うことである（Sackett, & Rosenberg, 1995）。エビデンスに基づく実践は単に臨床経験に基づいた（すなわち経験上支持される治療；Chambless & Ollendick, 2001）を指すのではなく、エビデンスに基づいて実践する人は実証的文献に裏づけられた治療法の実践を重視する。すなわち、エビデンスに基づく実践は次の(a)(b)(c)の「3つの柱」でとらえられる。(a)ある治療法が作用するかどうか、なぜ作用するのかを証明する研究エビデンス、(b)臨床判断と臨床経験を兼ね備えた臨床的専門知識、そして(c)クライエントの嗜好や評価、である（Lilienfeld, Ritschel, Lynn, Cautin, & Latzman; 2013; Spring, 2007）。この定義は、とくに感情的ディストレスの治療を求める周産期の女性に当てはまる。というのは、彼女たちは周産期領域の専門知識をもつセラピストをとくに好み（Kleiman, 2009）、そして彼女たちは自分の受けたいと思う治療を選択することが多いからである。

　さまざまな心理療法アプローチのなかで、おそらく認知行動療法はその有効性を支持する研究論文が最も多い治療法である。**有効性**（efficacy）とは、認知行動療法（CBT）のように、検証される治療法が、厳しいデザインやランダム化比較試験（randomized controlled trials: RCTs）で1つ以上の別の条件より優れている程度を示す。「ランダム化（randomized）」とは、その研究の参加者が治療群もしくは別の群に振り分けられる確率が等しいことを意味している。ランダム化することで、すべての群の対象者の人口統計学的特徴や臨床症状の程度などの条件を平等にすることができる。「比較対照（controlled)」とは、検証される治療法を対照群と比べることで、その治療法の効果の大きさを表す基準を設定することを意味している。ランダム化比較試験は、検証される治療法がクライエントのさまざまな臨床症状を改善し、比較対照群より優れているとする仮説を検定するためにデザインされている。

　認知行動療法の有効性研究ではさまざまな比較対照群の設定が使われている。比較対照群のひとつには、治療を受けている被験者と同じ頻度でモニターされる治療をなにも受けない**非治療群**がある。効果を検証するためのある治療（例えば認知行動療法）を受けた人々が治療を受けていない人々よりも改善が大きかった場合、その治療法はまったく治療しないよりも効果があることを示し、単なる時間経過以上の効果があることを証明するものである。別の比較対照群は、対照群の被験者が効果を検証するためのある治療の最も大事な要素を含まない作用効果のない治療を受けるような**プラセボ対照群**である。向精神薬の効果を調べる研究の比較対照条件では、一般的に偽薬（プラセボ）の錠剤が使われる。心理療法の研究分野におけるプラセボの概念はもうすこし複雑だが、支持的介入や心理教育のような、すべての心理療法アプローチに共通する特徴だけを含む介入を行うのが通常である。効果を検証するためのある治療（例えば認知行動療法）を受けた人々のほうがプラセボ心理療法を受けた人々よりも改善度が大きい場合、その治療法は作用効果のない介入よりも効果があることを示している。またその治療効果について、クライエントが関係性を築いた支持的精神療法家と過ごした時間以上の効果があると証明するものである。最後にもうひとつ別の対照群は、被験者が住む地域で行われている一般的な治療法を受けるよう指示される**通常ケア群**である。効果を検証するためのある治療、例えば認知行動療法を受けた人々のほうが通常ケアを受けた人々よりも改善度が大きいとき、その治療は一般的な治療よりも効果があることを示し、その効果は標準的ケアよりも特別で優れていることを証明するものである。

　われわれは本章で、周産期ディストレスに対する認知行動療法の有効性を示すエビデンスについて議論する。まず、われわれは治療を求める成人を対象とした感情的ディストレスのさまざまな症状に対する認知行動療法の有効性を検討した文献を概観する。さまざまなタイプの感情的ディストレスにつ

いて、認知行動療法が対照群よりも優れていることは明白なので、ここでは周産期ディストレスに関する認知行動療法研究の理論的解釈を確立する。また、われわれは認知行動療法の有効性から「現実的条件（real world）」下の認知行動療法の効果（effectiveness）まで議論を広げる。次に、われわれは周産期ディストレスに特化した認知行動療法的アプローチを検討した研究の現状について述べる。われわれはこれら2つの視点からレビューした文献を総合的に理解する方法を考察し、エビデンスに基づいた認知行動療法を周産期の女性に行う実践法を考察し、本章を締めくくる。

一般的な文献の評価

　広い範囲のメンタルヘルスの疾患を対象とした何百もの認知行動的治療に関するアウトカム研究が発表されている（Butler, Chapman, Forman, & Beck, 2006）。より多くの文献を総合し個々の研究で得られた結果の共通性を特定するために、研究者たちはますますメタ分析を行うようになっている。**メタ分析**とは、個々の研究からデータを集めて効果量（effect size: ES）を算出したり、標準偏差や相関係数などの測定された標準単位を使って効果の強さを量的に表したものである。この標準化の手法によって、さまざまな主評価尺度を使用した研究結果を共通の測定基準を使ってつなげ、比較することができる。ESを解釈するために使用される標準分類は次のようになっている。効果なし（no effect）：ES＜0.2、小さい効果（small effect）：0.2＜ES＜0.5、中程度の効果（medium effect）：0.5＜ES＜0.8、大きい効果（large effect）：0.8≦ES（J. Cohen, 1988）。本章では、効果の程度を評価する際にこれらの値を用いる。したがって、認知行動療法の有効性に関する論文の位置づけについて特徴を述べる際、われわれは主にメタ分析研究による結果を重視する。しかしながら、注目すべき研究の結果についても個別で述べる。われわれは本節で、特別な臨床試験やメタ分析を行った著者の使う専門用語を考慮し、「認知療法」と「認知行動療法」という用語を同様の意味で用いる。

　認知行動療法の有効性を検証したランダム化比較試験の多くは、うつ病に焦点を当てている。この10年間で最も注目すべきランダム化比較試験は、中

等度から重度のうつ病治療に認知療法が抗うつ薬と同等の効果があると確認されたことであり、これは心理療法単独の適応が感情的ディストレスの軽症例のみであるという見解をくつがえす知見であった (Hollon, 2011)。DeRubeis et al. (2005) は、中等度から重度のうつ病のクライエントをランダムに振り分け、抗うつ薬による薬物療法群 (パロキセチン、ただしクライエントが与薬後8週までに抗うつ薬に一定程度に反応しない場合はリチウムかデシプラミンを増量する可能性あり)、認知療法群、プラセボ薬群に分けた。8週のアセスメントの時点で、薬物療法群 (50%) と認知療法群 (43%) はプラセボ薬群 (25%) よりも高い治療反応率であり、治療終了後、薬物療法群と認知療法群の治療反応率は58%に達した。さらにおどろいたのは、治療終了後12カ月時点のフォローアップにおける結果である、論文の著者ら (Hollon et al., 2005) は、認知療法を完遂したクライエント、薬物療法を完遂したクライエント、薬物療法をつづけているクライエントの一部をフォローした。認知療法を完遂したクライエントは、薬物療法を完遂したクライエントよりも低い再発率であり (認知療法のクライエント：31%、薬物療法のクライエント：71%)、薬物療法をつづけているクライエント (47%) よりも再発が少ないようだった。これらの結果から、中等度から重度のうつ病に対する認知療法の有効性は確実であり、その効果は薬物療法よりも維持されることが示唆される (Hollon, Stewart, & Strunk, 2006を参照)。

　メタ分析の結果から、認知療法はさまざまな対照群よりも優れていることが確認されている。おそらく最もよく引用されているメタ分析はGloaguen, Cotraumx, Cucherat, & Blackburn (1998) によって行われた評価だろう。このメタ分析は15年以上経っているにもかかわらず、方法論的な厳密さと理解しやすい点で今日でもなお価値あるものである。というのは、さまざまな臨床症状を含めずに単純にうつ病の認知行動療法の有効性を検証した試験の大部分が、1980年代と1990年代になされたからである。Gloaguen et al.によると、非治療群もしくはプラセボ群 ($ES = -0.82$)、抗うつ薬群 ($ES = -0.38$)、(精神分析療法、人間関係療法、リラクセーション、読書療法などのさまざまな治療アプローチからなる) その他の心理療法群、($ES = -0.24$) よりも、認知療法は治療終了後うつの低減と関連が高いことがわかった。ここで比較されたい

くつかの治療法は、うつ病のための（本来の）治療法ではないことが後に議論となった（例えばリラクセーション；Wampold, Minami, Baskin, & Tierney, 2002）。これらの本来はうつ病の治療法でないものを分析から除外すると、認知療法とその他の治療法を比較した効果量を示す数値は－0.16に低下し、これは認知療法がこれらの他の治療法よりもわずかに優れていることを意味するものである。

　多くの実証的研究において、不安症、強迫症および関連症群、心的外傷およびストレス因関連症群に対してもさまざまな認知行動療法による介入法の有効性が支持されている。例えばHofmann, & Smits（2008）によると、不安症、強迫症、心的外傷ストレス障害（PTSD）のクライエントでは、認知行動療法がプラセボ対照群よりも不安（ES =0.73）とうつ（ES =0.65）をより大きく低減することに関係することがわかった。特定の不安症、強迫症および関連症群、心的外傷およびストレス因関連症群におけるメタ分析の結果は次のようになっている。

・**全般不安症**（Generalized Anxiety Disorder: GAD）
　Hanrahan, Field, Jones, & Davey（2013）によると、認知行動療法は、非治療群やリラクセーションのような認知行動療法ではない治療群（それぞれ ES =1.81と0.63）よりも、心配（worry）がより低減することに関連していた。さらに、治療終了後の12カ月の時点で寛解した患者は、認知行動療法群で57％、その他の治療法を受けた群で26％、非治療群では15％だった。

・**パニック症**（Panic Disorder）
　Mitte（2005）は、認知行動療法が、非治療群とプラセボ対照群と比べて不安をより低減することを報告した（それぞれ ES =0.87と0.51）。さらに、治療終了後のうつの低減については ES =0.72と0.62、治療後の生活の質（quality of life: QOL）の改善については ES =0.85と0.42であり、また、認知行動療法（15.1%）よりも薬物療法（20.4%）のほうがドロップアウト率は高いことがわかった。その後のメタ分析では、ホームワークや、治療終了後の体系化されたフォローアッププログラムが設定されている認

知行動療法が効果的であったと報告されている（Sánchez-Meca, Rosa-Alcázar, Marín-Martínez, & Gómez-Conesa, 2010）。

・社交不安症（Social Anxiety Disorder: SAD）

Powers, Sigmarsson, & Emmelkamp（2008）により、認知行動療法は非治療群（ES =0.86）やプラセボ群（ES =0.38）と比較して、社交不安症状をより低減させることがわかった。他の症状尺度（認知に関する尺度、行動に関する尺度、主観的ディストレスを評価する尺度など）でも（効果量の大きさは）同じくらいであり、フォローアップ期における対照群との比較においても同様であった。

・強迫症（Obsessive Compulsive Disorder: OCD）

Olatunji, Davis, Powers, & Smits（2013）により、強迫症と診断されたクライエントの治療終了後の強迫症状の低減について、認知行動療法がさまざまな対照群よりも優れていること（ES =1.39）、また、抑うつ症状のような二次的症状の低減についても同様であること（ES =0.51）がわかっている。

・心的外傷後ストレス障害（Posttraumatic Stress Disorder: PTSD）

Bisson et al.（2007）は、PTSD 患者に対してトラウマ焦点型認知行動療法と未治療または通常ケアの対照群を比較し、治療終了後の次に示す症状の効果量を算出した：(a)臨床診断面接による PTSD 症状（ES =-0.14）、(b)自記式質問紙法による PTSD 症状（ES =-1.70）、(c)不安症状（ES =-0.99）、(d)抑うつ症状（ES =-1.26）。すなわち、これらのクライエントが示すさまざまな臨床症状すべてにおいて、対照群よりも認知行動療法は、優れていることが示された。

ランダム化比較試験の多くが厳重にコントロールされた環境下で実施されていることを理解することは重要である。例えば、セラピストは主任研究者もしくは別の心理療法家のスーパービジョンのもとで高度なトレーニングを受け、博士課程を修了した研究員であるかもしれない。クライエントには自殺念慮や医学的問題といった複雑な要素がなく、他の精神疾患の併存がないかもしれない。その臨床試験参加者をしっかりとモニターしたり、治療セッ

ションへの参加をリマインドしたり、治療セッションの参加に支障となっている障壁を乗り越える手助けをしたりするような、多くのサポートスタッフがいるかもしれない。これらの研究デザインは、積極的に介入している治療法の有効性を示す結果が他の要因（例えば参加者の出席したセッション数）ではなく、治療それ自体によるものであるという結果を確証する助けになるのだが、クライエントが「実生活（real life）」で心理療法を求めるときとは明らかに異なった環境が作られている。そこで、**効果研究**（effectiveness studies）を行う動きが出てきた。これは「実生活」下で、効果検証するためのある治療が対照群より優れているかどうかを評価する研究である。しばしばこれらの研究においても、セラピストはその治療法に特化したトレーニングを受け、特定の組織や機関で養成された専門家である。クライエントは、治療ターゲットとされる1つの症状だけでなく、さまざまな不安や症状について話すかもしれない。治療プログラムをスムーズに期待どおりに進めるための確実な手順は、いくつかあるかもしれないが、おそらく少ないだろう。効果研究は研究デザインのなかでは「複雑な」部類に入るが、多くの場合、心理療法を「現実的条件」下で提供するときの方法により近いものとなる。

　効果研究において、認知行動療法はうつと不安に対して効果があると証明されている。うつの認知行動療法の効果研究では、Hans, & Hiller（2013a）がITT（intent-to-treat）分析（ES =1.06）と治療完遂者のみの分析（ES =1.13）を行い、治療前と治療後でうつ症状が大幅に低減することを報告した。また彼らは、非機能的認知、不安、心理的ディストレス、社会的機能障害などの副次評価項目が治療後に低減して、中程度から大きい効果量（ES =0.67～0.88）を示したと報告した。これらの結果は「現実的条件」下でという環境のなかで認知行動療法を提供することが効果的であると証明した点で有益であるが、算出した効果量がこれまでのうつの認知行動療法の有効性を検証したランダム化比較試験の「水準値」よりも低いことを著者らは警告する。

　文献を比較するにあたってHans, & Hiller（2013b）は、治療前後の各疾患ごとの症状の改善を反映する（中程度から大きい）効果量を強迫症（ES =1.45）とパニック症（ES =0.81）と社交不安症（ES =0.67）について算出し

た。分析の対象を、治療を完遂したと思われるクライエントに限定すると、研究に参加した全クライエントを対象とした研究よりも、効果量がかなり大きかった。またこのメタ分析により、抑うつ症状のような二次的症状が各主診断の症状とほぼ同じくらい治療後に改善があったことがわかった。同様に少し前のメタ分析であるが、不安症の認知行動療法に関する効果研究で算出された効果量が、標準的なランダム化比較試験の効果量の範囲内であることがわかった（Stewart, & Chambless, 2009）。

　本節で示した研究やメタ分析は周産期ディストレスに焦点を当てているわけではないが、ここでの結果は周産期の女性の治療へ示唆を与えるものである。認知行動療法の治療戦略として実施される介入法は、臨床試験で用いられているその内容にかかわらず基本的な認知行動理論に基づくものであり、感情的ディストレスに適用することができる。そして、これらの介入方法が周産期の女性の不安に適さないはずがない。認知行動療法を実施するセラピストは、**いかなるタイプ**のクライエントにも認知行動療法をクライエントの個人的ニーズや生活環境に合わせるであろう。親への移行というのは、数ある特別な生活環境の変化うちのひとつであるが、これまでの価値観を打ち砕き、感情的ディストレスを引き起こす可能性がある。さらに、認知行動療法は最適条件下で検討された効果検証で有効性が示されているだけでなく、現実的条件下でも有効であることが示されており、これは周産期ディストレスの治療で重要である。というのも、周産期の女性への治療は資格のあるメンタルヘルスの専門家ではなく、しばしば準専門職の人々や看護師により提供され、場所としては女性の自宅などといった、クリニックや病院の外で提供されるためである。まとめると、有効性研究のレビューをひととおりみたところ、認知行動療法には感情的ディストレス症状を軽減するだけの十分な「実績」があることが証明されている。エビデンスに基づいた観点からみると、感情的ディストレスをもつ成人に対する認知行動療法の有効性を支持するデータが多数あるため、周産期ディストレスのある女性を含む多くのクライエントにとって、認知行動療法が治療の選択肢となるのは当然である。

　周産期の女性に対する実証的研究が行われることでのみ、認知行動療法が周産期ディストレスに真に有効であると述べることができる。有効性を検証

する多くの臨床試験が妊婦をあえて除外し、とくに心理療法が薬物療法と比較される際に除外している。実地臨床では、妊娠が服薬することのリスクと得られる利益を考慮して向精神薬治療の説明がなされ（Wenzel, & Stuart, 2011）、決定はクライエントの意向などを十分に考慮した後でのみ行われる。向精神薬治療群に妊婦をランダムに割り付けることは、向精神薬による胎児への影響が明らかになっていないため、倫理的に問題があるだろう。有効性を検証する臨床試験に向精神薬の与薬群がないときでさえ、実施上の理由で妊婦は除外されるという例は依然として変わらない。治療期間中の妊娠の場合、臨床試験では途中で参加を中断することが保証されるため、データの変動性を生むことにつながるからである。したがって、感情的ディストレスのさまざまな症状に対する治療法として認知行動療法を用いることが有用であると判断されている今、臨床試験において周産期ディストレスへの有効性を評価するべきある。

周産期関連の文献の評価

この10〜15年間に、周産期ディストレスのための認知行動療法の有効性と効果を評価するためにデザインされたアウトカム研究が有意に増加したことが注目されている。これらの研究の多くが、リスクファクターのある（例えば、妊娠期間中に自記式うつ病尺度の点数が高い、うつ病歴がある）女性の産後うつ病の予防や治療について評価している。われわれはこの文献を評価し、ここから引き出せる主な結論について述べる。加えて、最近の研究者は周産期の不安症治療の認知行動的アプローチを評価しはじめた。周産期の不安症治療を前進させた2つの注目すべき研究結果について述べ、開発中で評価の途中にあるが、産後のトラウマ反応を予防する認知行動的アプローチについても述べる。

● 周産期のうつ病

産後うつ病のための認知行動療法の研究として出版されはじめたもののひとつは、約20年前のものである（Applby, Warner, Whitton, & Faragher, 1997）。

産後6〜8週でエジンバラ産後うつ病質問票（Edinburgh Postnatal Depression Scale: EPDS; Cox, Holden, & Sagovsky, 1987）が12点以上で、その後大うつ病もしくは軽症うつ病と診断された女性（n =87）が、フルオキセチン与薬群またはプラセボ与薬群と、認知行動療法に基づくカウンセリングの1セッションもしくは6セッションを併用した4つの群中の1つにランダムに割り付けられた。その結果から、うつ症状の低減にフルオキセチンはプラセボよりも有効性があり、カウンセリングは1セッションよりも6セッションのほうが有効性のあることが示された。薬物療法とカウンセリングの間の有意な相互作用はみられなかったため、著者らはどちらも等しく有効性があるとし、産後の女性は自分の好きな治療法を選ぶことができると結論づけた。その後の研究から、抗うつ薬（例：パロキセチン）と認知行動療法の併用を治療前後でみると、うつと不安の症状を低減するのに有効だが、この2つの併用は抗うつ薬のみの治療と同じくらいの成績であることがわかった（Misri, Reebye, Corral, & Milis, 2004）。

引用頻度の高い別の研究がCharbol et al.（2002）によって行われ、この研究は2つのフェーズから成るものだった。予防的フェーズでは、EPDSが9点以上の産後うつ病のリスクのある女性を特定し、彼女たちを病院で認知行動療法に基づく予防セッション1回を実施した予防介入群（n=97）と未治療群（n=114）とにランダムに割り付けた。産後4〜6週間に予防介入群の女性（30.2%）は未治療の女性（48.2%）よりも、EPDSでうつ症状が病的レベルにある人が少なかった。両群でこの期間に大うつ病と診断された女性に対してはこの研究を継続した。予防介入群の女性（n=18）は毎週1時間の認知行動に基づく自宅訪問を追加で5〜8回受け、未治療群の女性（n=30）は治療を受けないことをつづけた。この治療フェーズの結果から、予防介入に治療が追加された群の女性は治療を受けなかった女性と比べ、すべての症状尺度で有意に得点が下がり、改善率がより高いことが示唆された。著者らは、予防介入と訪問介入の2つを組み合わせたアプローチが、これまで周産期の女性への治療がすすまなかった要因（認識不足と低コンプライアンス）の解決策になりうるかもしれないと結論づけた。その後の研究でも、産後うつ病のリスクをもつ女性への予防として個人認知行動療法が未治療より有望である

という、同様の結果が得られている（Cho, Kwon, & Lee, 2008）。

　産後うつ病に対する個人療法の効果を比較した研究で、EPDSが12点以上の女性193名について、非指示的カウンセリング群、認知行動療法群、精神分析療法群、日常診療のプライマリケア群（対照群）との間の比較が行われた（Cooper, Murray, & Romaniuk, 2003）。この3つの治療群の女性は産後8～18週間、メンタルヘルスの専門家による訪問を毎週受けた。その結果、日常診療のプライマリケアに比べ、他の3つの治療すべてでEPDSの得点の有意に低下することが示された。しかしながら、これらの治療を受けた女性と日常診療のプライマリケアを受けた女性の間に、産後9カ月におけるうつ症状の程度に差はみられなかった。さらに、この治療によってその後の産後うつエピソードの割合は減少せず、母親としての適切な養育や、もしくはアタッチメントの確保、乳児の認知発達に影響はなかった（Murray, Cooper, Wilson, & Romaniuk, 2003）。その他いくつかの研究から、個人認知行動療法と通常ケアによる介入の間で、周産期のうつ症状の低下に差がないことがわかっている（El-Mohandes et al., 2008; Hagan, Evans, & Pope, 2004; Milgrom et al., 2011; Prendergast, & Austin, 2001; Zayas, McKee, & Jankowski, 2004）。別の研究では、認知行動療法は通常ケアより優れているが、支持的精神療法よりも効果がかならずしもあるとはいえないことがわかった（Hayden et al., 2012; Morrell et al., 2009）。

　集団認知行動療法のアプローチもまた研究で評価されており、とくに注目に値する：なぜならば、(a)費用対効果が高く、ニーズのあるたくさんの女性を同時に治療するからである。そして(b)同じような経験をもつ女性の集まる場を提供し、お互いにサポートすることができるからである。これらの認知行動療法の手順は概して各セッションに所定のトピックがあり、そうしたトピックは、産後のうつや不安についての心理教育、乳児の行動についての心理教育、楽しい活動の計画、目標設定、問題解決、認知再構成法、アサーションスキル、社会的サポートネットワークを発展するための戦略などである。ある対照群のない前後比較試験でGriffiths, & Barker-Collo（2008）は、集団認知行動療法に参加した産後適応困難である女性たちが、治療前よりも治療後にうつと不安症状が低減し、母親になることに対して肯定的に受

け止められるようになったと報告した。しかしながら、認知行動療法に基づく集団療法群と比較対照群を比較した研究からは一貫した結果は出ていない。ある研究では、集団認知行動療法は通常ケアと比べて周産期ストレス症状が減少したことが示されている（Honey, Bennett, & Morgan, 2002）。これに対して別の研究では、集団認知行動療法群を比較対照群（Austin et al., 2008）や支持的カウンセリング群（Milgrom, Negri, Gemmill, McNeil, & Martin, 2005）と比較したところ、治療後やフォローアップのアセスメントで周産期ストレス症状の低下と関連しないことがわかった。

またパッケージ化された認知行動療法は、とくに文化的民族的集団のニーズに合わせて作られている。「お母さんと赤ちゃん（The Mothers and Babies/Mamás y Bebés）」教室（心理教育的側面を強調するために「教室」と名づける）は、産後うつ病を発症するリスクの高い女性のために英語とスペイン語の両言語で実施される低所得者層の女性のための集団認知行動療法である（Muñoz et al., 2001）。トピックは、母子関係を育むこと、母子関係に影響するストレスへの対処法、子どもへの健全な思考の伝達などであり、これらの目的を達成するために認知的行動的な戦略を用いている。Muñoz et al.(2007) によると、産後うつ病の発症率は通常ケアに参加した女性が25％だったのに対し、この教室に参加した女性は14％だった。この差は統計学的に有意なものではなかったが、小さい効果（ES=0.28）がみられた。次に、Le, Perry, & Stuart (2011) によると、この教室を修了した女性は通常ケアを受けた女性に比べ、最終セッションから1週間後の抑うつ症状が低下したことがわかった。Tandon, Perry, Mendelson, Kemp, & Leis (2011) は、介入から3カ月後、うつ病と診断された人が通常ケアを受けた女性で33％だったのに対して、この教室を受けた女性は9％だったことを示し、このプログラムの効果が示唆された。

そのほかに、社会的背景を考慮した認知行動療法パッケージがアメリカでも、国際的にも評価されている。例えば、Jesse et al. (2010) は「インサイトプラス（lusight-Plus）」を評価した。「インサイトプラス」とは、アメリカの郊外に住むアフリカ系アメリカ人と白人で妊娠中にうつ病の発症リスクが高い低所得者層の女性に対する介入のことであり、17名の女性が全6セッシ

ョンからなる治療プロトコルを完遂している。この介入でターゲットにしたのは、予備施行によって重要だと認識された多くのテーマ（スティグマを小さくすること、信頼感を増すこと、障壁を打ち破ることなど）である。そして、この介入では使用する文章は読解レベルを低く設定し、惹きつけるようなイラストや図を多く取り入れるようにデザインした。改善率（EPDS得点10点以下と定める）は、治療終了時に65％、治療後1カ月で81％、産後4週間で91％、産後8週間で75％だった。この研究の結果はおどろくべきものだが、対照群にランダム化されてよいと同意したのが4名だけであったため、対照群がないことに注意をする必要がある。Rahman, Malik, Sikander, Roberts, & Creed（2008）は、パキスタン郊外の地域の保健師による「一般的な自宅訪問」（n=440）と認知行動療法を実施する自宅訪問（n=463）を比較調査した。治療終了後6カ月でうつ病の診断基準を満たした者は、一般的な自宅訪問を受けた女性が53％だったのに対し、認知行動療法による自宅訪問を受けた女性は23％であった。治療終了後12カ月のフォローアップ評価において、うつ病の割合はそれぞれ認知行動療法による自宅訪問群で27％、一般的な自宅訪問群で59％であり、認知行動療法の効果が維持されることが示された。この研究の結果は、サンプルサイズが大きいこと、すばらしい効果を示したこと、治療が女性の自宅で準専門職によって行われたという事実をふまえると、とくに注目に値するものである。

　出産前のうつに対する認知行動療法に関する予備研究Burns et al.（2013）によって実施された。彼らは、うつ病のスクリーニングで3つの項目に該当した妊婦を対象に、在宅で実施できるよう改良された個人認知行動療法（n=18）と通常ケア（n=18）を比較する予備研究を行った。彼らの認知行動療法は、気分に影響する母親としての不合理な信念の認識、行動活性化の障壁、コミュニケーションやソーシャルサポートを高めることに焦点を当てた。結果をみると、割付日から15週後でICD-10のうつ病の診断基準を満たさなかった者は、通常ケアを受けたクライエントで約39％だったのに対し、認知行動療法を受けたクライエントでは約69％だったことが示された。割付日から33週後では、うつ病の診断基準を満たさなかった者は通常ケアを受けたクライエントで約36％だったのに対して、認知行動療法を受けたクライエ

ントでは81％だった。また、割付日から33週後において、認知行動療法を受けたクライエントは通常ケアを受けたクライエントよりも、自記式うつ病調査票の得点が低く、QOLがよいことがわかった。

この論文の結論はなにか？　周産期うつ病に対する認知行動療法や周産期うつ病に対する予防プログラムの有効性や効果を支持するエビデンスは今のところ一貫しておらず、一般成人のものよりエビデンスが少ない。この結論は、Cuijpers, Brännmark, & van Straten（2008）によるメタ分析でも確認された。彼らによると、認知行動療法群と比較対照群間の平均得点の差から算出された効果量は0.36であり、これは一般成人のためのうつ病治療で以前レビューされた文献で示された値よりも小さく、産後うつ病の心理療法でみられる効果量（外れ値を除外すると0.51）よりも小さかった。この効果量から、治療後に認知行動療法群は対照群よりも優れているようだが、効果量が小さく、周産期ディストレスに対する他のアプローチ（例：対人関係療法）ほど有望ではないことが示される。

この論文を評価するとき、方法論的に留意すべき多くのことがあると心に留めておかなければならない。多くの研究では、選択基準に合う一部の女性だけが組み入れられている（例えばAustin et al., 2008では38.9％）。このように、これらの研究に参加した女性たちは、認知行動療法の効果を期待できる周産期の女性を代表しているわけではない。例えば、症状が重篤でない女性のほうが参加しやすい。症状が重篤でない女性は、通常ケア群で提供されるようなヘルスケアの専門家との最小限の接触で利益が得られるかもしれず、より洗練された認知行動的介入は必要ないと考えることができる。こう考えると、通常ケア群と認知行動療法群の効果の差は有意にみられないだろう。加えて、参加率に問題があることを示す研究もある。例えば、Le et al.（2011）は「お母さんと赤ちゃん教室」に割り当てられた女性の12％が1セッションも参加しなかったと報告しており、Milgrom et al.（2005）は治療群に割り付られた女性の32.7％が研究へ参加しなかったことを示している。別の方法論的限界として、いくつかの研究でサンプルサイズが小さいことがあり、これによって認知行動療法群と対照群との間で統計学的な有意差が出にくくなっている。また、うつ病の診断で用いられる標準的な構造化面接より

も自記式調査を頼りにしてしまっていること、それから予防プログラムの効果を正しく検証するためには、うつ病発症や再発を観察する十分なフォローアップ期間が必要なのに、十分なフォローアップがないことである（Nardi, Laurenzi, Di Nocoló, & Bellantuono, 2012）。

　しかしながら、文献を読むと、論文で示されている結果の解釈に関して最も重要なことは、認知行動療法の定義にある。認知行動療法と記された実践のなかには現在の認知行動療法の実践と一致しない内容のものがあった。例えば、認知行動療法的カウンセリングという記述で、Applby et al.（1997, p.933）は「各セッションは不安や心配ごとに対する4つの実践的アドバイスと再保証を提供する構成だった」と述べた。ここでいうアドバイスは、認知行動療法家がクライエントに働きかける導かれた発見とは異なる。さらに認知行動療法家は、再保証といった役立たないパターンを強化しないよう、注意深く、クライエントに元気づける言葉かけをする。Charbol et al.（2002）の研究は、認知行動療法の有効性の例としてしばしば引用される。しかし、彼らの介入には、「アンビバレンス（両価性）を承認することとそれを個人史に関連させるテーマ、とくにエディプスコンプレックスや分離・個体化の葛藤」（p.1041）のような、多くの精神分析的要素が含まれていた。これらの精神分析的要素は、周産期心理学を専門とする多くのメンタルヘルスの専門家が採用しているが、認知行動療法家が治療のすすめ方を概念的に説明し治療を提供していく方法とは明らかに異なる。さらに、Jesse et al.（2010）の認知行動療法の治療プロトコルには思考中断法が含まれているが、これはDaniel Wegnerが侵入的思考の頻度を減少するのに思考抑制は効果がないと証明した研究（例：Wegner, Schneider, Carter, & White, 1987）により明確に禁忌とされており、認知行動療法専門家は認めないと思われる。われわれはMilgrom et al.（2011）の「認知行動療法の治療原則に基づくカウンセリング」という用語の使用に同意している。これまでの研究で実施されている周産期うつ病に対するパッケージ化された認知行動療法の多くは、認知行動療法の治療原則に基づいているだろう。これまでの知見に基づいたプロトコルによる認知行動療法の介入（Chambless, & Ollendick, 2001）と認知行動療法の治療原則に則ったセラピーに相違があるかどうかについては、研究で検証さ

れるべき課題である。

　このように、本節で示された臨床試験に参加した多くの周産期の女性たちが、認知的概念化を特徴とするアプローチ（第2章を参照）や、ソクラテス的問答法を使って発見を導く方法、そして治療関係に注意を向ける（第4章を参照）といったベック（Aaron T. Beck）が開発した認知行動療法を受けたかどうかは明らかではない（O'Hara, & McCabe, 2013を参照）、われわれは本節で、Burns et al.（2013）の研究を重視する。これはサンプルサイズの小さい予備研究だが、周産期の女性が抱える主な問題として、特定の認知（例えば母性的信念）や行動（例えば価値ある目標と時間的プレッシャーのバランスをとること）に認知行動療法を適用しているので、本書で扱うベック派のアプローチに近いかもしれない。この研究の結果から、妊娠中のクライエントの治療においても、産後のフォローアップ期間においても、認知行動療法は通常ケアと比べて抑うつ症状の低減に高い効果があることが示された。これらの結果から、ベック派の認知的概念化に基づく認知行動療法が周産期の女性にとくに適している可能性が高い。

　集団認知行動療法のアプローチを調べる研究の多くが、認知行動療法は通常ケアより優れているわけではないことを示した。おどろくことに、プロトコルの多くは確立した理論に基づいており、周産期の女性のニーズに対応する確立した認知行動療法を適用したものである（例えばMilgrom et al., 1999; Muñoz et al., 2001）。そして、周産期女性は同じような経験をもつ他者との仲間意識やサポートを評価するため、集団療法は彼女たちによく受け入れられている（O'Mahen et al., 2012）。けれども、これらの集団認知行動療法の多くにはかなりたくさんの心理教育が盛り込まれたために、グループの結束力やファシリテーターとの強い治療関係を築くために十分な時間がなかった可能性がある。この解釈が正しければ、周産期の女性の治療を成功に導くのは、セラピストもしくは他のグループメンバーとの関係性が重要である。

●周産期の不安
　一般成人の不安症患者に対する認知行動療法の治療プロトコルと同様の介入を用いて、病的な不安を示す周産期の女性への介入を実施した研究があ

る。例えば Lilliecreutz, Josefsson, & Sydsjo（2010）は、血液／外傷恐怖の妊婦（n=30）に対して2セッションの集団認知行動療法のオープントライアル試験を実施した。セッションを通して、クライエントには手術用メス、注射器、注射針、静脈カテーテルなどのさまざまな恐怖刺激に対する持続エクスポージャーを行った。加えて助産師が、指穿刺、採血、静脈注射などの行為をした。クライエントはそれらを見たり触ったりしてエクスポージャーしつづけるために、セッション1からセッション2までの期間、器具を自宅へ持ち帰った。その結果、各セッション後に注射に関連した不安、一般的な不安、うつの症状が減少し、これらの症状を測定する得点は治療していない女性よりも有意に低いことが示された。この研究から、妊婦がエクスポージャーに耐えることができ、エクスポージャーが周産期ディストレスに関連する不安やその他の症状を低減するのに有効であることが示された。

　Timpano, Abramowitz, Mahaffey, Mitchell, & Schmidt（2011）は、産後の強迫症状を予防するための認知行動療法プログラムを開発した。彼らは標準的な出産教育（childbirth education）のコースの各6セッションに認知行動療法による介入を30分追加した。このコースで実施された認知行動療法の構成要素は、強迫症状と侵入思考の認知モデルに関する心理教育、認知再構成法の指導、役に立たない信念を調べて修正するために行動実験としてエクスポージャーを行うときの指導、そしてふりかえりとまとめである。彼らは、出産教育＋認知行動療法群（n=38）と出産教育単独（コントロール）群（n=33）とを比較した。対照群の教育内容は、不安症についての一般的教育や出産を控えた夫婦の物語のビデオ鑑賞などだった。結果では、産後1、3、6カ月において、認知行動療法群の母親は対照群の母親よりも、強迫観念、強迫行為、不適切な認知が有意に改善したことが示された。

　最後に、Shaw et al.（2013）は、妊娠26〜34週で生まれ、新生児集中治療処置室（NICU）で治療を受けた乳児の母親の産後トラウマ反応を予防するため、トラウマ焦点型認知行動療法（Resick, & Schnicke, 1992）を適用した治療プロトコルを開発した。この治療プロトコルは全6セッションの治療であり、次のような要素を含むものであった：(a)治療関係の構築と母親のトラウマ体験を聞くこと、(b)認知再構成法、(c)漸進的筋弛緩法、(d)トラウマ

焦点型認知行動療法に関する教育、そしてトラウマ体験を言語化してエクスポージャーの準備をすること、(e) トラウマ体験を言語化することによって分娩時の記憶や思考へのエクスポージャーをしながら、自責や他の役に立たない思考の認知再構成法をすること、(f) 乳児と育児への母親の見方や姿勢を再評価すること、親になることと育児に関して議論すること。不安、うつ、および（もしくは）トラウマティックストレスの自記式調査でカットオフ値以上の得点だった20名の母親が治療を完遂した。その結果、母親たちが治療に非常に満足したこと、症状評価にすべて回答した8名の母親は治療前後で不安が低下したことが示された。この治療は開発中であるが、早産児の母親のディストレスという特有の不安に対して、既存のPTSD向けの認知行動療法が適用可能であることを示した。

まとめ

　過去40年以上にわたって、うつ病、不安症、強迫および関連症群、心的外傷およびストレス関連症群に苦しむ成人のために、認知行動療法の有効性を証明する多くの文献が蓄積されてきた。このエビデンスを周産期の女性に適用できないと考える理由はないのだが、治療を求める成人に対する大規模なランダム化比較試験による認知行動療法の臨床試験では、周産期の女性がしばしば除外されるので、周産期ディストレスへの有効性を確かめることは重要である。おどろくべきことに、周産期うつ病の予防と治療のための認知行動療法の有効性について検証した研究結果はさまざまであり、通常の治療より優れていることを示す研究もあれば、通常ケアと同等であることを示す研究もある。これまでの研究から、周産期の女性が認知行動療法を治療選択のひとつとして使うのは妥当であると結論づけることはできるが、その効果量は一般成人ほど優れているわけではない。
　しかしながら、これらの研究で使われたプロトコルの記載を詳しく調べると、認知行動療法の介入のすべてが十分に認知行動療法の原理・原則および治療戦略と一致しているわけではない可能性がある。さらに、ベック派のアプローチの重要な特徴である、戦略的介入という選択肢を引き出すために行

う認知的概念化を展開させていくことが、これらのプロトコルの多くで欠落していた。そのかわりに、プロトコルの多くがセッションごとの形式に従って構成され、いくつかのプロトコルには認知行動療法家が使用しないように留意している方法が含まれていた。

　わわわれは、周産期の女性に対してベック派のアプローチを用いることをすすめるものである。すなわち、治療関係に注意を払って、認知と行動のバランスを整えていくための協働体制を作り、クライエント個人に合わせた認知的概念化に従って進められる治療である。このアプローチで重要なのは、教訓やアドバイスに依拠するのではなく、生活上の問題の解決法やスキルの獲得を手助けするために、発見を導き出すことである。本書の第5～11章は、この治療を行うセラピストのための治療マニュアルから構成されている。そこでは認知行動療法の柔軟なやり方が紹介されており、それは認知的概念化やクライエントの嗜好、治療で得られる「データ」（介入がどの程度クライエントの生活目標を達成するか）によって決められる。特別な介入を特別なセッションで行うことを要求しているわけではない。そうではなく、セラピストは、認知行動的な変容の原理に精通し、誠実さをもって、注意深く観察しながら、認知行動的変容をもたらすために介入を行う必要がある。さらに、本章冒頭で述べたエビデンスに基づく実践における「3つの柱」のすべてのバランスをとることで、セラピストは文献で実証された実践に従って臨床的な専門技術とクライエントの嗜好とのバランスをとることができる。

訳：武田美穂子（武蔵野赤十字病院心療内科・精神科）

第4章
治療関係
The Therapeutic Relationship

　認知行動療法（CBT）は、情味が乏しく厳格で、治療関係の重要性を軽視しているというのが、よく聞かれるステレオタイプな言説だ。実際は、多くの認知行動療法に関する古典的論文のなかで、治療がうまくいくためには強固な治療関係の構築が不可欠であることが強調され、治療の全過程を通じて治療関係は培われていくという特徴的な側面が述べられている（例えば A.T. Beck et al., 1979）。本章では同様に、うつや不安への治療を求める周産期の女性に対し、治療関係がいかに中心的役割を果たすかという観点から議論を進めたい（例えば Kleiman, 2009）。

　治療関係はわれわれが経験する専門的関係性のなかでは独特なものである。セラピストはクライエントに意義のあるサービスを提供し、クライエントはセッションを行う時間や場所、支払われる料金といった具体的な決まりごとに合意する。それと同時に、治療関係の場では、クライエントとセラピストとの間に、思いやり、共感、親しみといった感覚が共有される。セラピストは、クライエントが治療のために打ち明けた感情的ディストレスを緩和しうる戦略的介入を行いつつ、治療関係を培い、維持する、つまり職業上適切な境界を保ちつつ、クライエントに良質のケアを提供するといういささか困難な仕事をするのである。

　治療関係における主な構成要素は、治療や作業上の同盟関係かもしれない（Castronguay, Constantino, & Grosse Holtforth, 2006）。Bordin (1979) は、「**治療同盟は3つの特徴：目標への合意、課題もしくは一連の課題の割り当て、絆の育み**」から構成されると述べている（同書 p.253、強調は著者）。言い換えれば、治療で行われる作業は明確に焦点づけされており、戦略的介入は目

標を達成するために行われ、クライエントとセラピストの間には人間的な相互関係があるということだ。メタ分析では治療同盟と治療アウトカムの間の効果量は0.22〜0.26（Horvath, & Bedi, 2002; D.J. Martin, Garske, & Davis, 2000）であり、クライエントの治療反応性において治療同盟は小さいながらも注目すべき効果を果たすのである。そのほか、治療関係において重要なのは、セラピストの共感、肯定的配慮とクライエントとセラピスト間の調和である（Castonguay et al., 2006）。

　治療の早い段階で強固な関係性を築くことで、よりよい治療結果が得られ、治療の継続性はより高まる（D. J. Martin et al., 2000）ため、心理療法の専門家はセラピストに対して、クライエントとのごく初期の関わりにおいても治療関係に注意を払うようすすめている（例えば Castonguay et al., 2006）。Hardy, Cahill, & Barkham（2007）は治療初期の主要な課題を、共感、温かさ、信頼関係、目標設定、協働、支持、手引き、そして肯定を含む活動計画だとしている。共感はとくに重要で、それ単独で治療アウトカムを7〜10%も変化させる。認知行動療法以外の心理療法と比較すると、認知行動療法では治療アウトカムを得るためにより共感が重要だということが示されている（Bohart, Elliott, Greenberg, & Watson, 2002）。しばしば過度な自責感、罪業感や深い挫折感を訴える周産期の女性に対して、セラピストが共感を示すことが非常に重要であることは想像に難くない。セラピストは、治療を進めるなかで、治療過程の広がりを、治療過程に対する参加を、そして治療関係への信頼を促進するための場を提供することによって、治療関係を育みつづけるのである（Hardy et al., 2007）。

　50年以上前、Winnicott（1963）は治療関係を母子関係になぞらえて、無条件に受容すること、関心をもつこと、共感することによって特徴づけられる「支持的な環境（holding environment）」であると記述した。Winnicott は精神分析由来の実践を行い、認知行動療法家とはかなり異なる治療アプローチを行っていたが、双方の類似性は明白である。新米の母親が新生児から、受容、ケア、忍耐を求められたとき、それを切実に求めているのはむしろ母親のほうかもしれないのだ。したがってお互いを尊重し、無条件に受容することによって特徴づけられる安全で友好的な環境を作り出すことは、セラピ

ストにとって最も重要なことなのである。多くの場合、周産期の女性は治療関係を現時点における最も信頼できる関係性、生活の要求から離れたサンクチュアリとさえみなすのである（Kleiman, 2009）。

治療関係と認知行動療法

　認知行動療法の中心となる特徴の多くもまた、強固な治療関係の構築に寄与する。セラピストとクライエントが**協動**することで、クライエントは自身の希望や嗜好というものが、セラピストの提示する技法と同じくらい重要なのだ、という感覚をもちうる。認知行動療法家は臨床場面で提示される個別のニーズに合わせた治療を進めるため、それぞれのクライエントについてケースの概念化を行うことからわかるように、**クライエントごとの差異を非常に尊重する**。さらに、認知行動療法家は、クライエントが自身の現在の生活、強み、挑戦における希望に合わせて戦略的介入の仕方を修正するようなときにも、クライエントごとの差異を尊重する。治療の全過程において、認知行動療法家はクライエントとの対話の本質部分を理解していることを確かめるために**定期的な要約を行う**が、そのことで今度はクライエントが、自分のセラピストは話をしっかり聞いてくれているという実感を得ることができる。最後に、認知行動療法家は戦略的介入の理論的根拠を共有し、感情的ディストレスのなかでほっとできるような時間を引き出していくための正しい方法を説明する。それによって今度は、クライエントのなかに、治療中に取り上げられた問題に対して自分にもできることがあるのだ、という**希望が湧きあがってくる**のだ。

　もうひとつのポイントは、とくに周産期のクライエントに関係が深い。彼らはよく、「人生が永遠に変わってしまった、再び『正常だ』と感じられるなんて想像できない」と述べる。セラピストから提示された技法は、苦痛のなかにあるクライエントにとっては、抵抗しえない混沌になんとか対処するため、かろうじて手をつけられるやり方と感じられるのかもしれない。セラピストが具体的な治療戦略と支持的言語を用いつつ、周産期のクライエントを治療するための知識と技能を示し、教えることができると、多くのクライ

エントは安心する。治療を受けにくる周産期の女性は、ほとんどすべてのことがコントロール不可能と感じられるなかで、症状からなるべく早く解放され、自分の人生をコントロールできるようになることを求めているのだ。

　治療同盟と認知行動療法のアウトカムに関する、小規模だが興味深い実証研究がある。これらの研究では、作業同盟の評価を自記式もしくは他者評価による作業同盟評価尺度（Working Alliance Inventory, WAI; Horveth, & Greenberg, 1989; Tracey, & Kokotovic, 1989; Tichenor, & Hill, 1989）を用いて行っている。作業同盟評価尺度では、Bordin（1979）による治療関係の3要素（すなわち目標、課題、絆）が評価されている。興味深いことに、認知行動療法における治療関係と症状の変化の関係を調査した研究では、症状が軽減すると治療関係がよりよくなる、とくにクライエントとセラピスト間の絆が強まるのであるが、逆は真ならずなのである（DeRubeis, Brotman, & Gibbons, 2005; DeRubeis, & Feeley, 1990; Feeley, DeRubeis, & Gelfand, 1999; Webb et al., 2011）。さらに、認知行動療法により改善がすぐにみられたり、抑うつ症状が早期にかなり軽減したクライエントは、最終的に作業同盟に高い評価を与える（Tang, Beberman, DeRubeis, & Pham, 2005; Tang, & DeRubeis, 1999）。こうした結果のパターンから、認知行動療法の戦略的介入によって効果が得られることで治療関係への意識が高まるということが示される。さらに、治療関係の構築がなかばに思えたとしても、治療早期に戦略的介入を行うことは有用である可能性がある。また一方、治療同盟の一側面、すなわちクライエントとセラピスト間での治療目標と課題設定への合意が治療早期の症状変化を予測させることが最近の研究で示されており（Webb et al., 2011）、介入に先立ちこれらの合意を得ておくことの重要性に注目すべきだろう。

治療関係を育む

　図表4.1は、強固な治療関係を育むために心理療法の専門家が用いる技法を要約したものである。これらの技法には、言語、非言語的コミュニケーションに注意を払うこと、クライエントの意見を反映すること、クライエントの発言を言い換えたりまとめたりすること、クライエントの発言を以前の発

> ・言語、非言語的コミュニケーションへ注意を払う
> ・患者の意見を反映する
> ・クライエントの発言を言い換えたり、まとめたりする
> ・クライエントの発言を以前の発言と関連づける
> ・クライエントの心理的経験を確認する
> ・クライエント固有のニーズに理解を示す
> ・症状についてクライエントを教育する
> ・過剰に熱を込めたり、楽観的になったりするのを避ける
> ・クライエントが認知行動療法で学習し、獲得するのと同じアプローチやふるまいを実際にやってみせる
> ・クライエントがセッションで述べるネガティブな思考や役に立たないふるまいすべてを、制限したり正そうとしたりしない
> ・クライエントがホームワークを行ったり、認知行動的変容戦略を受け入れる際の躊躇を敏感に感じとる
> ・治療関係が破綻したときには、認知行動療法の中核の信条にあるように配慮と敬意を示し、クライエントが重要な学びの経験を得られるようにする

図表4.1　治療関係を育むための技法
出所：Gilbert, & Leahy（2007）; C. F. Newman（2007）

言と関係づけること、クライエントの心理的体験を確認すること（Gilbert, & Leahy, 2007）が含まれる。これらの技法は認知行動療法だけでなくどんなタイプの心理療法のアウトカムにおいても重要であり、従来は非特異的な技法として扱われてきた。治療を受けにくる周産期の女性の多くは、一人ぼっちだと感じ、親になっていく過程で陥る心理的体験を、誰も理解してくれないと話す。この孤立感は実際にネガティブな考えを増強し、ディストレスをさらに増大させる。セラピストは、彼女が最もつらい考えを安心して話せるよう場を提供すると同時に、無条件の受容モデルを適応する。セラピストにとって、クライエントの個別のニーズに理解を示すことは重要である。クライエントの現在の状態と関連づけ、周産期ディストレスの治療に臨む姿勢を身につけさせるために周産期のうつや不安に対するまずはじめに心理教育を行うことも有効である。

　クライエントに希望を与えることが治療初期に治療関係を築くうえで重要な要素だとしても、過剰に熱を込めたり、楽観的になったりすることは避けなければならない。周産期のクライエントの多くは疲れており、睡眠も十分

でないため、セラピストのあまりに過度な熱心さが重荷となる可能性がある。加えて、クライエントのなかには、セラピストの楽観的な言動を自身の苦しみをきちんと理解していないサインととらえて反発する人もいる（Leahy, 2001）。したがって認知行動療法家は、現状を変化させ、改善させるために、クライエントの現実問題を理解しつつ改善の余地を残すようバランスをとっていく。

認知行動療法家は、クライエントに学習し獲得してもらいたい認知行動療法のアプローチやふるまいを実際にやってみせることが重要だと考えている。この方法で、セラピストはクライエントのよいロールモデルとなり（C. F. Newman, 2007）、クライエントが生活の中で技法を応用していく際に助言を得る情報源となる。さらに、セッションの間に実施され、生活の中でも積極的に用いるようクライエントに推奨している課題について、認知行動療法家自身も同じ課題を実施していることが重要である。われわれのうちのひとり（ウェンゼル）はクライエントに対し、「私自身が人生のいずれかの場面で実施したことのない課題は、やっていただくようにおすすめすることありません」と伝えている。セラピストが認知行動療法アプローチや認知行動療法的なふるまいのモデルになることで、心理療法を受けていようといまいと、認知行動療法がすべての人々に普遍的に役立つものなのだと知ることができるだろう。クライエントとセラピストが同じふるまいを練習していれば、クライエントが自身とセラピストを対等なチームの一員とみなすことも期待できるだろう。

このように、認知行動療法家はセラピストとクライエントの両者がセッション内で認知と行動の戦略を積極的に適用することで治療関係が強化されると考えている。しかしながら同時に、戦略による認知行動の変容とともに以前から知られているような非特異的な技法（Wenzel et al., 2011を参照）をバランスよく取り入れていく必要がある。例えば、周産期のクライエントはしばしば、自分、自分の育児、配偶者やパートナー、祖父母などに対する否定的で役に立たない考えをいくらでも述べる。その考えをいちいち再構成しようと試みると、クライエントから過干渉と思われ、治療の流れやセラピストとの関わりを阻害しかねない（C.F. Newman, 2007を参照）。さらに認知行動療

法家はクライエントがセッションの間に課されるホームワークをいやいやながらやっていること、より一般的には認知行動的変容の戦略を進んで受け入れているわけではないことに理解を示すべきである。やらなければならないことが増えたから圧迫感を感じますよねとか、自分の慣れ親しんだやり方とはまったく異なるのでしっくりしないですよね、と声をかけるとよい。言葉や言葉によらない手段で安心させ、クライエントの躊躇を正当なものと認めてあげることは、気乗りしないクライエントを治療に引き入れるのに役立つだろう。周産期のクライエントは、打ちひしがれた気分で治療の場にやってくるため、そこにさらに義務を課してしまうと、ひるんでしまうかもしれない。認知および行動を変容させる戦略は決して押しつけられるべきではない。周産期のクライエントは、それを行う準備が整ったと感じられたときに変容の戦略を受け入れやすくなる。初期のセッションにおいて、変化への理由づけに取り組むため、また内奥にある変化への動機を見出すべく深く掘り下げるため、周産期のクライエントに対してしばしば用いられるのは動機づけ面接の技法である（第5章参照）。また本書全体を通じて、周産期の女性の過酷な生活に課題をどのように応用していくことができるかも提案していく。

　セラピストが最大限に努力したにもかかわらず、治療関係が破綻したり、破綻しかかっていると気づかされたりすることがあるかもしれない。破綻とは、「患者とセラピスト間の協働関係が緊迫化、または崩壊すること」である（Safran, Muran, & Eubanks-Carter, 2011, p.80）。認知行動療法家は治療関係の破綻に際して、認知行動療法の中心的信条である配慮と敬意を示しながら、クライエントが重要な学習体験を得るやり方で対処する。例えば、もしクライエントがセッション内で言われたり行われたりしたことに悪い反応を示したとき、セラピストは穏やかにクライエントの注意を向けさせ、この対立がクライエント自身の生活の中で生じる対人関係の問題を扱う際に有効な対処モデルになりうるという仮説を示し、仮説の正当性を検証するためのエビデンスを集めはじめる（C. F. Newman, 2007）。Strauss et al.（2006）は治療関係の破綻が良好に修正されると、のちの治療に有効に作用することを発見したが、じょうずに扱われるならば、実際のところ治療関係の破綻により治

療上の経験値は高まることを示している。しかしながら、それを可能にするには柔軟性とセラピスト‐クライエント間の相互効果が重要であり、定性的データによれば治療関係の破綻に直面したときにセラピストが技法にかたくなに固執すると、実際に破綻を悪化させるということが示されている（例えばCastonguay, Goldfried, Wiser, Raue, & Hayes, 1996）。

　治療関係を維持し強化するための技法を、以下の対話で示す。ここでは、ライラが認知再構成の試みに抵抗しているのを、セラピストが感づいたという設定にしてある。

　セラピスト　それで、お隣さんが公園にいるのを見かけたのですね。そして、彼女はあなたに手を振らなかった、と。そのとき、あなたの頭にはどんな考えが浮かんだのですか？
　ライラ　頭にですか？　わかりません。また人生にひどいことが起きたなっていうだけ。［退屈そうに］
　セラピスト　［第6章で述べられる技法を用い、感情的ディストレスと関係するよくある自動思考を同定できるようライラを支援する］うーん、なにか悪くないこと、例えば「彼女は私に気づかなかったんだわ」みたいに考えましたか？　それとも、考えたら落ち込んでしまうようなこと、例えば「わざと私を無視したんだわ」みたいに考えた？
　ライラ　［わずかに顔をしかめる］それがなんだっていうんですか？　［だんだんエスカレートする］結果は一緒でしょ！　友達なんかいないんです！　今までの人生でさんざん、私は誰にも好かれないって思い知らされたの。論理的に考えさせようったって、それが私にとって真実なんです！
　セラピスト　［認知再構成法から手を引き、優しく辛抱強く話しかける］ライラ、今治療で行っていることにあなたはイライラしているよう感じます。当たっていますか？
　ライラ　そうよ！　問題から考えをそらすなんてできないわ。あなたは私に、能天気にポジティブなところを見ましょうって期待しているみたい。私の人生は、そんなふうじゃ全然ない。［手を振る］誰も私をわかってくれない。わかってもらおうと思ってお金を払っているセラピストにしたって、そ

うよ。

セラピスト そのことを伝えてくれてありがとう。問題からただ考えをそらすことができる、とか、ポジティブなところを見るべきだというような伝え方をしてしまっていたとしたら、きちんと謝らなくてはいけませんね。そういうことを伝えようとしていたのではないのです。

ライラ ［発言を撤回するかのように］そうね、あなたが実際にそういうふうに伝えようとしていたかどうかはわからないわね。

セラピスト いずれにしても、一緒にやっていることについて私たちが共通の理解をしているかを確かめるのは私の仕事ですから、これからはもっと頻繁に確かめることにしますね。実際、あなたが私に「わかってもらっている」と感じることがとても大切なのですから、私はあなたが生活の中で経験していることを正しく理解できるよう、今後もできることはすべてやっていくつもりです。

ライラ ［唖然として］あなた、私に腹を立てていないんですか？

セラピスト 腹を立てる？ なぜ腹を立てなきゃいけないんでしょう？ こうしたフィードバックは一緒にやっていくうえで必要不可欠なことなのです。イライラしたっていいですし、この面接室の中のように安全なところでは、イライラを表現したってよいのです。

ライラ それって、いつもと全然違います。

セラピスト いつもというのは？

ライラ 他の人と対立したときのことです。

セラピスト もう少し詳しく教えてもらえますか？

ライラ まあその、私の人間関係って、すべて最後には悪くなっちゃうんのです。なにかが起こって、それでぶち壊されて、おしまい。

セラピスト 同じことが私たちの間にも起こると思いますか？

ライラ はじまったばかりなので、わからないわ。

セラピスト ちょっと前に、あなたがフィードバックしてくれるとうれしいこと、私たちが共通理解を得られているか確かめるため、フィードバックを治療のなかでより多く使っていこうということをお伝えしましたよね。それをどれくらいわかってもらえたでしょうか？

ライラ　［ためらいがちに］たぶんわかったと思います。

セラピスト　ためらっておられるようですね。どういったところにためらいがあるのか、お話してくださいますか?

ライラ　今まで何度もあった、誰かと対立した後に「私たちなにもかも大丈夫だよね」ってふりをするけれど、実際はそうじゃないっていうのと一緒じゃないかと思ったんです。次にその誰かに会うと、とても気まずいんです。

セラピスト　次回お会いするときにそれが起こる可能性はどれくらいだと思いますか?

ライラ　そうでもない感じ。10%くらいかな。

セラピスト　私たちの立場を、他の関係性、すべてがうまくいくと思ったけれどその後に悪化してしまう関係性と異なるものにしているものはなんだと思いますか?

ライラ　いい質問ね。［考えながら］そうね、ひとつはあなたが専門家だということです。［間をおいて］でも、そう考えても保証にはならないのです。治療でひどい経験をしたことがありますから。

セラピスト　［患者の言葉を言い換える］治療のなかで、セラピストとの関係に影響を与えるような問題が生じたことがあったのですね。

ライラ　ええ、そのとおり。でも、今の状況とは違うと思う。つまり、今はきちんと話し合って解決していると思うんです。どんな形にせよ、つらい気持ちにはならないでしょう。

セラピスト　私の見通しですが、つらい気分にはさせないことを保証できます。事実、私は今回の出来事を、私たちの関係性にとって重要で、克服できる出来事だったと考えています。

ライラ　私もつらい気分ではないです。ただ溜まった気持ちをはき出しただけだと思います。現時点でいろんなことが最悪に思えたものですから。

セラピスト　私たちが一緒になってこの状態を切り抜けられたのだとしたら、他の関係における問題についてどういうことがいえると思いますか、例えば誰かと意見が違ったときとか。

ライラ　いさかいがあっても関係が終わってしまうわけじゃないとすれ

ば、希望がもてますね。よく話し合えば、物事はうまくいくって。

　この対話では、ライラが治療的介入に反応しなかったとわかった時点で、セラピストはすぐに方針を変えていた。セラピストは治療関係のなかで起こりうる破綻について2つの推測を行った。1つは、ライラが治療的介入にいら立っていること、2つは、ライラが、治療者がフィードバックを歓迎し、彼女のふるまいに合わせようとしていると本心では信じていないということであった。ライラのセラピストは一貫して、相互作用を保ちながら、偏見をもたず、辛抱強く、ライラの体験を尊重しつづけた。セラピストは治療関係のなかで起こりうる破綻についてライラに語ってもらい、ライラは実際にその体験をした。このような対話は**メタコミュニケーション技法**、すなわち治療関係のなかで起こっているまさにそのことについて語るという技法を反映したものであり（Safran, Crocker, McMain, & Murray, 1990）、クライエントとセラピストの間の絆を改善し、苦痛を伴う協働作業に再度集中させる力をもっている（Castonguay et al., 2006）。対話の終盤にかけて、セラピストは今回の出来事から学んだことを他の人たちとの間にも起こりうるものとして一般化し、ライラへのメッセージとしたが、これによって、ライラは将来起こりうる対人関係の葛藤に対処するための重要な教訓を得たことだろう。

まとめ

　本章では、周産期の女性に対する認知行動療法において、治療関係がいかに中心的な役割を示すかを明確にした。また本章では、早期に認知行動的な戦略的介入を行うことで症状は軽減し、それによりクライエントが治療関係の構築に目を向けやすいという研究結果を示した。他方で、周産期の専門家は、周産期の女性にとって自身のセラピストに支援されるという保護された環境、場合によってはその時点で他の誰も与えることのできないようなサンクチュアリを得ることが重要であると強調している。

　治療にいたった周産期の女性の多くは、人生においてかつてないほど怯え、自信を喪失している。多くは、自分の思考や感情を症状として表出しつ

つも、これらを経験するような自己としてとらえている（Kleiman, 2009）。すなわち、彼女たちは今考えたり感じたりしていることはすべて、自分が悪い母親であるとか、自分は性格的に弱いといった歪んだ考えの一因となると強く信じているのだ。彼女たちに、そうした考えが治療によって改善する症状であり、自分がどういう人間であるかを示すものではないと理解してもらうことは難しい。セラピストはこの区別を明確にし、彼女たちに自分のペースで治療に参加できること、ケア、共感、理解を期待できる環境にいることを気づかせる必要がある。周産期の女性を扱う認知行動療法家はこのバランスを敏感に保ち、クライエントのニーズに応えるべく、常にフィードバックを得るよう努力すべきである。

ときに、認知行動療法のトレーニングを受けている臨床家のなかには、治療関係に過度に注意を払うことは認知行動療法とって「禁忌である」と考える人がいる。ライラとセラピストの対話で示したように、それは誤った認識である。治療関係のなかで起こる問題は、それがよいものであれ、困難なものであれ、尊重、温かみ、共感、忍耐を示し、同時にモデルを提示し、認知行動療法の原理と戦略を練習するためのまたとない機会となる。もしクライエントが治療関係のなかでポジティブな経験をしたとすれば、彼女とセラピストは具体的になにによってその経験がよいものとなったのかを同定し、そのよい側面に関連する感情体験について考え、対人関係をもつときに働く彼女の役に立たない信念と今回の治療上の経験がどう矛盾しているかを熟慮し、そのよい側面を他の対人関係に汎用していくやり方について話し合うことができる。クライエントがライラの場合のように、治療上ネガティブな経験をしたならば、お互いにそのことについて積極的に話し合うことで、セラピストにとっては共感、忍耐、尊重の気持ちを示すさらなる機会となり、同時にクライエントにとっては学習体験を修正する機会になるだろう。学習体験を修正することは、ネガティブな出来事や対立が生じてもそれで関係が簡単に終わってしまうわけではないという認識を養うことになるかもしれない。自分が対人関係に不満を漏らしたとしても、人々は気づかいや愛情を示してくれるということに気づいたり、今後、対人関係で問題が生じた際に対処できるコミュニケーションスキルを獲得する機会になるかもしれない。事

実、治療関係で生じた問題へ関与するなかで多くの認知行動療法の治療原則を体験的に学ぶことによって、最善の認知行動療法が行われる。

　われわれは、研究者に対して周産期ディストレスの治療アウトカムをあげるのに治療関係がどのような役割を果たすのかを同定するような、新たな研究をデザインするよう推奨している。周産期の専門家は強固な治療関係を非常に重視しているため、治療関係によって説明できる治療アウトカムの差がどれくらいであるか、治療関係はどの程度まで症状変化に介在しているのか、そして周産期の女性を治療するうえでとくに重要な治療関係上の要素（例えば共感）はなにかなどのデータが必要とされる。さらに、最近の研究で慢性的な抑うつ状態にあるクライエントとの間では、治療関係が乏しいと再発が予想されるという研究がなされていることもあり（うつエピソードが5回かそれ以上ということもある; Weck et al., 2013）、将来的に、とくにどのような性格の周産期の女性に対して、治療関係のありようが効果をもたらすかが研究で同定されるべきだ。

　認知行動療法家は、強固な治療関係がよい治療アウトカムをあげるために必要不可欠と考えている。と同時に、彼らはそれだけでは十分でなく、心理的ストレスを遷延させる役に立たない認知や行動パターンを修正するには、認知、行動面の戦略的介入が必要だと考えている。さいわいなことに、多くのケースでは強固な治療関係を保ちながら認知行動的な戦略的介入を行うことが可能だろう。そのため、セラピストは治療関係の構築に取り掛かるか、戦略的介入を導入するか、**いずれか**を選ぶ必要はない。ケースの概念化を進め、戦略的介入を正しく、心から、思いやりあふれるやり方で行うことで治療関係は構築され、この両者が合わさることで、クライエントを周産期ディストレスから回復させる強力な助けになることだろう。

訳：小林なほか（国立精神・神経医療研究センター病院精神リハビリテーション部）

第5章
周産期ディストレスへの認知行動療法
Cognitive Behavioral Therapy for Perinatal Distress : An Overview

　読者がここまでみてきたとおり、認知行動療法（CBT）は周産期の女性に非常に適した心理療法体系である可能性を秘めている。認知行動療法は治療を求めてる周産期の女性にしばしば報告される症状であるうつ病や不安症に対してかなり有効かつ効果的である。認知行動療法は女性たちが感情的ディストレスの対処のためにすぐに取り入れられる具体的な手段を提供する。また認知行動療法は、クライエントが抱える問題の発生要因と維持要因を説明し、特定の治療ターゲットを指し示す適切な認知的概念化に基づいた介入であるという点において個々のニーズ対応している。

　本章は、周産期のディストレスに対する認知行動療法の概要を示す。まず、治療に対するアンビバレンスな（両価性）感情がどのように臨床判断や心理療法の進展に影響を与えるのかについて、とくに焦点を当てながら認知行動療法の流れの全体像を示していく。さらに認知行動療法の各セッションの構造について説明するが、セッションの構造を厳密に守る必要はなく、クライエントのニーズに沿ってセッションが自然に展開していく必要がある点を強調する。最後に、認知的概念化がどのように治療計画を促進するのかを説明し、戦略的な治療介入について詳細に述べる後章の背景を説明する。

治療の流れ

　多くの認知行動療法の専門家は治療の流れを初期、中期、そして後期と3つの段階に分けている（例えば Wenzel et al., 2011）。**治療の初期段階**は、治療開始から1～3セッションまでつづく（クライエントが抱える問題により必要

であれば、それ以上継続されることもありうる)。初期段階の目的は、クライエントに治療がもたらすことをしっかりと理解してもらい、治療の理論的根拠に同意してもらうことで治療に向かわせることである。初期段階は、セラピストが認知的概念化や治療計画の作成に用いる情報を収集したりすることにも使われる。初期段階には以下のようなアクティビティが行われることがある。

・心理アセスメント
　セラピストは認知的概念化に取り入れたり、特定の治療的介入の選択のために使われる精神科診断面接や自記式質問紙による評価を行う。
・認知行動療法についての心理教育
　セラピストは次の項目を含む認知行動療法の一般的な特徴を説明する：(a)積極的で問題解決志向の治療法であること、(b)セラピストとともにセッション中に行う項目、(c)各セッションの構造が変化すること、(d)協働することの大切さ、(e)周産期ディストレスの治療に適している理由。
・認知行動療法モデルについての心理教育
　セラピストは図表2.2(25頁)のような図表を見せながら、認知行動療法モデルの基本的な前提条件を説明し、クライエントの生活にどのように当てはまっているかを彼女たちとともに考える。
・治療参加への障害壁の同定
　セラピストはクライエントが治療に最後まで参加することを阻む可能性のある事項をクライエントとともに同定する。そして、そうした障壁を乗り越える方法をブレインストーミングし、クライエントが障壁を乗り越える方法にひとつ以上試みることを促す。
・認知的概念化
　セラピストはクライエントの病歴や診断面接、行動観察や関係者からの情報に基づいて認知的概念化にとりかかる。
・治療計画の作成
　セラピストはクライエントとともに主要な治療ターゲットを定め、観察や測定可能なものに落とし込み、治療期間中の目標達成に向けた取り組み

状況を測定する方法を同定する。

・**複数の認知行動療法ツールを用いた実践**

セラピストはクライエントのディストレスの軽減が期待され、次の段階でさらに実践されるであろういくつかの認知行動療法ツールを彼女たちに教える。

これらは治療の初期で行われる「典型的な」臨床行為ではあるが、クライエントのニーズや嗜好を考慮しない料理本レシピのような扱いをしないことが大切である。実際、本書で解説するすべてのツールと戦略はクライエントとセラピストの間の自然な関係に即して柔軟に用いられるものである。第4章で述べたように、セラピストは常に治療的関係における「今ここ」での関わりと認知行動的変容の進展とのバランスに気を配っている。治療の初期段階にあるクライエントが自分自身にとって最も大切と思えることに集中する必要性について述べたときには、セラピストはクライエントの希望に敬意を表し、これに従うべきである。

周産期女性の治療をするときは、とくにこれらの認知行動療法の特徴を頭に入れておくことが重要である。多くの女性たちは死ぬほど怖い思いをしていて、これまでになく自分らしさを感じられず、そして自分に頼るしかない無力な乳児に危害を与えてしまうと怯えている。ほとんどの人は睡眠不足のために頭がちゃんと働かないと報告する。多くの女性たちは絶望し、不安にかられ、劣等感ばかりの人生を送る運命なのだと信じ込んでいる。第4章で述べたように、彼女たちは感情的ディストレスに対する対処方法を求めているのと同じくらい支えと温かみを求めている。

したがって、周産期ではないクライエントのようにすんなりと心理アセスメントが進まないかもしれない。周産期のクライエントたちはすぐにでも助けがほしくて、心理アセスメントがすべて終わらないうちから治療を求めることがよくある。結果として、セラピストは多くの作業（支援を提供する、クライエントに「（彼女たち目線の）話」をしてもらう、クライエントを治療に導く、認知的概念化を進める、感情的ディストレスを減らすための介入の準備をする）を同時に行えるように認知行動療法の構造とプロセスを熟知しておく必

要がある。新米のセラピストには難しそうに聞こえるかもしれないが、セラピストはどんなときにも認知行動療法の治療原則を意識して臨床判断を下すことが推奨される（Wenzel, 2013）。以下、このバランスをクライエントとのやりとりで説明する。クライエントであるドナは初回面接で自分が産後精神病ではないかという深刻な不安を呈している。

　　ドナ　［話すほどに大きくなる見開いた目で］自分が精神病だとわかるんです。すべてが本当に起こっていることではない感じさえします。ここにこんなにかわいい私の娘がいるのに私はなにも感じない。私はこの子にふさわしくない。自分が大きな、大きな過ちを犯したと思う。［間をおいて］どう思います？　私は頭がおかしくなっていくのでしょうか？　自分を失ってしまうんでしょうか？

　　セラピスト　［寄り添いながら、支えと温かみをもたらす、やさしく、落ちついた声で］あなたの頭がおかしくなるなんて、私はちっとも思いませんよ。あなたは他の多くの女性が経験する——信じられないような急激な変化——を経験されてしているのです。

　　ドナ　［けげんそうな顔をして］本当ですか？　これが普通なんですか？　じゃあ、どうして私は今までこういう経験をしたという話を誰からも聞かなかったのでしょう？

　　セラピスト　［ひきつづき、やさしい声で］赤ちゃんを産んだ女性はみなさん千差万別なんです。あなたが言うように、ひどい経験をしない女性もいます。でも、本当にたくさんの女性があなたのような経験をしているのです［セラピストがドナの不安をノーマライズするための戦略的介入とみなす心理教育の一例］。事実、新しくお母さんになる3分の2以上の人たちがとても恐ろしい考えを経験していると報告しているのです。頭がおかしくなるというあなたの心配は恐ろしい考えではないですか？

　　ドナ　ええ、もちろん。考えただけで頭がおかしくなります。［間をおいて］でも、先生はどうして私が精神病じゃないと**はっきりと**わかるのでしょう？

　　セラピスト　そうですね、では、あなたの考えやお気持ちをもうすこし聞

かせてください。

　[セラピストは、強迫観念・強迫行為の症状の程度、ドナの精神疾患既往歴だけでなく、精神病症状の有無を考慮し、問診をつづける。問診には2つのねらいがある。まず、セラピストは心理アセスメントの鍵となる質問をして、ドナの診断を明確にし、認知的概念化を進めることができる。2つめとして、ドナの臨床所見に関してセラピストがどのような種類の心理教育に焦点を当て伝えるべきかについての「データ」を集めることができる。]

　セラピスト　これまでうかがった質問から、自分が精神病であるかどうか、あなたの結論は出ましたか？

　ドナ　たぶん……、幻覚はないように思います。みんな、私のことを心配していますが、そう、私が娘に危害を与える心配はありません。みんな、私にリラックスしてもらって、すこしは赤ちゃんとの時間を楽しんでほしいだけみたいです。

　セラピスト　私だって、あなたが娘さんに危害を加えるとは思っていません。私の質問に対するあなたの答えから察するに、あなたは自分が精神病じゃないかとずっと思い込んできたみたいですが、あなたが考える自分と本物のあなたとはずいぶん違うと思います。[間をおいて]これまでの人生の中で、実際にはほとんど起こりえないことや実在しないことなどに執着してしまったことはありますか？

　ドナ　たくさんあります。2年くらい前、運転中に誰かを轢いてしまったと思ったことがあります。そのときは、その場所に戻って探しまわり、死体がないことを確認することまでしました。[考え込んで]それから、10代後半にはエイズに罹るに違いないと思ったことがあります。ひとりの人と真剣につきあっただけなのに、エイズの検査を5回も受けました。

　セラピスト　では、こうした話のすべてから、今あなたになにが起きているのだと思いますか？

　ドナ　[ため息をついて]そうですね、私の強迫症にスイッチが入ったのだと思います。

　セラピスト　これまで強迫症のスイッチが入ったとき、どうやって乗り超えたのかを教えてください。

[ここで、セラピストはドナがセッション間に実践できるかもしれない特定の認知行動ツールを同定する方向に話をもっていく。これによって感情的ディストレスからいくらか解放される]

この会話は、ドナのセラピストが初回面接時に認知行動療法の初期段階でさまざまな目的を織り込んでいった様子を描写したものである。この抜粋から、以下のようにセラピストはドナをサポートし、治療関係を深めたことがわかる——心理アセスメントの一部を行うことでドナが抱えている問題の認知的概念化を進め、心理教育を行い、ドナにノーマライズするための正確な情報を伝え、彼女の感情ディストレスの現状を理解させ、ドナが実践できる認知行動ツールを同定する方向に話を向けることで、即座にディストレスの軽減を得られるようにした。面接の残りの時間では、セラピストは以下のことを行った：(a)うつ病などの精神科診断を目標にした追加の心理アセスメント、(b)ドナに対して認知行動療法の原則と期待できる生活上の変化について教育する、(c)第2章で述べた認知行動モデル（Kuyken et al., 2009を参照）の観点から、ドナの侵入的思考についての概念化を共有する、(d)強迫症の他の症状のために行ったこれまでの認知行動療法のなかでドナが学んだ思考の修正の実践（第6章を参照）を行うことを約束させる。第2回のセッションでドナとセラピストは治療計画を確定させ、次の治療段階に進む。

多くのクライエントにとって治療の初期段階がかならずしも円滑に運ぶとは限らない。行動変容ステージモデル（例えばProchaska, & DiClemente, 1982; 2005）では、クライエントの治療に参加するにあたっての変化への心構えには非常にばらつきがあることを示している。行動変容を起こすステージ（実行期）にある、つまり自分の生活によい変化を起こすことを固く誓っているクライエントはごくわずかのパーセンテージである（Prochaska, DiClemente, & Norcross, 1992）。治療に来たほとんどのクライエントは3つの変化のステージのどれか1つに位置している。**行動変容に無関心なステージ**（無関心期）にいるクライエントたちは自分が変えるべき行動や問題を抱えていると思わない。**行動変容に関心があるステージ**（関心期）にいるクライエントたちは取り組むべき課題があることを認めるが、取り組むことにアンビバレン

トな感情を抱いている。それは問題行動から利益を感じているか、もしくは変化することがとても困難だと感じているからである。**行動変容の準備ステージ**（準備期）にいるクライエントたちは取り組むべき問題があることを認め、変化を起こすための小さいステップを踏み出している。心理療法の研究者は、セラピストの行う介入法とクライエントの変化への心構えとに不一致があるときにはドロップアウトや治療の失敗が起こる可能性が増加することから、クライエントが位置する行動変容のステージを同定することがきわめて重要であると考えている（Norcross, Krebs, & Prochaska, 2011）。

　外来を受診する周産期の女性の大部分は行動変容に無関心なステージを超えている。彼女たちは問題があることを**わかっている**。彼女たちは自分が今までの人生で最悪の気分であることを**わかっている**。治療についてアンビバレンスを抱くことはおおいにありうるだろう。だからといって、彼女たちはかならずしも現状にとどまる利益を感じているというわけではない。感じているディストレスが非常に強すぎて、彼女たちはどこからはじめていいのか、いつ治療に専念する時間をとればいいのかがわからないでいる。打ちひしがれてしまっているために、治療の手段があるとは思えないのである。さらに、周産期の女性に特有なもうひとつのアンビバレンスの理由は、メンタルヘルス専門家に本当に正気を失っていると思われて子どもから引き離される措置がとられるのではないかという恐怖である。このことを心配し、多くの周産期女性は治療に慎重になり、自分が一番気がかりに感じている考えや気持ちを打ち明けることをやめる。

　このように、治療へのアンビバレンスをアセスメントしたり、注意深く観察したりすることは周産期女性と協働作業で行うセラピストが考慮すべき重要な要素である。さいわいなことに、アンビバレンスをもつクライエントを対象に確立されたカウンセリングアプローチがある。**動機づけ面接**（Miller, & Rollnick, 2013）はもともとアルコール依存症のクライエントのために開発され、自分自身で決断をする余地を与えることで飲酒を減らす心構えができるようにするスタイルのカウンセリング法である。クライエント中心のアプローチでは、セラピストはアドバイスをすることやクライエントに指示を与えることを控える。そのかわりに、聞き返し（reflective listening）やクライ

エントに現状の生活と理想の生活との間の違いに気づかせて動機を引き出す質問（evocative questioning）を行う。このアプローチは25年以上にわたって磨きあげられたものであり、現在はアルコール依存症だけでなく、幅広い症状のクライエントが抱くアンビバレンスに対処するために用いられている（Westra, 2012を参照）。

　動機づけ面接は認知行動療法の成功にとくに関係している。なぜなら、治療関係の強調、個人差の尊重、セラピストとクライエントとの協働作業を含めた多くの基本原理を共有しているからである（Wenzel, 2013）。さらに研究が蓄積されるなかで、認知行動療法プログラムを行う前に動機づけ面接を行うことが最終的な効果の向上につながるという結果が示されている（Westra, Arkowitz, & Dozois, 2009; Westra & Dozois, 2006）。他の研究によると、動機づけ面接は治療を最後まで遂行させる可能性を高めるとしている（Buckner, & Schmidt, 2009）。これは動機づけ面接が、周産期の女性を対象に行う治療の初期段階、つまり全過程で認知行動的介入が行われる次の段階をセラピストが始める前の重要な構成要素である可能性を示している。

　動機づけ面接のやり方についてくわしく書かれた書籍が出版されている（Miller, & Rollnick, 2013; Westra, 2012）ので、本書では詳細な記述を控える。Miller, & Rollnick（2013）によると、一般的に「動機づけ面接の精神」の根底にある4原則は、思いやり、協同、受容、喚起であり、クライエントの間違いを訂正するよりも、現在のクライエントがもつ長所を生かすことを目指す。動機づけ面接を行うセラピストはクライエントとの協力関係を形成し、クライエントが取り組みたいと望む問題に焦点を当て、クライエント自身の変化への動機を喚起し、変化に向けたコミットメントに発展させる計画を立て、具体的な活動指針を組み立てる。セラピストは開かれた質問、是認、聞き返し、要約、情報提供、許可を得たうえでのアドバイスなどのスキルを用いる。

　下記の対話では、セラピストがアンビバレントな感情や態度を評価し、動機づけ面接の原理を用いて、ライラに治療のアイデアを受け入れてもらい、治療参加を決断できるように援助する様子が描かれている。

ライラ　［話しながら自分の赤ちゃんの髪を撫でる］治療に効果があると確信

できないの。16歳から治療を繰り返しているから。

　セラピスト　これまでたくさんの治療を受けてこられ、そしてまた受けにいらした。で、役に立つのかわからない、と。

　ライラ　今の私を見てください。35歳ですよ。おそらく、私の頭がこんなに混乱しているのなら、そもそも赤ちゃんを産むべきじゃなかった、と先生はおっしゃりたいんでしょうね。

　セラピスト　あなたは私が非難するのでは、と不安に思っているのですね。

　ライラ　なぜ非難しようとしないのですか？　私は自分で自分を責めています。いつも自分を責めているんです。自分がずっとうつ状態にあるのに、いったいどんな人生をこの子に与えようとしているのかしら？

　セラピスト　[チェンジトークに気づいて]つまり、あなたはお子さんにいい人生を歩んでほしいと思っておられるのですね？

　ライラ　それを子どもに願わない親がいるのでしょうか？　私はただどこから手をつけたらいいのかわからない。[両手で頭を抱えて]とても疲れています。ただただ眠りたい。午後寝られるように、毎日母に電話して、ジャックを預かってもらわないといけないのです。

　セラピスト　[まず支持的なコメントを行い、それからチェンジトークを掘り下げるべく、コメントを加える]あなたがどれだけお疲れなのか、よくわかります。赤ちゃんの世話は本当に疲れますもの。[間をおいて]本当に息子さんにとって最善のことを望んでいらっしゃるのですね。どんなことを望んでおられるのですか？

　ライラ　[涙ぐみ]一度でいいから普通の人になりたい。息子をめちゃくちゃにしたくないんです。

　セラピスト　お子さんの幸せを心から気になさっているのですね。

　ライラ　[うなずく]でも、どこから手をつければいいのでしょう？

　セラピスト　[許可を求めながら]すごく効果のある提案ができると思います。私の治療アプローチについてもっとお聞きになりたいですか？

　ライラ　[ふたたびうなずく]

　[セラピストはライラに認知行動療法についての心理教育をほんのすこしだけ行

第5章 周産期ディストレスへの認知行動療法 83

う、彼女が圧倒されて、尻込みしないように細かすぎる情報を与えないように気をつける、また変化が期待できるような情報を与える]

ライラ こうしたことを今までにやったことがありません。いつもはただ予約した日にその週の最新の状況を伝え、私がどう感じているのかを話すだけで帰っていました。でも、状況は変わりませんでした。

セラピスト [感想を得ながら] この治療のアプローチをどう思いますか？

ライラ やることがたくさんありそうです。

セラピスト そのとおりです。赤ちゃんの世話に加えて、新米ママさんのどこにそんな時間があるのか、ですよね？

ライラ そんなことありません。いい方法を見つけないといけないと本当に思います。私のためでないとしたら、ジャックのために。

セラピスト あなたはお子さんに最善を尽くすためならどんなことでもなさるつもりなんですね。

ライラ ええ、そうです。[間をおいて] でも、取り組むことに戸惑いを感じます。これまで自分でなにかすると決めても、たいてい最後までやりとげられないのです。なので、そのことで自分のことをさらに悪く考えてしまいます。

セラピスト あなたのおっしゃることはよくわかります。もちろん、期待はずれに終わるより、うまくいくようにしたいです。私に考えがあります。あと4回のセッションを追加するというのはどうでしょうか？ お教えできる方法を私が話し、その期間にあなたがそれらを試します。そうやって、4回のセッションが終わったら、どんな感じだったか、一緒に評価するのです。なにがうまくいってなにがうまくいかなかったか。もしうまくいっているなら、すばらしいですよね。あなたの生活になにか変化が起こっていると感じはじめると思います。もしうまくいっていないとしたら、治療をやめることももちろんできます。そして、もしうまくいっていることとうまくいっていないことがあったら、それが大切な反省点になります。それをもとに一緒に考え、調整していくことで、あなたのニーズに合わせていくことができますが？

ライラ [すこし顔色が明るくなって] 安心しました。他のセラピストの場

合、身動きがとれない気分になることがあったものですから。だって、行きたくないときでも、毎週、治療に行かなければいけないって。

セラピスト ［認知行動療法のもうひとつの基本原則の理解を促す機会として利用する］これはとても重要な情報です。毎回の面接の間に、私はあなたからフィードバックをもらいます。私たちが話し合って試みたことであなたはなにを得たのかというフィードバックやなにがよくなかったというフィードバックなどです。もし、身動きがとれないとか、ただただ義務感で治療していると感じることがすこしでもあれば、そのことを私とぜひ共有してほしいと思います。それは、私たちがここでやることを考えなおす必要があるというサインになります。

この対話にはいくつもの注目すべき点がある。まず会話の冒頭に注目すると、ライラは、自分は子どもをもつべきではない、とセラピストが非難しているという不安を開示している。これは自動思考（第2章を参照）の例であり、否定的な感情を引き起こし（例えばセラピストへの反感など）、役に立たない方法で行動に影響を及ぼす可能性がある（例えば次のセッションに来ない）。認知行動療法の中盤で、認知行動療法家は第6章で述べるテクニックを使って、クライエントの考えが事実ではなく、自動思考によるものであることに気づくように手助けし、セラピストがライラを非難しているという彼女の考えが妥当かどうかを検証するのである。この対話は治療の初期であるので、明らかに自動思考が誇張されているが、セラピストは考えの検証という方法をとらないようにしている。というのも、変容に関心があるステージにいるライラに、変化に向かわせるような認知行動戦略を実施すると、ライラを治療から遠ざけてしまう危険があるからである。言い換えるならば、おそらくここで典型的な認知行動療法戦略を実施するにはライラの変容への心構えができていないことがわかっていたので、そのかわりにライラの不安に耳を傾け、真剣に受け止めたことを伝えるべく、ライラの発言を聞き返したのである。

対話の終わりのほうで、ライラはチェンジトークを示す一方で、治療参加へのアンビバレンスを維持していた。セラピストはライラの姿勢を尊重する

ために、**行動実験**（behavioral experiment）とよばれる一般的な方法を用い、数回のセッションを約束させ、治療を前進させると同時に、ライラの心の準備以上にプレッシャーをかけないようにした。行動実験を実施するセラピストはライラに先入観をもたせずに特定の行動をさせ（例：4回の認知行動療法セッションに参加する）、どうであったかを評価する。セラピストは多くの認知行動療法の重要な原則（例：協働、フィードバック、目標の明確化と治療計画の作成）をモデリングすることができ、これまでの治療とは異なる可能性があること、そしてクライエントの意見やニーズが配慮されるといった期待感をクライエントに抱かせることができるであろう。そして、クライエントを惹きつける認知行動療法の多くの側面をライラが"お試し"することは、彼女が追加のセッションに参加することに一役買うであろう、とセラピストは期待した。

　治療初期のセッションに行われたこの対話では、動機づけ面接の重要性を強調したが、この原理はクライエントがアンビバレンスを表明したり、実際に示したりした際に効果的であり、認知行動療法による治療のどの段階でも取り入れられる。変化は直線的ではない。どちらかというと、一進一退のプロセスであり、クライエントの精神病理やクライエントの生活に起こっていること、治療に適用される介入法へのクライエントの反応などからの影響を受ける。その結果、セラピストとクライエントは動機づけ面接と認知行動ツールの実践を繰り返しながら継続的な協働作業を行うことになる。目覚ましいスピードで成長していく子どもたちをもつ周産期の女性たちほど、心の平衡を常に保っていなくてはならない。したがってセラピストには、治療期間を通じてクライエントが抱くアンビバレンスの存在を評価し、それを見出したときは、認知行動的変化に向けた「アジェンダ」をいったん横において、クライエントと一緒になってクライエントの認識を検証し、動機づけ面接を用いてクライエントが治療を受けるかどうか、受けるとしたらいつにするのかを考えられるように余裕をもつことが推奨される。

　治療の初期段階では間違いなくいろいろなことが起こり、初期段階で起こることが最終的に中期や後期の雰囲気の土台となるかもしれない。初期段階の終わりになると、クライエントは認知行動療法がもたらすものをしっかり

と理解するだろう。いくつかのツールを試したり、日常生活において変化を生じさせた方法に気づくかもしれない。クライエントとセラピストは治療ですべきことに明確な共通認識をもつであろう。また、クライエントは治療による変化を評価し、それによって治療が役立っているかを判断するだろう。

　しかしながら、これらのすべてはクライエントがアンビバレンスを解消し、少なくともセッションの一部に参加しなければ達成されることはない。われわれは最初に、治療の初期段階は通常1回目から3回目までを指すと述べたが、実際にはクライエントの変容への心構えいかんで初期段階には際限がない。セラピストには、クライエントのペースで進めることと、クライエントの心の準備ができたときにだけ治療を中期に進めることを切に求めたい。セラピストの観点からは、治療がゆっくりと進んでいるようにみえ、クライエントが認知行動療法から最大限の効果を得ていないようにみえるかもしれない。治療関係そのもの、そして周産期の女性にメンタルヘルスに関して自己決定する余裕をもたせることがもたらす治療効果を侮ってはいけない。セッションの時間が彼女にとって1日のうちの自分のために割ける唯一の時間であり、他の人からなにをすべきかを指示されない唯一の時間であり、認知行動療法が提供する認知行動的変化のツールに時間を割いていないとしても、とても大切な時間と考えているかもしれない。

　治療の中期段階は「行動」を起こす時期である。中期に移行したクライエントは、治療にコミットし、認知行動的観点から自分の問題を理解し、彼らが体験しているディストレスを軽減させるのに最も適したツールの実践を試みようとする。この段階では認知行動的変化の戦略が強調されるが、認知行動療法家はこの変化をもたらす戦略の推進と治療関係の構築とのバランスに絶えず配慮する。

　中期段階の様子はクライエントによって異なる。認知行動療法とは認知行動理論の基本原則に即してセラピストがクライエントが抱える問題に合った戦略的介入を選択または考案する柔軟なアプローチ（例えば認知的概念化）であることを覚えておいてほしい。本書第6〜10章では、基本となる認知行動療法の戦略を周産期の女性へ適用する方法について述べる。この基本とな

る治療戦略には、認知再構成法、行動活性化、感情コーピングスキル、エクスポージャー法、問題解決トレーニング、コミュニケーションスキル・トレーニングが含まれる。認知行動療法を周産期女性に行うセラピストはおそらくこのすべてではないにしても、多くのものを組み合わせてクライエントに提供するだろう。しかしながら、認知行動療法家は他の心理療法の流派の治療法であっても認知的概念化によって有用であると判断されれば、他の治療戦略を行うこともありうる。治療的介入の選択と実施において重要なことは戦略的であることである。それはつまり、(a)認知的概念化の理に適っている、(b)セラピストとクライエントが協働で決定したものである、(c)クライエントがセッションに持ち込んだもの以上のなにかを得て帰ることができる、(d)次の問題に移る前や効果がみられないと結論づける前に全体を見なおす、ことである（Wenzel, 2013）。より詳しい認知行動療法による介入の戦略的実施については、第6～10章に書かれている。

　クライエントが中期のセッションでかなりの進歩をみせ、感情的ディストレスが減少すると、ついに**治療の後期段階**に入る。変容のステージの観点でいうと、彼女たちは変容の行動ステージから維持ステージに移行している。それは彼女たちが生活に好ましい変化を作り出すことを維持しており、新しく学んだ認知行動的ツールを習慣として一生つづけようという状態になっていることを意味する。治療の後期段階の目標は学んだものをクライエントが確固たるものにし、治療が終わった後もクライエントが認知行動的ツールや原理を自分たちの生活に一般化できる可能性を高め、再発予防の計画を立てることである。クライエントがこの段階に入ったら、クライエントはセラピストと一緒にセッションを徐々に減らすための計画を立て、最終的に治療を終了する。これらの点および治療後期に行うその他の臨床行為については、第11章に詳細を記載している。

セッションの構造化

　治療の流れを特徴づける構造に加え、毎回のセッションを形成する構造も存在する。構造化の目的は、セラピストとクライエントの両者が重要である

- **簡易な気分チェック**：セラピストはクライエントの気分状態について定量的な推定値を得る。この数値によりセラピストとクライエントは治療の進捗を観察することができる。
- **前回セッションとの橋渡し**：セラピストはクライエントが前回の面接でなにを学んだのかを尋ねることでクライエントを今回のセッションに方向づけ、内容（話の筋）がセッションをまたいでつながっていることを確かめる。
- **アジェンダの設定**：セラピストとクライエントは今回のセッションで取り組む課題について協力しながら意見をまとめる。
- **アジェンダ項目についての話し合い**：セラピストとクライエントは治療関係と認知的かつ行動的な変化の戦略に払う注意のバランスに気をつけながら課題項目について話し合う。話し合いの間、セラピストは**定期的な要約**を行い、セラピストがクライエントの話している内容を理解していることとセラピストとクライエントがセッションの進む方向性に同意していることを確かめる。
- **ホームワーク**：セラピストとクライエントは前回のセッション後にクライエントが行ったホームワークについて振り返り、次回のセッションまでに行うホームワークを協力しながら一緒に設定する。
- **最終的な要約とフィードバック**：セラピストはクライエントに今日のセッションで学んだ重要なことについての要約とその他フィードバックをしてもらう。

図表5.1　認知行動療法におけるセッションの構造化の構成要素

と考えるすべての事項についてセッション内でかならず言及できるようにし、セッションの時間を可能なかぎり有効に使うためである。図表5.1に、認知行動療法におけるセッションが含むべき構成要素についてまとめる（J. S. Beck, 2011を参照）。

　認知行動療法を学んだ多くのセラピストはセッションの構造化にためらいを覚える。セラピストの反応は、セッションの構造化が固定しすぎていることを懸念し、構造があることがクライエントになにか不快感を与えたり、自発的な表現を難しくさせたりするのではないかと心配したり、構造化は適切ではなく治療関係を損なうのではないかというものまで幅広い。しかし、セッションの構造化には多くの利点がある。まず、多くのクライエントは自分の人生の問題で打ちのめされ、治療を受けにくる。クライエントたちは問題をずっと正しく理解することができず、"空回りしている"ようにみえる。認知行動療法においてセッションを構造化することは人生の問題に順序立て

て対応することの見本となり、クライエントに対して問題への新しいアプローチ方法を示すことで、彼女たちに問題への対処は可能だという希望を与える。次にセッションの構造化は、治療がセッションがはじまる以前は知らなかった具体的な対処法をクライエントが身につけ、セッション外の実生活での行動計画が立てられるように治療を進展させる方向で、戦略的介入が提供されることを保証する。セッションの構造化がないと、セッションは以下の3つのうちのどれかひとつの形態をとることがある：(a)クライエントとセラピストが問題に取り組むための計画を立てることがないまま、クライエントはセッションの大部分を自分の抱える問題の細部に"発散"（venting）してしまう、(b)クライエントがトピックからトピックへと飛び移り、セッション外で彼女たちが問題を考えたときと同じパターンに陥ってしまい、セッション開始当初とまったく同じ困惑した、打ちのめされた状態に戻ってしまう、(c)クライエントとセラピストがクライエントの過去について非構造化探索を行うことで、認知的概念化を進展させることも、クライエントに今ここで感じている感情的ディストレスへのいかなる対処法も示されない。

　セッションの構造化には周産期の女性を対象に実施する場合、**とくに重要**となる可能性がある。周産期の女性の多くは、親としてあらたに要求されることや急激な気分変化および睡眠不足のために、通常のクライエントよりも**いっそうおしつぶされやすい**のは当然のことである。彼女たちは自分たちの体験を理解するための構造を必要としているのかもしれない。セラピストは周産期のクライエントと協働でセッションを構造化することによって、感情的ディストレスに取り組むために**今すぐできることがある**というメッセージをクライエントに与えている。彼女たちの経験していることは恐れるに足りないものであり、セラピストが提示するツールによって効果的に取り組むことができるというメッセージをクライエントに与えているのである。セラピストはクライエントを困惑や絶望からの多少の解放感を与えているのだ。

　セラピストがチェックリストを使いながらセッションの構造化の構成要素を確認するような厳格なやり方と対極になるが、セッションを円滑に流れるように行うことは同様に大切なことである。以下、本節では、一定の順序にしたがってセッションの構造化の中身を説明するが、かならずしもこうした

決まった順序で実施する必要があるわけではない。なによりも、認知行動療法家は常にクライエントのニーズと嗜好に気を配り、その場に100%の意識を向けてクライエントに波長を合わせる。最善を尽くそうとする認知行動療法家がセッションの構成要素のなかにすべての項目を網羅しない場合はあるのだろうか？　もちろん、ある。セッションの構造化のアプローチが適さないクライエントは存在するのか？　もちろん、存在する。むしろ、セッションの構造化のこうした経験則は、セラピストがセッションを展開するにつれて意識しておくべき指針であると考えられる。時間が経つにつれて、これらのセッションの構造の構成要素は、認知行動療法家が治療を行ううえで自然な流儀となっていく。

　簡易な気分チェックは、一般的に面接のはじめにセラピストとクライエントとがあいさつしたあとに行われる。セッションとセッションの間のクライエントの気分を観察するためのチェックであり、セラピストとクライエントが進捗を確認するための観察できる客観的な"データ"を得るという目的がある。「どんな感じですか？」「どんな気分ですか？」といった一般的な質問を行いたくなるが、セラピストには0～10点のリッカート尺度（0点＝抑うつ気分が存在しない　10点＝今まで経験したなかで最悪の抑うつ気分）のような定量的な尺度を使用することが強くすすめられる。セラピストが明瞭に解釈できる明快かつ正確な情報を得ることが目的だからである。もしセラピストが「気分はどうですか？」と尋ねた場合、あるセッションではクライエントが「悪くなっています」と答え、次のセッションでは「よくないです」と答えたとすると、セラピストにはこの2つの感情状態が異なるのか、どちらがより深刻であるのかが不明瞭である。定量的データを得ることで、セラピストはセッションで実施されている治療戦略がクライエントの感情的ディストレスに差をもたらしているのかどうかを容易に判断ができる。クライエントの感情チェックの得点が徐々に低くなっていくようであれば、セラピストは介入が適切であると結論づけることができる。得点が同じであるか、高い場合は、セラピストは異なる戦略で介入をしたほうがクライエントにとって効果的ではないかという仮説を検討する。

　簡易気分調査を行う際には、症状も観察していくが、観察する症状はどの

ようなクライエントでもそのクライエントにとって最も苦痛を与えているものとする。多くのクライエントの場合、認知行動療法家は抑うつと不安の評定を行う。クライエントの治療ターゲットとなっているその人特有の症状（例えば睡眠の乱れ、再保証を求めるなど）を有する場合は、セラピストはその重症度の定量的評価を得ることもできるだろう。また簡易気分調査の際には危険もしくは生命を脅かす可能性のある症状（例えばアルコールまたは薬物使用、自殺念慮）も観察する。

　簡易気分調査に加え、認知行動療法家は通常、クライエントが今回のセッション内容にすぐにとりかかるよりも、**前回のセッションからの橋渡し**をするように促す。この橋渡しの目的は、クライエントを今回のセッションに正しく導くためであり、治療の筋道がセッションごとにつながっていることを確認するためであり、そうすることでクライエントは学習と実践を積み上げていくことができる。セッション間の橋渡しを行う際は、閉じた質問（close-ended question）ではなく開かれた質問（open-ended question）でクライエントに尋ねるのがいちばんよい。それによって、あらたに学習したことをクライエントは積極的に言葉で表すことができる。前回のセッションが役に立ったかどうかとクライエントに尋ねると、間違いなく「はい」といった短い答えが返ってくるだろう。セッションが役に立っているとクライエントが感じていると知ることは喜ばしいことではあるが、治療の目的はクライエントが自身の認知行動療法家になることであり、この目的を達成する方法のひとつはクライエントに自身の学んでいる治療原理を言葉にしてもらう質問をすることである。橋渡しの質問に役立つ例としては、「前回のセッションからあなたが持ち帰ったことはなんでしたか？」「前回のセッションから得たもので、印象に残ったことや生活に変化をもたらしたものはなんですか？」「前回のセッションのなかでどんなことが重要でしたか？」などがある。

　前回セッションからの橋渡しを実施するときは、周産期の女性の多くが前回のセッションを覚えてないほど打ちひしがれ、睡眠不足に陥っているという現実を考慮するべきである。これは、周産期の女性がおかれた現在の生活環境を考えれば、当然のこととして理解できる。しかしながら他方では、認知行動療法はセッション中に学習、練習した原理やツールをクライエントが

覚え、日常生活で実践したかどうかで効果が決まる。周産期のクライエントであろうが、他のクライエントであろうが、もし前のセッションを思い出すことが難しいことがたびたび起こるようであれば、セッション間に忘れないでいてほしい重要なことを覚えるための創造的な方法（例えば思い出すためのメモなど）を用いて、体系的に取り組むことが大切である。

　アジェンダ（agenda）とは、セッションの時間をどのように使うかという計画のことである。セラピストとクライエントは協働してセッションで取り上げたいことを事前に決定する。アジェンダを設定することで、話し合いの的を絞り、集中することができ、クライエントとセラピストが話し合う必要がある問題のために時間を確保し、セラピストもしくはクライエントが他に話し合うべき問題があったのにと思いながら、セッションが終わってしまうことがないようにすることができる。熟練した認知行動療法家のなかには、セラピストとクライエントが問題に集中できるように紙やホワイトボードにアジェンダを書いておくことをすすめる者もいる。これを実践することは、無用な脱線を繰り返す傾向があるクライエントや、細かいことにとらわれて話しすぎてしまい、認知行動療法戦略で取り組む必要のある基本的な問題を明確にできないクライエントにはとくに役に立つ。セラピストがアジェンダを設定するために尋ねる質問には、「今日の計画になにを取り上げたいですか？」「今日かならず取り組みたいことはなんですか？」などがある。もしクライエントが意味のない問題をアジェンダに取り上げようとしていると感じたり、認知的概念化の中核となる問題に対処することを回避しているとセラピストがわかった場合には、「治療開始時に設定した目標を達成するために、今日はなにを重視すべきでしょう？」と尋ねてもよい。

　認知行動療法家は、認知行動療法が協働で治療を進めていくところに特徴があることを常に心に留めている。これをアジェンダの設定に当てはめると、セラピストとクライエントがアジェンダに等しく貢献することを意味する。クライエントはほとんどの場合、セッションとセッションの間に生じたストレス要因、困難、葛藤について話し合いたいと考えている。認知行動療法家は、クライエントがセッション間に実施した作業（すなわちホームワーク）について確認し、特定の認知的または行動的ツールについて継続的に心

理教育、もしく実践を行いたいと望んでいる。周産期のクライエントのための典型的なアジェンダは、ホームワークの振り返り、義母との不和に関する話、気分障害への対処、認知的または行動的ツールの応用および実践などである。このように、アジェンダ項目にはコンテンツベースのもの（すなわち義母との不和、改善がみられない気分障害など）と戦略ベースのものがある。しかし、話し合いの焦点が周産期のクライエントが取り組みたいと願う内容であっても、セラピストは戦略的な考え方に基づいて、問題を認知的概念化の観点から理解し、これまでに学んだ感情的ディストレスへの対処法をクライエントに適用し、問題解決するように促す。セラピストは問題に取り組むための新しい戦略的介入を実施していく環境を整えるのである。

　アジェンダへ注意を払うことはアジェンダを設定した後もつづいている。実際に優れた認知行動療法家は、セッションの間ずっとアジェンダを念頭におき、必要に応じてアジェンダについて定期的に繰り返し取り上げる。ほぼすべてのセッションにおいて、最初にアジェンダを設定したときには予期できなかった方向に会話が進む。認知行動療法家は、新たな方向に向け軌道を逸脱することも、クライエントにアジェンダの設定時で特定したテーマにとどまるように要求することもせず、むしろ「中立」の立場をとり、クライエントと協働でアジェンダの見なおしに取り組む。セラピストは次のような気づきを伝えるだろう。「これは私たちが話したいと思っていたものとは違いますが、重要な問題のようです。セッションは約20分残っています。残りの時間をどのように使っていくのがいいと思いますか？」このような方法で、セラピストとクライエントは新しいテーマを考慮しながら、セッションの方向性を慎重に決定する。もとのテーマに専念するか、新しいテーマに移行するか、どちらの合意にかかわらず、困難や課題に対処する体系的なアプローチがモデル化されている。

　このようにして、簡易な気分チェックや前回セッションの橋渡し、そしてアジェンダの設定は、通常、セッションの最初の5分で終わる。これらは、連続して行われる必要はない。というのは、より多くの場合、これら3つのセッション構造の構成要素の間には相互作用があるからである。この相互作用を、タラと彼女のセラピストとの対話で説明する。

セラピスト　タラさん、どうぞ。今日はお会いできてうれしいです。

タラ　［すこし震えた声で］ありがとうございます。無理を言って予約を入れていただきありがとうございます。

セラピスト　今日は少しお疲れのようですね。［タラはうなずく］いつもの０〜10点までの得点で教えてください。これまででいちばんひどい抑うつ感が10点だとしたら、前回のセッションから今回までの間は何点でしたか。

タラ　［涙が頬をつたい、タラはを首を横に振る］よくありません。まったくだめです。

セラピスト　［優しく］それは本当にお気の毒です。最近どんなに大変だったか、わかります。休憩できたらよかったでしょうに。［タラはうなずき、よわよわしく微笑む］先週は、抑うつ気分が８点でしたね。今週はそれより高いということでしょうか？

タラ　［膝の上においた手を見ながら］ええ。10点になったと思います。［間をおき、勢いよく話しはじめる］みんなが私に期待しすぎているというだけです、わかっていただけますか？　母乳だけで**育てるべき**とか、もっと赤ちゃんにハイハイの**練習をさせるべき**とか。あれしろ、これしろ、と。私はもううんざりです！

セラピスト　あなたが他の人に期待されていると思うことと現時点であなたができると思えることとの間には、大きな食い違いがあるようですね。

タラ　本当にそうです。

セラピスト　これは今日のセッションで焦点を当てて話をすることだと思いますがいかがでしょうか？　周囲の容赦ない期待からすこし解放される方法を探していきませんか？

タラ　ええ、間違いなくそうしたいです。もうこれ以上がまんできません。

セラピスト　抑うつ気分はこの１週間で悪化しました。０〜10点の尺度でいうと、不安感はどうでしょう？

タラ　それも、とてつもない点数です。

セラピスト　10点ですか？

タラ　ええ、10点です。

セラピスト　不安が強くなったことは、他の人の期待と関連しているのでしょうか、それとも別の原因がありますか？

　タラ　そうですね、まだパニック発作を起こして目が覚めます。なにを考えているわけでなくてもです。なので、わかりません。期待が原因なのかしら？　睡眠不足なのかしら？　ただそういう時期なのかしら？　誰か、わかる人がいるかしら？

　セラピスト　つまり、おそらく他人の期待が不安にも影響しているように思えるけれど、これだけで全部を説明することはできない、ということですね。これまでパニックに対処するツールをやってきましたね。今日の計画に、それがうまくいっている点とそうでない点の検証を入れてみましょうか？

　タラ　ええ、そうしてください。だって、**なにもかもうまくいっていない**のです。

　セラピスト　前回のセッションで学んだことで今日感じている気分を理解するのに少しでも関係していると思うことについて話してみてください。

　タラ　正直、前回なにを話したかすら思い出せないんです。本当に睡眠不足で。

　セラピスト　すこし思い返してみましょうか？

　タラ　お願いします。

　セラピスト　前回のセッションの大部分は、上手な呼吸の仕方とその練習をして、夜間のパニックを身体的側面から対処できるようにしました。なにか思い出しましたか？

　タラ　ええ、そうでした。それはちょっとやってみました。効果があったのかよくわかりませんが。

　セラピスト　それでしたら、これまで練習したツールが今のところどの程度役に立っているのか再評価してみませんか？

　タラ　ええ、いいです。それがいいと思います。

　セラピスト　では、今日集中して取り組むことは、この産後数カ月間に他人からの期待に対して感じることへどのように対処していくのか、どの認知行動療法ツールが夜間のパニックのコントロールに効果があるのか、のよう

ですね。他に今日やりたいと思うことはありますか？

　タラ　ええと、どうしようもないほどの恐怖にとりつかれたばかりなんです、子どもを産むべきじゃなかったとか。赤ちゃんの世話もできないのに子ども産むなんて自己中心的だったとか。

　セラピスト　それはなんてつらい思いでしょう。

　タラ　［涙がこみあげてくる］そうなんです。もう耐えられない。

　セラピスト　では、今日はとても重要な課題が３つあります——他人からのあなたに向けられた期待に対するあなたの考え方、そしてその対処法、それから恐怖です。どれが私たちにとっていちばん重要なテーマだとお考えですか。

　タラ　［間をおき、考える］恐怖だと思います。すべての原因のような気がします。

　セラピスト　わかりました、では、まずそこからやっていきましょう。そしてこの計画のために、私は常に時間の経過を確認していこうと思います。もしセッションの残り時間が20分になっても、まだこの恐怖について話している場合は、そのことを指摘してもいいでしょうか、そのときに取り上げたいと考えている他の２つのテーマについて話すことを先延ばしにするのか、話題を変えたほうがいいか一緒に決めませんか？

　タラ　ええ、ありがとうございます。そのようにすすめてくださるのはありがたいです。最近、時間が私から逃げていくように感じますし。

　この対話にも注目すべき点がいくつもある。まず、クライエントが「状態がよくない」と発言したときのセラピストの反応に注目してほしい。セラピストはその発言を掘り下げて「そのことについて教えてください」と言いたくなったかもしれない。こうした聞き返しに意味がないわけではないが、おそらくそれはタラが経験している多くのことを構造化されない議論に導いていったであろう。セラピストは定量的な感情チェックを終えていないだろうし、タラが前回のセッションを思い出せないことや、彼女のパニック対処法は効果がなさそうなことや、最終的にこのセッションの大きな焦点となった問題の中心——家族にとって自分はいないほうがいいという認識に関する恐

怖——には達しなかったかもしれない。また、セラピストがタラに抑うつ気分を数値で表すことを強く求めていない点にも注目してほしい。むしろ、セラピストはまず共感の言葉をもって答え、それから前回のセッション時に彼女が報告した数値と比べながらおだやかに質問している。

　この対話で注目すべき第2ポイントは、タラとセラピストがアジェンダを設定するプロセスである。セラピストがタラになにをテーマにしたいか尋ねた際、タラは種々のテーマをリスト化してまとめて答えた、というようなやりとりでは簡単に決まっていない。むしろセラピストは、タラが気分のチェックとセッションの橋渡しの間に伝えた重要な情報をとらえ、興味深そうに、そうした問題をアジェンダに加えるべきかを尋ねた。それから、橋渡しにつづいて、セラピストはほかにアジェンダに加えたほうがいい事項を尋ね、その時点で、タラはそれまで触れられてこなかった重要な問題を同定したのである。本例は、セッションの開始時に他の構造化の要素が実施されると、同時にアジェンダの設定がしばしば生じることを説明している。

　この対話の最後のポイントは、セラピストが3つのアジェンダ項目の優先づけをどのように行い、時間の使い方を決めていったかである。3つの問題はいずれも重要なテーマにみえたため、セラピストは、最初に取り上げる項目をタラの希望により決定した。セラピストは、彼女の恐怖をとりまく問題がセッションの全部の時間を使ってしまうかもしれないことを予測し、かなりの時間が経過した時点で、それを彼女に知らせることを提案し、残りの項目を先延ばしにするかどうかを協働かつ十分な説明をしたうえで決断を下せるようにした。この例は、セラピストがセッション中ずっとアジェンダに気を配り、体系的かつ柔軟な方法でアジェンダを設定していくことを説明している。

　アジェンダが設定され、セラピストとクライエントが最初に取り組む項目に同意すると、**アジェンダ項目をめぐって議論される**。前述したように、クライエントが取り上げることを希望した内容の領域について話をする際に、セラピストは受け身で聞くのではなく、クライエントの話を認知的概念化に取り入れるよう試み、認知的概念化の観点から話の内容の意味するところを理解し、介入に結びつける文脈を作り出す。例えば、タラのセラピストは恐

怖に関連するクライエントの考えの例をいくつか彼女に出させている。セラピストは、「なるほど」「もっと教えてください」「それは大変でしたね」と漠然と反応するのではなく、クライエントが口にする役に立たない思考をやわらげるための戦略的介入の実施につながる言葉や質問を行う（いわゆる認知再構成法。第6章参照）。こうした意見・質問の例としては、「恐怖を感じたとき、あなたの頭の中ではどんなことが思い浮かびましたか？」「あなたが気づいていない、正反対のこともあるのではないですか？──あなたは良き妻で、良き母であると思えるようなこともあるのでは？」などがある。対話が終わるまでに、セラピストは、彼女が過度に否定的で、恐怖を増幅させてしまう思考をしているかに気づかせる方法を教える。これは今回のセッションで得た、セッションとセッションの間で実践することもできる具体的なツールとなる。

　アジェンダ項目を話し合う間、認知行動療法家はクライエントが語る要点を自分が理解していることを確認するために定期的な要約を行う。複数のアジェンダ項目がある場合、別の話題に移る前にセラピストがクライエントにその話し合いから学んだことを自分の言葉で定期的に要約するようにすすめることが有効なことがよくある。このようにして行われる定期的な要約は、課題の認知行動的理解や特定のツールもしくは戦略がどのように治療に役立つかを要約することで、クライエントの理解の強化につながるもうひとつの機会を提供する。

　本章では、クライエントが治療セッションで学んだツールや治療原則をセッション間の日常生活で起こる問題に適用させる作業について触れてきた。われわれは、このセッション間の作業を**ホームワーク**（宿題）という言葉で表すが、もし「ホームワーク」という言葉がクライエントを当惑させる場合は異なる名称を使ってもまったく問題ない。研究によると、ホームワークが認知行動療法の不可欠な要素であることを示している──セラピストがホームワークを重視すればするほど、そしてクライエントがホームワークに取り組めば取り組むほど、治療を終えるまでに効果が高まるといわれている（例えば Kazantzis, Whittington, & Dattilio, 2010）。しかし周産期の女性には重要な課題──いつ母親となったばかりの女性がホームワークに取り組めるのか？

――が横たわっている。周産期の女性にとって事前に計画された綿密な活動表やエクササイズを完璧に行うことは無理がある。周産期の女性と協働する認知行動療法家は、セッションでなされた作業を母親となったばかりの女性の生活に合わせて般化させる方法を発案するほど創造的であるべきだ。本書の後半では、認知行動療法の標準的なホームワークとそれを母親になる女性向けに工夫した方法について説明する。

　各セッションにおいて、ホームワークは2つのことに注意が向けられる。まず前回のセッションで学んだことの練習を行うホームワークを体系的に振り返ってまとめることである。ホームワークの振り返りはクライエントがホームワークを行ったかどうかを単に判断するというわけではない。そうではなく、セッションでは、クライエントがホームワークから学んだことや、それがクライエントにとって役に立つと感じられたならば、気分の問題に対処するためにホームワークで用いた治療原則に沿った方法を振り返る時間をとらなければならない。クライエントがホームワークを行う際に障壁に遭遇したり、役に立たないと感じたりする場合には、なにがうまくいかなかったのか、あるいはホームワークを修正してより役に立つものにする方法についての話し合いをつづけて行う。クライエントがホームワークをまったく行おうとしなかったとしても、ホームワークを行う一般的な根拠ならびにクライエントが実施に同意した個別のエクササイズの根拠を確実に理解してもらうために、そのことに言及することは重要である。セッション中にホームワークについて話し合う時間がとれないと、先に引用した研究で実際に大変重要だとされたホームワークがうかつにも重要ではないものとしてクライエントに伝わってしまうことになる。セッション中にかならずホームワークについて話し合われることをクライエントがわかっている場合には、クライエントがセッションとセッションの間で行われるホームワークに関心を向ける可能性が高まる。このように、セラピストの行動がクライエントの行動を形づくるのである。

　セッション中、いつホームワークの検証をしなければならないかといった決まった時間はない。認知行動療法家のなかにはアジェンダを設定する前にホームワークの検証を行う人もいるが、私（ウェンゼル）の好みは、十分な

話し合いの時間をとるためにホームワークの振り返りをアジェンダに追加することである。とくにセラピストがセッションをまたいでクライエントに特定の技法を身につけることを手助けしているときは、ホームワークについて議論することで、練習している技法の「次のステップ」の提示と実践に論理的につなげることができる。ときにクライエントのホームワークは、セッション間における症状や問題の把握にも役立つ。このような場合、クライエントが記録するメモが話し合うべきアジェンダ項目を必然的に作り出される。さらに別の例では、クライエントが緊急の課題を提示し、ホームワークを振り返る前にまずその課題に取り組むことを希望することもある。最後に、先の対話の例では、セラピストはタラがこれまで学んできたツールを再編成し、うまくいっていることとうまくいっていないことを話し合うことを提案した。これは以前のホームワークをセッションに取り入れるもうひとつの方法を示すものである。話し合いのなかでセラピストは、前回のホームワークとともに、以前のセッションで学んだスキルをタラが日常生活でどの程度活用しつづけているかについても確認したいと理由づけている。

前回のホームワークの振り返りに加えて、認知行動療法家は、クライエントと一緒に次回のセッションまでに実行する新しいホームワークを設定する。図表5.2に、ホームワークを成功させる可能性を最大化するためのヒントを示している。多くのセラピストは、セッションの終わりにホームワークが設定されると信じているが、実際には話し合われているアジェンダ項目に基づいて必要な時点でいつでもホームワークが設定される。セッションの最後の数分より前にホームワークを決めることが望ましいのは以下の理由による：(a) クライエントの強みと嗜好に合うようにホームワークが調整できる、(b) セッション中に練習できる、(c) ホームワークを妨げる障壁とその障壁を克服する方法を同定できる。ホームワークは、セラピストが認知行動療法プロトコルに忠実であるために設定されるのではなく、介入が認知的概念化に基づいたものであり、ホームワークがクライエントの生活に変化をもたらすと予測されるために設定されるのである。

セッションの終えるとき、認知行動療法家は**最終的な要約**と**フィードバック**を準備するようにクライエントに求める。最終的な要約により、クライエ

- ひとつまたそれ以上のアジェンダの項目を話し合いを受けて論理的につながりのあるホームワークを設定する。
- ホームワークで取り組むことがセッション中に行われた戦略と練習したスキルに合っているものであることを確認する。
- クライエントと協働でホームワークについて話し合い、クライエントの強みと嗜好を考慮してホームワークを調整する方法を設定する。
- 可能であれば、セッション中にホームワークをはじめる。
- クライエントにホームワークを行うことができる日時を決めてもらう。
- 設定した時間にホームワークができない場合の「代替案」を前もって決めてもらう。
- ホームワークを行う際の障壁を同定し、その障壁を克服する方法を考案する。
- ホームワークを行うことで期待できる利益をクライエント自身の言葉で説明してもらう。
- クライエントにホームワークを達成するであろう可能性を数値化してもらう。可能性が90％未満の場合はホームワークを修正してより達成しやすいようにする。
- セッションの初めのほうでホームワークを設定した場合は、セッションを終える前にホームワークについてもう一度確認する。

図表5.2　ホームワークを成功させるコツ

ントはセッション中に取り組んだ話題を振り返ることができ、さらに重要なこととして、各アジェンダ項目を話し合うことから学んだ大切なことを自分の言葉で述べることができる。実施された戦略やその根拠を言葉にすることで、クライエントは学習したことが強化され、生活の中で認知行動的原理を思い出す可能性を高める。これは打ちひしがれ、睡眠不足に陥った周産期の女性にはとくに重要である。セッションで学んだことを積極的に言葉にすることは、セラピストの説明を受け身で聞くよりもはるかに認知行動療法の原理やツールを記憶に刻み込むことになる。加えて、セラピストは実施された戦略がクライエントのニーズに十分見合っていると感じたか、セッション中になにか困ったことは起こらなかったかなど、セッションへの意見を求める。クライエントの意見が重視され、治療作業を進めるにあたり必要不可欠であるというメッセージをクライエントに与える。こうしてフィードバックは認知行動療法で重視される協働体制を強化する。

認知的概念化から治療計画へ

　本書のこれ以降の章では、セラピストが1回または複数回のセッションで実施するであろう認知行動的戦略の各技法について説明する。これまで本章で説明してきた治療とセッションの構造化は、セラピストがセッションや個々のクライエントに適した治療の考えを体系化する手助けにはなるが、治療戦略についてはまだほとんど説明していない。治療戦略は認知行動療法の中核である（Wenzel, 2013を参照）。治療戦略とは、セラピストが治療効果および行動変容のメカニズムに関する理論および実証研究の専門知識に基づき、クライエントが抱える問題を理解し、治療計画を立案することを示す。

　セラピストはどのようにして戦略を立てるべきなのだろうか？　第2章では、認知行動理論を適用し、個々のクライエントに特有の臨床像をとらえる認知的概念化の展開について説明した。セラピストは認知的概念化を用いて明確な治療目標を同定する。これらの各目標は、治療計画に組み入れられ、優先順位がつけられ、1つ以上の介入法に結びつけられる。概念化は治療の流れをもたらし、治療計画はセッションにおいて行われる作業を導き出す。本章は以下で、治療計画の作成方法について説明する。これは、後続章で説明する戦略を実行するための青写真となる。

　図表5.3はウェンディの治療計画をまとめたものである。ウェンディのセラピストが、ウェンディの問題は「私は危機に直面している」という中核信念が彼女の子どもと夫に危害が及ぶ確率の過大評価と関連しているという仮説を立てたことを思い出してほしい。結果として、彼女は一番上の子どもを幼稚園に行かせないようにし、子どもたちがケガをしていないことを確かめるために過度の確認などの安全行動を行っていた。彼女は子どもの死亡を含む悲劇的な事件が報じられた際にはニュースを見るのを回避した。彼女の不安は夫の健康にも向けられ、偏った食生活や運動習慣が夫の早死につながることを心配し、インターネットを検索しては、夫がさまざまな病状に該当しないことを確認したり、病気を早期発見するために初期症状を確かめたりしていた。

治療目標	治療戦略
第1目標：不安の軽減	
・破局的思考の減少 　クライエントの自己報告と治療ツールの継続的使用を根拠とする	認知再構成法
・子どもたちに許可する活動数を増やす 　一番上の子どもを幼稚園に通わせる、以前は許可しなかった遊園地の乗り物に乗せる、以前は許可しなかった公園の遊具とフェンスのない庭園で観察しながら遊ばせる、を根拠とする	認知再構成法、曝露反応妨害法
・確認と保証を求める行動を減らす 　遊んでいる子どもの側でうろうろしない、公園で他の母親との会話に専念する、夫の健康に関するインターネット検索を行わない、を根拠とする	認知再構成法、曝露反応妨害法
・子どもを含む悲劇的な事件のニュースへの過剰な不安反応を減らす 　クライエントの自己報告とニュースを適切に読む・観る、を根拠とする	認知再構成法、曝露反応妨害法、呼吸コントロール
第2目標：セルフケアの向上	
・子どものニーズと自分のニーズとのバランスをとる 　ベビーシッターの利用、週1度の午前中をクライエントが好きな活動に充てる、を根拠とする	認知再構成法、行動活性化、問題解決トレーニング
・睡眠の改善 　毎晩、午後10時までに就寝、午後8時以降は刺激となる活動を控える、を根拠とする	睡眠衛生、問題解決トレーニング

図表5.3　ウェンディの治療計画

　ウェンディが治療に訪れたとき、彼女は自分の不安を軽減するという目標を設定した。初めて治療を受けるクライエントのほとんどは、「不安を軽減する」「抑うつを軽減する」「具合をよくする」「正常な気分になる」といった、あいまいで抽象的な目標を設定することが一般的である。もちろんセラピストはクライエントによくなってほしいと考えるが、よくなることの意味の治療上での定義が重要であり、そうすることで目標に向けた進捗を治療中に観察することができる。言い換えると、目標はできるだけ具体的かつ測定

可能であることが重要である。図表5.3では、不安を軽減するためのウェンディの目標が以下の４つの要素に分解されていることに注目してほしい：(a)破局的思考を減らす、(b)子どもに許可する活動数を増やす、(c)確認と保証を求める行動を減らす、(d)子どもの悲劇的な事件を取り上げているニュースへの過剰な不安反応を減らす。これらの目標それぞれに向かって前進するべく、ウェンディとセラピストは具体的な指標をさらに同定し、セラピストは、１つ以上の認知行動的治療戦略を各目標に配置し、ウェンディがどのようにこれらの目標を達成していくのかを明確にわかるようにしている。

　多くの場合、クライエントはある限定した目標に取り組むことを求めて治療にやってくるが、セラピストは、クライエントの機能と生活の質を高めることに役立ちそうな、その他の関連した目標にも慎重に気を配るべきである。ウェンディのセラピストが心理アセスメントを行ったとき、クライエントが自分自身のためにほとんど時間を使っていないことに気づいた。そのためにクライエントが疲弊し、心理的資源を使い果たしている可能性があることにより、きっかけがあるとクライエントは不安反応を起こすように思われた。セラピストはまた、クライエントが深夜もしくは午前１時までインターネットを使って頻繁に夜更かししており、子どもが翌日起きるまでに５〜６時間しか寝ていないことに気づいた。治療計画を立てているときに、セラピストはこれらの所見を伝え、クライエントにこれらを治療で取り組む追加の目標にするかどうかを尋ねた。ウェンディはすぐに同意したが、まず彼女の不安の低減を第１目標とし、第２目標としてセルフケアを改善することに集中したいと希望した。

　治療計画は、各セッションで行われる作業に焦点を合わせたものである。こうした計画は、周産期の女性に感情的ディストレスへの対処ができるという希望を与える。計画は状況変化がいかなるものか、その片鱗をうかがわせる。さらに、治療計画はクライエントが危機的状況にあるときや感情が高まっているときに、セラピストの頼みの綱となる。本書を通して、認知行動療法はセラピストとクライエントが同等のチームメンバーとして協働で治療に取り組むアプローチであるとしつこいほど述べているが、われわれの経験によると、治療の初期段階に治療計画を作成する際に、周産期の女性の多くは

セラピストのリードを頼りにする。彼女たちは途方に暮れており、回復の道筋がわからない。疲れきっていて面倒を見てもらうことを求めている。感情的ディストレスから解放されはじめると、クライエントは治療に向かってより大きな役割を担うことができるようになる。

カルテの後ろに放っておかれるような難しい治療計画をセラピストが作成してしまうことはめずらしいことではない。したがってセラピストは、治療実施中は定期的に治療計画を見なおし、確認すべきである。例えば、4回または6回のセッションを行った後に、セラピストは、治療目標の振り返りをアジェンダに加えることについてクライエントと話し合う。これらの振り返りでは、クライエントが設定した目標の達成を評価し、優先順位の高い目標を変更するかどうかを検討し、治療の初期段階では予想されなかった新しい目標を計画に追加してもよい。

まとめ

構造化は、各セッションがどのように進められるのかと同様に、認知行動療法の時間経過にともなってどのように展開していくかを明らかにする。この構造化は、感情的ディストレスに関連する多くの問題や課題を整理し、クライエントが各セッションから最大限の利益を確実に得ることができるために設けられている。構造化は、まるでチェックリストを作り、ひとつひとつこなしていくような厳密な方法ではなく、むしろ柔軟に実施される。

クライエントが急性のディストレスを呈しているときには認知行動療法の構造が崩れやすくなる。実際に周産期の女性の多くは急性の感情的ディストレスを呈している。構造化を実施することで、セラピストの多くがクライエントのことを気にかけていないというメッセージを送ってしまったり、クライエントになにがしかの不快感を与えるのではないかという懸念をもっていることが報告されている。このような懸念それ自体が自動思考であり、事実としてとらえ、臨床判断に影響を及ぼす前に慎重に評価されるべきであることを覚えておいてほしい。クライエントが構造化に好ましい反応をしていないと感じるセラピストは、クライエントと一緒にその仮定を検証し、クライ

エントが異なる方法でのアプローチを希望するとはっきりと述べた場合にのみ構造を修正する。多くの場合、セラピストは、ほとんどのクライエントが構造化について否定的な反応をせず、むしろ治療目標に向けた積極的な取り組みをしているかを確実にしたいために、構造化を高く評価していることに気づく。これは、セラピストが構造化していくときに必要な情報をもたらすだけではなく、思い込みを事実としてとらえる前に再検証したり、決断を下すために必要な情報を集めるといった認知行動療法でよく用いられる戦略とも合致する。

　治療計画は、構造と戦略の交点を表しているといっても間違いないだろう。治療計画とは、治療のなかで取り組まれるべき問題すべてを体系化したリストである。しかしながら、それは単なる治療目標のリストを超えたものであり、クライエントの目標達成を助ける力をもった特定の戦略的介入の方針を示す。重大な局面の数々、おびただしい数の人生上の問題、強い感情にクライエントとセラピストが同じように圧倒されている場合には、治療計画はセラピストが介入をはじめる土台となる。

訳：**河村寛子**（特定非営利活動法人 OCD-Japan）
　　蟹江絢子（国立精神・神経医療研究センター認知行動療法センター）

第6章
役に立たない認知を評価する
Evaluating Unhelpful Cognitions

　第2章で述べた認知行動モデルによると、人が自分の人生経験をどのように理解するかは、感情体験や行動選択を決定するうえで大きな役割を果たす。そのとき、認知行動療法（CBT）の主な働きは、クライエントがよりバランスのとれた、正確で、役に立つ方法で考えられるように可能なかぎり手助けすることである。この目的を達成させるために認知行動療法家が用いる戦略は**認知再構成法**（cognitive restructuring）と呼ばれ、クライエントの感情的ディストレスを増大させ、状況を悪化させかねない行動を誘発してしまう役に立たない認知を同定し、評価し、また必要に応じて修正する方法をクライエントが習得するプロセスであると定義されている。認知行動療家は、導かれた発見（クライエント自身が発見した真実）を用いて、感情的ディストレスのもとでクライエントが習慣化している認知を徹底的に評価し、別の見方を促すような質問を行う。認知行動療法家は、クライエントが全体を通して治療の初期段階で自分の自動思考（automatic thoughts）を認識し、治療全体を通して取り組む可能性のある活動の種類をおおまかに理解してもらうために、治療の初期段階からクライエントを手助けするかもしれない。しかし本章でこれから述べていくように、全体としてみれば、認知再構成法は、治療目標が明確に設定されたあと、通常は治療の中盤で実施される。
　認知再構成法は2段階で実施することができる。最も基本的な段階での認知再構成法は、特定の状況で感情的ディストレスを悪化させる自動思考を修正することを目的としている。より高度な段階での認知再構成法は、あらゆる状況で引き起こされる別々の自動思考に共通して説明できる役に立たない根底にある信念（underlying beliefs）を修正することを目的としている。認

知行動療法家は、通常、根底にある信念に取り組む前に、クライエントの自動思考の段階で認知再構成法のスキルを身につける手助けをする。これは次のような理由によるものである。(a)クライエントは通常、なんらかの治療効果をすぐに得たいと考えており、役に立たない自動思考の修正は、ある程度安心を得るわかりやすい方法である、(b)根底にある信念の性質を明確に特定し、特定後にその信念を修正するには苦痛を伴うことが多く、明確に表すことが困難で、修正した思考が定着するまでにはしばらく時間がかかる。多くの認知行動療法家は、クライエントが自動思考に取り組んでスキルを身につけた後、根底にある信念に取り組みやすくなることを見出している。

　この進め方は、周産期の女性に効果的である。本書で何度も述べているように、治療を求める周産期の女性の多くは、治療のために受診する際、急性のディストレスを抱えた状態にあり、すぐに楽にしてほしいと願っている。役に立たない自動思考の認知再構成法は、この目的を果たすひとつの方法である。さらに、周産期の女性が最初に訴える不安は、通常、親になるという移行期に起因する「今ここにある問題」に向けられている。これらの問題の例として、赤ちゃんになにか異常があるのではないか、自分はよい母親ではないのではないか、金銭的な問題、仕事への復帰などへの不安があげられる。これらの不安のすべては、出産後の環境の変化によって引き起こされた状況的自動思考（situational automatic thoughts）と考えることができる。

　周産期の女性の多くは、親になるという移行期に自分自身、他者、世界、そして将来についての役に立たない信念に起因する困難を実感する。これらの女性は急性のディストレスが落ち着いたら、信念の修正に取り組むために治療を継続することを選択する。うつと不安を抱える周産期の女性が信念の修正に取り組むことの背景には、信念を修正することで自分自身と世界について現実的な視点をもつことが可能になり、それによって、子どもが成長し、次の妊娠時にも、親であることに関するストレス要因と向き合うために、自分をよりよい状態におくことができるというものである。第6章は、自動思考に対する認知再構成法と根底にある信念に対する認知再構成法という2つの節に分かれている。自動思考を扱う以下の節で説明する技法は、本書独自のものではない点に留意する必要がある。この技法は、J. S. Beck

(2011)、Dobson, & Dobson（2009）、Wright, Basco, & Thase（2006）によるものなどを含め、多くの重要な認知行動療法のテキストでくわしく解説されている。しかし、ここではそれを周産期の女性が示す典型的な不安に応用して、解説する。

自動思考の認知再構成法

自動思考の認知再構成法は、一般的には3段階で進行する：(a)自動思考の同定、(b)自動思考の評価、(c)自動思考の修正である。これらは、一般的に1回のセッションで習得できる技法ではない。クライエントは通常、自分の思考の同定を行い、感情的ディストレスに最も強く関連する考えを特定する技法を身につけると、セラピストはこれらの考えを評価し修正するツールを提供する。本節では、これらのアクティビティについて説明する。

●自動思考の同定

クライエントが自分に起きた出来事を話し、不満や不安を言葉にしているとき、認知行動療法家は感情的ディストレスに伴う自動思考を同定するのを手伝う。認知行動療法家がクライエントの自動思考を同定するのを助けるために用いる一般的な質問を図表6.1にリストした。最も基本的な質問は、「その状況でどんなことがあなたの頭に浮かびましたか？」だが、最初は多くのクライエントに自分がなにを考えているのかを同定してもらうのは難しいので、セラピストはクライエントが自動思考を引き出せるような質問をいくつか用意しておく必要がある。ある出来事が起こるときには、こういうことが予測されるということをクライエントに気づかせることは、役に立たない思考を同定する手助けとなる。結局のところ、われわれは、ある状況下で動揺することをただ単に知っているだけで、ある決まったやり方でその状況を考えていることはかならずしも認識していないため、そのような考えは自動思考と名づけられている。したがって、認知再構成法のプロセスの最初のこのステップ――自動思考の同定は、クライエントが落ち着くのを助け、悩まされる可能性のある破局的な思考の連鎖を中断し、感情的ディストレスを引き

> - その状況でどんなことが、あなたの頭に浮かびましたか？
> - その状況でどんなことが、あなたの頭に浮かんだかもしれないと思いますか？
> - 起こるかもしれない恐ろしい状況の映像が頭に浮かびましたか？
> - 過去に起こった出来事でなにか恐ろしい状況の記憶がありますか？
> - ＿＿＿＿（想定される思考と真逆の考え）もしくは＿＿＿＿（想定される思考に似た考え）を考えていた可能性はありますか？
> - その状況は、あなたにとってどんな意味がありますか？
> - その状況は、あなたにとってなにを意味しましたか？
> - あなたがとても動揺している根本的な問題はなんですか？（なにについて、あなたは動揺しているのでしょうか？）

図表6.1 自動思考を引き出すための質問

注：上記の質問については J. S. Beck（2011）を参照。

起こしている鍵となる思考を認識するために不可欠である。時間が経つにつれて、クライエントはセラピストによる質問ではなく、自動思考を同定するために自問することを学ぶ。次に、セラピストから提案された4回のセッションを終えて認知行動療法をつづけることにしたライラとの面接で、認知再構成法に焦点を当てた対話をみていこう。

　ライラ　でも、自分がなにを考えているのかわかりません。いつも気分が落ち込んでいます。なにも考えていません。
　セラピスト　あなたがどんな気分なのか、よくわかります。でも、もう少し探ってみましょう。2～3日前、あなたがいつもより動揺し、落ち込んでいることに気づいたときのことを考えることができますか？
　ライラ　できると思います。例えば、その朝、夫は「行ってきます」と言わずに出勤していきました。私は彼がそうやって出かけていくことが信じられませんでした。
　セラピスト　ご主人が「行ってきます」と言わずに出かけたことに気づいたとき、どんなことがあなたの頭に浮かびましたか？
　ライラ　彼が私に「行ってきます」を言う気遣いさえしなかったということです。
　セラピスト　それがあなたを非常に動揺させたのですね。

ライラ　［うなずき、涙を流す］

セラピスト　教えてください。ご主人があなたに「行ってきます」と言わずに出ていったことは、あなたにとってどういう意味をもつのでしょう？

ライラ　［泣きながら］それは、彼が私に嫌気がさしているにちがいないということです。彼はうつになった私に疲れているんです。

セラピスト　［おだやかに］嫌気がさしているというのは、どういうことでしょうか？

ライラ　［ふるえながら］彼は出ていくつもりなの。私にはわかります。私が彼をそうさせてしまったの。

セラピスト　そう考えると、うつ状態は悪化しますか？

ライラ　［うなずく］

セラピスト　それはあなたに影響を与える考え方ですね。ご主人はあなたのもとを去ろうとしている。この考えが頭に浮かんでいるときにうつ症状が強まることがよくわかります。

ライラ　ええ、私は不安な気持ちで彼が去ることを待っているだけなんです。

セラピスト　そこで、ご主人があなたのもとを去るだろうという考えは、うつ症状に最も強く関連しているといっていいですか？　ご主人が「行ってきます」を言わずに出かけたという事実よりも？

ライラ　まあ、どちらもです。

セラピスト　そうなのでしょう。今まであなたが経験したなかで最悪のうつ状態を10点とし、まったくうつでない状態を0点とすると、ご主人が「行ってきます」を言わずに出かけたと考えたときの抑うつ気分の点数はどのくらいですか？

ライラ　高いです。7点くらいです。

セラピスト　では、ご主人があなたのもとを去るだろうと考えたときの抑うつ気分の点数はどのくらいですか？

ライラ　［自分の手を見おろして］最悪です。10点中10点。

セラピスト　ご主人があなたのもとを去るというあなたの予想が実際に起こるかどうかを検討してみたらどうでしょう？

ライラ　ええ、検討したいと思います。

　この対話にはいくつかの注目すべき点がある。まずライラは常にうつ症状に悩まされていて、うつに関係するような特定の考えがわからないという一般論を語った。このような心情はめずらしいことではない。クライエントに反論したり、否定的な自動思考をもっていることを押しつけようとしないことは重要ではあるが、同様にクライエントの訴えを額面どおりに受け取って簡単に認知再構成法をあきらめたりしないことも重要である。クライエントが特定の場面や状況に焦点を当てないことで、自動思考の同定が困難になることがある。したがって、ライラのセラピストは探求的な態度（「もうすこし探ってみましょう」）を取り入れ、数日前に起こった特定の状況に集中させるようにした。これは、最近起こった状況を取り上げたほうが、ライラが自動思考を同定しやすくなるという理由からである。
　さらにライラは、夫が「行ってきます」を言わずに出ていったことに気づいた際に頭に浮かんだことを話すように促されたことで、なにが起こったのかに気づいた。彼女の最初の自動思考は、「夫が『行ってきます』を言う気遣いさえしない」であった。この自動思考（すなわち彼が「気遣いさえしない」という言葉の中に否定的な意味合い含まれている）に関連していくつかの判断がなされているが、出ていく前に夫は「行ってきます」を言わなかったのだから、その大半は事実であった。セラピストはその点にある程度共感を示した後で、夫が「行ってきます」を言うことなく出かけたことがライラにとってなにを意味するかについて尋ねた。この時点でライラは、「行ってきます」を言うことなく出かけたという事実よりも、感情的ディストレスを引き起こした多くの自動思考（例えば、夫は嫌気がさして、彼女のもとを去りそうである）を言葉に表した。こうした考えは、「ホットな思考」（hot thoughts）と呼ばれ、事実ではなく予測や思い込みであるため、認知再構成法の対象となる最も有用な考えである。「行ってきます」を言うことなく家を出ていった夫のことでライラが苦しむことは理解できるが、それを認知再構成法の対象とすることは、この事態が起こったことは疑いの余地がないため、彼女の感情的ディストレスをやわらげることにはならないであろう。そ

こで、セラピストは、クライエントが事実を自動思考として報告していることに気づいたときは、それらの事実が**意味すること**をクライエントが気づけるようにさらに質問をする。

　最後に、セラピストはライラに彼女の2つの自動思考——夫が「行ってきます」を言わずに出かけたという事実と夫が彼女のもとを去るだろうという考え——の感情の強さを評価するように求めた。「ホットな思考」に焦点を当てるひとつの方法として、感情の強さが最も強い自動思考が「ホットな思考」であるという考えに基づき、感情の強さを点数化したのである。しかし、感情の強さの点数化は別の目的にも役立つ。その後のセッションで、セラピストが役に立たない自動思考を修正する手助けをするとき、クライエントに修正された思考に対する感情の強さをあらためて評価するように求めた。これによって、クライエントは感情の強さの点数の違いによって比較することができ、認知再構成法が今抱えている感情的ディストレスの軽減に有用であるという体験を得ることができる。

　セラピストが図表6.1のような質問を行っても、クライエントが自動思考を同定することが非常に困難な場合がある。このような場合、クライエントに問題となる状況下で経験するのと同じ程度の感情的ディストレスを喚起させ、これを体験している最中に質問したり、自分の考えを「リアルタイム」で報告していくエクササイズを行うことは有用である。これは、クライエントに目を閉じてもらい、頭の中でイメージを描き、問題のある状況に立ち戻ったり、状況を再現するためにロールプレイを用いたりすることによって実施することができる。

●自動思考の評価

　典型的な治療では、認知行動療法家はクライエントが自動思考を同定するスキルを身につけるためのセッションを1回行い、クライエントはホームワークとして自分の自動思考をつきとめて、次回のセッション時に自分の自動思考のいくつかの例を報告する。クライエントがホームワークを遂行することができなかったり、エクササイズが難しかったりした場合、その後のセッションを自動思考を同定する練習に充てるとよいだろう。しかしながら、ク

ライエントがホームワークを遂行しており、感情的ディストレスに関連した自動思考（つまりホットな思考）を同定することが十分にできる場合、セラピストは、クライエントとともに自動思考を評価するスキルをさらに高める取り組みをはじめる。

　ここで、1つの注意点を述べておく。認知行動療法のテキストの著者の多くは、このプロセスを「チャレンジングな」自動思考と表現している。しかし、このプロセスのより中立的な視点は「評価」である。認知再構成法とは、セラピストとクライエントが先入観をもたずに協働的かつ好奇心をもって作業に取り組み、特定の状況を意味するすべての情報を調べるプロセスであるとされる。セラピストとクライエントがその考えを不正確、もしくはバランスを欠いた役に立たないものと決定できるのは、批判的な検討を行ったあとのみである。「チャレンジングな」スタンスを取り入れるのは、クライエントの考えになにか問題があることを前提としている。クライエントが産後精神病を呈した患者でないかぎり、クライエントの思考は多少とも真実である可能性が高い。徹底した「チャレンジングな」スタンスはクライエントの感情的ディストレスを低減させるだろう。さらに、「チャレンジングな」なスタンスは、セラピストが面接室での唯一の専門家であることを暗に伝える。これは協働という信条に反するものである。「評価」スタンス（"evaluating" stance）をみるひとつの方法は、セラピストとクライエントが共同探偵（co-detectives）としてすべての証拠を収集し、結論を導くこと、または共同科学者（co-scientists）として「データ」を収集し、データ分析後に結論を導くことである。したがって、自動思考の評価はセラピストとクライエントの**協働的経験主義**の精神で行われ、収集された証拠やデータに基づいて結論が導かれる（すなわち経験主義）。

　われわれの経験では、「評価」スタンスは周産期の女性にとって理想的である。周産期の女性のなかには、強い感情的ディストレスを抱えていてすぐに楽になるためになにをすべきかを知りたいと思っていることから、「チャレンジングな」スタンスがこうした女性たちの望んでいることと一致することは事実である。しかし、この場合、クライエントが問題解決をセラピストに依存する危険性がある。クライエントが自分の自動思考を自問することを

学ぶと、彼女がストレス要因や困難に直面した次の機会に、これまでの貴重な練習の結果、より容易にこれらのスキルを活用することが可能になる。これは、なにを考え、どのように考えるべきかを伝えるというよりも、クライエントが自分の考えを検討し、自分で結論を導き出すという発想である。

図表6.2には、評価プロセスを促進するために認知行動療法家がよく尋ねる質問があげられている。これらの質問は、ひとつだけで尋ねられるわけではなく、組み合わせて用いる。すべての自動思考の評価に共通した最適な質問はない。提起された数々の自動思考に対する質問は、自動思考の内容と論理的に一致しなければならない。例えば、妊娠中の女性が胎児に稀な遺伝子疾患があることを知った後に治療を希望する場合、「起こりうる最悪な出来事はなんですか？」と質問することは不適切である。さらに、認知行動療法家が尋ねる質問は、図表6.2にあげられた自動思考に対する質問に限定されるものではない。批判的に評価するためであれば、いかなる質問であってもかまわない。セラピストがクライエントの報告した個々の状況や思考に上手に問いかけるユニークで創造的な質問を投げかけていけると、認知再構成法は非常にうまくいくだろう。私（ウェンゼル）はかつて世界で最も悪い母親であるという自動思考に苦しんでいた産後のクライエントとのセッションに取り組んだ。私とクライエントはその訴えの裏づけとなる、あるいは訴えを退ける根拠を調べようと試みた。批判的に評価したにもかかわらず、彼女は重篤な抑うつと、彼女が悪い母親であるという強固な考えを訴えつづけた。私は次のような具体的な質問、「あなたはどのくらいの頻度で子どもを抱っこしますか？」「愛しているとどれくらいの頻度で子どもに話しかけますか？」「あなたは子どものためにどのくらいご飯を作ってあげていますか？」をしてはじめて、彼女は自分がやっていたいくつもの重要な親としての関わりを見過ごしていたことに気づきはじめた。

次の対話は、セラピストとクライエントが自動思考の評価に取り組んでいる場面である。この対話は、ウェンディが幼稚園で銃撃事件が起きて自分の子どもが殺されるかもしれないという恐怖について語ったところからはじまっている。

- この考えを支持する根拠はなんですか？　その根拠は本当に事実ですか？　この考えを支持していない根拠はなんですか？　どちらの根拠がより有用ですか？――この考えを支持する根拠、またはこの考えを支持しない根拠はなんですか？
- この状況ではほかにどんな説明がありますか？
- ＿＿＿＿と＿＿＿＿をつなげる必要がありますか？
- 起こりうる最悪の結果はなんでしょうか？　起こりうる最良の結果はなんでしょうか？　起こりうる最も現実的な結果はなんでしょうか？　最良の結果のシナリオや最悪の結果のシナリオに近いような現実的なことが起こりうるでしょうか？
- もし最悪のことが起こるならば、具体的にどのように対処すればよいでしょうか？　それは実際どれくらい悪い状況ですか？　物事が最終的にうまくいく可能性はありますか？
- 最悪のシナリオが発生する可能性はどのくらいですか？
- この状況は果たして重大で、結果的にも重大なことなのでしょうか？
- ＿＿＿＿の意見は実際に他の人の意見を反映しているのでしょうか？　＿＿＿＿の意見について別の説明がありますか？
- この自動思考を信じることによって、どんな効果があるのでしょうか？　この自動思考を修正すると、どんな効果があるでしょうか？
- この自動思考に焦点を当てることはどれくらい役に立ちますか？　どんな種類のものがそれを妨害しているのでしょうか？
- この状況で友人になにを伝えますか？
- 配偶者／パートナー／親／親友は、あなたの自動思考についてどう思っていますか？
- 子どもたちの健全な考え方をモデル化するにはどうすればいいですか？　自分の子どもにこの状況をどのように伝えたいですか？
- この自動思考が事実だとすれば、その状況についてどうすればよいですか？
- この自動思考が事実だとすれば、どのようにして平穏を得たり、事実を受け止めることができますか？
- この自動思考が事実で、あなたが最悪な状況にいなければならない場合、どのような学びを得ることができますか？　個人としての成長をどのように達成できますか？

図表6.2　自動思考に対する質問

注：上記の質問については、J. S. Beck（2011）を参照。

　ウェンディ　ばかげたことだとは思うのですが、私は息子を幼稚園（preschool）に行かせられないんです。私は園に行くたびに、入り口や教室の配置を見てまわって、銃撃犯が侵入して事件を起こす方法をあれこれ考えてしまいます。

　セラピスト　では、ここで重要な自動思考はどのようなものですか？

　ウェンディ　それは……うまく言えないです。それがばかげたものだとは

わかるのですが、息子が幼稚園で銃撃事件の犠牲者になるのではないかと考えてしまうのです。

　セラピスト　ばかげた考えだとは思いません。あなたはお子さんをとても愛し、最近のニュースを気にかけているお母さんだと思います。それにしても、そうした考えはあなたの生活に影響しているようですね。

　ウェンディ　確かに。息子をずっと家に居させることはできません。登園させる必要があることもわかっています。息子はいつも幼稚園のことを私に聞いてきます。

　セラピスト　息子さんが銃撃事件の犠牲者になる可能性はどれくらいだと思いますか？

　ウェンディ　近頃のことですか？　すごく高いと思います。そうね……［もう一度考えながら］1％くらいかしら。でも、その1％が耐えられません。

　セラピスト　1％という数値は本当に正確でしょうか？

　ウェンディ　いや、わからないです、正確じゃないかもしれません。

　セラピスト　いちばん正確な情報を得るためには、どうすればいいと思いますか？

　ウェンディ　うーん、そんなことを考えたことはありません。それはいい考えですね。この州でどれだけの子どもたちが幼稚園に通っていて、実際に銃撃事件で亡くなった子はどれくらいいるのか、きちんと調べたほうがいいと思います。

　セラピスト　それはとてもすばらしいアイデアですね。ホームワークとして取り組んだらどうかしら？

　ウェンディ　［明るく］ええ、本当にいい考えだと思います。

　この対話で注目される点は、ウェンディのセラピストが、典型的な自動思考に対する質問（息子が銃撃事件の犠牲者になる可能性はどれくらいだと思うか？）からはじめ、つづけてウェンディの推測はどれくらい正確か、より多くの情報を得るためにはどうしたらよいかといった、他の質問をしていったことである。次項（「自動思考の修正」）では、ウェンディが「息子が銃撃事

件の被害者になる」という最初の自動思考を修正するために、自分が集めた情報をどのように活用していくのかをみていく。

　先のウェンディとの対話は、クライエントが自分自身の思考について疑問を残している例である。他のクライエントの場合でも、ネガティブな思考が強く保持され、強固かつ全般的、断定的な自動思考を検討するのはいっそう困難で、思考に反する証拠があってもすぐに見過ごされてしまう。例えば、ライラは「私は最低な人間だ。私は虫けら同然だ。私はダメな人間だ。幸せになる価値なんかない」という自動思考を何度も口にしていた。これらは、成功 vs.失敗、価値 vs.無価値を決定できる妥当な指標がないために客観的な基準で測ることは難しく、本質的に主観的な印象なのである。ライラのセラピストは、ウェンディのセラピストが自動思考の評価を促したり、自動思考から距離をとったり、別な視点でとらえるよう促した手法とは異なる手法を使った。

　ライラ　私は最低な人間だ。私は虫けら同然だ。私はダメな人間だ。私には幸せになる価値なんかない。
　セラピスト　どうして、あなたはそんなにきびしく自己評価するのですか？
　ライラ　私は、一日中ただベッドの中にいるだけです。ジャックは普通の赤ちゃんように時間を過ごすことすらないのです。あの子はおっぱいを飲むために6時に起きて、それからまた10、11時まで寝かされます、もしかしたらもっと長いかもしれない。私は、あの子に必要なことをなにもしてあげられないのです。
　セラピスト　「私はダメな人間だ」という考えに反するような、あなたが自分で認められることややりとげたことをなにか忘れてはいませんか？
　ライラ　なんのことかしら、私が大卒であることですか？
　セラピスト　あなたはどう考えますか？　大学を卒業した人たちのことをあなたはダメな人間だと思いますか？
　ライラ　［肯定的な事実を打ち消すかのように］そんなこと、ここでは無関係だわ。今の私の価値とまったく関係ないじゃない。

セラピスト 今のあなたの価値と関係していることはどんなことですか？

ライラ ジャックの育児をすること。よい妻であること。家事をちゃんとこなすこと。今、私はなにもやれていない。

セラピスト この点をもっと詳しくみてはどうでしょう。[ライラと一緒に、息子の育児をどう行っているか、よい妻としてなにをしているか、家事をどう行っているか、というように実際の行動を明らかにしていくために作業をつづける]

セラピスト あなたがジャックの育児でできていることとできていないことをまとめてください。

ライラ できていないことがたくさんあります。ジャックに健康的な睡眠リズムを作ってあげられていない。お風呂に入れてあげないときもあります。本当はジャックをもっと散歩に連れ出してあげたほうがいいと思います。ジャックの育児日誌ですら目を通していません。

セラピスト それから……？

ライラ はい、そうね、やっていることもいくつかあります。ジャックがお腹を空かせているときは世話をしなければなりません。私が寝かしつけないと、ジャックは眠りません。夫よりは私のほうがジャックの寝かしつけが上手だと思います。夫が抱っこするたびに、ジャックは泣きますから。

セラピスト それで、あなたができている思う事柄と、失敗していると思う事柄のどちらがまさっているでしょうか？

ライラ 私と同じくらい寝てばかりいたら、先生だってきっとダメなところ以外みることは難しいと思います。

セラピスト こういうことをご主人に説明したらどうでしょうか？　ご主人はなんと言うでしょうか？

ライラ 夫は、私がジャックの育児をよくやっていると言います。[間をおいて]でも、夫がなにを知っているというのでしょう？

セラピスト そうですね、ご主人はなにを知っているのでしょうか？

ライラ そう、彼は日中家にいないので、本当のことを知らないんです。

セラピスト ご主人以外にあなたと一緒にいる人は、誰かいますか？

ライラ いいえ、いません。

セラピスト　ご主人は夜、週末、休暇など、仕事をしていないはとき、一緒にいてくれますか？
　ライラ　ええ、いてくれます。
　セラピスト　では、ご主人はすこしはわかってくれているでしょうか？
　ライラ　［おだやかに］すこしはわかっているかもしれません。

　この対話では、「私はダメな人間だ」という強固でかつ全般的、断定的な自動思考をもつライラに対して、セラピストは重要なテクニックを使っている。セラピストは、ライラと一緒に観察可能で行動で示される具体的な要素を同定し、ライラにこれらの要素に基づいてよく考えるよう促した。クライエントがこれに取り組むと、通常自分たちには行動的側面においてできていない部分がある反面、十分できている他の側面があることを実感する。こうしたことを丹念に考察することで、彼らの全か無か思考を見なおし、かつ白と黒の間には幅広いグレイゾーンがあることを実感し、自分自身に対して寛大になれる。ライラはこの介入に対して部分的にしか反応しなかった。彼女は育児のいくつかの側面を肯定的にとらえることができたが、自分がいつも寝てばかりいることに気づいたため、即座にその考えを打ち消した。このため、セラピストは、彼女の夫は彼女の自動思考をどう考えているのか、という別の自動思考に対する質問を行った。ライラは、夫が彼女の育児を好意的にみているということを、夫はなにも知らないからと指摘して打ち消そうとした。セラピストは、夫はなにも知らないという彼女の見解を見なおすことを促すために、ターゲットを絞って質問をいくつか行った。

●自動思考の修正

　クライエントの自動思考が不正確で、バランスを欠き、役に立たないものであると評価された場合、認知行動療法家はクライエントの自動思考の修正をこころみる。批判的な分析の検証から得られた知見を用い、セラピストはクライエントと一緒にバランスのとれた反応を形成させていく。バランスのとれた反応は、もともとの自動思考よりも正確で、精緻で、役に立つ新しい思考である。バランスのとれた反応は、元にある自動思考よりも長々しいこ

とが多く、情報量も多いために「精緻さ」をもつのである。次の対話では、ウェンディがホームワークとして、銃撃事件で息子が死亡する可能性の正確な推定値を調べたあと、どうやってバランスのとれた反応へと結びついていったのかを示す。

　セラピスト　さて、調べた結果はどうでしたか？
　ウェンディ　すごくおもしろかったです。州全体の学校の子どもの数がどれくらいなのか、それからどれくらい学校銃撃事件があるのか調べたら、事件が起こるのは２億5000万分の１だということがわかりました。
　セラピスト　すごいですね、よく調べましたね。
　ウェンデイ　私の義理の兄が手伝ってくれて、もっとおもしろいことを指摘してくれたんです。息子は週に３日しか登園していない、しかも一日中在園しているわけでもない。だから、事件に巻き込まれる可能性は８億5000万分の１になるって。
　セラピスト　なるほど、鋭い意見ですね。あなたは、このホームワークの結果からどんな結論を出しましたか？［バランスのとれた反応を導き出すよう促す］
　ウェンディ　これから先、事件の被害者になることはほとんどない。
　セラピスト　以前の、お子さんが学校の銃撃事件で死んでしまうのではないかという考えがあったとき、あなたはその恐怖を10点中10点だと評価していました。事件の被害者になる可能性が８億5000万分の１人だという事実を知って、不安のレベルはどうなりましたか？
　ウェンディ　下がりました。
　セラピスト　では、私はしばらくあなたと対立する立場で質問します。月曜の朝、息子さんの幼稚園の準備ができたところで、あなたは銃撃事件が気になりなじめます。あなたは可能性が８億5000万分の１人だと思い出しますが、不安を振り払うことができません。あなたは自分になんと言いますか？
　ウェンディ　自分に起こる可能性が把握できているので、こういう話をするのはうれしいです。ええと、そうですね、私は息子が幼稚園に通うことは大切だと心の中で思っています。私が息子に自宅にいるようにさせると、子

どもはお友達のことを聞いてきます。息子はさみしいんです。社会性を身につけさせるためにも、あの子を家にいさせてばかりにすることはよくないのです。

セラピスト　なるほど、お子さんが幼稚園で得られるメリットに焦点を当てているんですね？

ウェンディ　はい、そうです。

セラピスト　なにかほかにメリットはありますか？

ウェンディ　たくさんあります。息子は新しいことを学び、読むこともすこしできます。幼稚園生活になじむというのはとてもよい勉強なんです。

セラピスト　あなたにとって、お子さんを幼稚園へ行かせるメリットは、銃撃事件の起きる確率の8億5000万の1を上回りますか？

ウェンディ　当然です。

セラピスト　今話したこと全部をバランスのとれた反応に取り入れて、今後このことで不安になるたびに思い出せるようにしましょう。さて、次にあなたが学校銃撃事件のことで不安になったら、どのように反応しますか？

ウェンディ　［よく考えてから］息子が銃撃事件に巻き込まれる可能性は8億5000万分の1であると言い聞かせます。そんな起きそうもない事件のためにあの子を家においておくと、勉強や社会性を身につける大切な機会を息子から奪うことになる。さらに、息子がバランスのとれた人生ではなく、不安を抱えた人生を送るように形作ってしまうだろうし、私はこんなやり方を子どもに受け継がせたくありません。

セラピスト　それも、忘れないように書いておいたらいかがですか？

ウェンディ　ええ、そうします。

ウェンディのバランスのとれた反応は、幼稚園で起きる銃撃事件に巻き込まれる真の可能性と、その可能性が低いので登園させることのメリットを慎重に検討した成果である。息子を登園させることによるメリットは、セラピストがわざと対立する立場をとったり、銃撃事件の可能性が低いことを理解しても、なお彼女の不安が軽減されないときどうするかと質問することによって明らかとなった。セラピストがこのような介入を行ったのは、不安の強

いクライエントの多くは破局的な出来事が低い確率でしか起きないことを客観的に理解しても、その出来事が起きるかもしれないという不確実さに耐えつづけることが難しいという背景があったからである。このように、ウェンディに質問をしつづけていくと、検討すべき他の問題を同定するためにわずかな危険性があるとしても自分の息子を通わせることのメリットを考えさせ、これがバランスのとれた反応となっていく。

　バランスのとれた反応のキーポイントは、強い感情的ディストレスの状態にあっても、強いるものではなく、信じることのできるものでなければならないところにある。自動思考に対する「すべてうまくいくだろう」「すぐに乗り越えられる」といった単純な反応は、感情的に動揺しているときはほとんど役に立たなかったり、拠り所にならなかったりする傾向がある。説得力のあるバランスのとれた反応は、クライエントが「でも」と言って一瞬のうちに退けるかもしれないすべての事柄を説明するものでなければならない。このためバランスのとれた反応は、「でも」を打ち消すことのできるいくつかの文言（statements）を含む傾向がある。

●認知再構成法のためのツール

　上記の例で示したように、認知再構成法はセラピストとクライエントがセッション中に対話を通して行われている。しかし、クライエントの生活の中で認知再構成法が行われることもある。クライエントが最初に認知再構成法のスキルを獲得するとき、それをガイドするような構造（structure）もしくは型（template）が何種類かあると役に立つ。結局のところ、認知再構成法とは、動揺する思考を多くのクライエントが習慣化してしまったやり方ではなく処理する特異なアプローチである。認知再構成法のプロセスは、面接場面ではうまくいっても、日々のストレスや試練のもとではすぐに忘れてしまうものである。そこで本項では、クライエントが次のセッションまでの日常生活で認知再構成法を実行できるよう手助けする特別なツールについて述べる。

状況	自動思考	感情
なにが起きましたか？	どんな考えが浮かびましたか？その出来事はあなたにとってどんな意味がありましたか？	0（低い）–10（高い）自動思考が生じたときの気持ちの程度を書きましょう

図表6.3　3コラム法

思考記録表

　思考記録表はクライエントがセッションの間に経験した自動思考や、これに関連した感情的反応を記録する用紙である（A. T. Beck et al. 1979; J. S. Beck, 2011）。最も典型的な思考記録表は、図表6.3と図表6.4に示される。最初にクライエントに認知再構成法を導入する際は、3コラムの思考記録表を使うことで、「ホットな」思考を同定することができる。クライエントが感情的ディストレスに関連した自動思考を同定することができるようになれば、5コラムを使いはじめる。5コラムには、バランスのとれた反応と、バランスのとれた反応によって感情的ディストレスがどれくらい軽減したか、その程度を記録する。

　クライエントの多くは、思考記録表が認知再構成法の作業を整理してくれる便利な方法であることに気づく。思考記録表を使うことにしたセラピストたちは、アジェンダを含むさまざまな項目に関連した自動思考を記録することができるよう、通常はセッションの早い段階で導入する。このように、クライエントは「リアルタイムな」思考記録表を完成する練習をするとともに、セッション間の日常生活を観察する方法も手に入れる。

　しかし一方では、周産期の女性の多くは、セッションの間に思考記録を書

状況	自動思考	感情	適応的思考	感情
なにが起きましたか？	どんな考えが浮かびましたか？その出来事はあなたにとってどんな意味がありましたか？	0（低い）－10（高い）自動思考が生じたときの気持ちの程度を記入しましょう	自動思考のすべての側面を評価しましょう。そして、その状況に対してよりバランスのとれた評価をしましょう	0（低い）－10（高い）適応的思考のときの気持ちの程度を書きましょう

図表6.4　5コラム法

きつづけることが難しい。周産期の女性はどこに記録用紙をどこに入れたか忘れてしまうことがある。赤ちゃんが記録表の上に吐いてしまうこともある。また暗がりで赤ちゃんにおっぱいをあげているときは、記録表を記入させることができない。これらはもっともな理由だが、周産期の女性に認知の再構成法が実行できないということはない。周産期の女性と治療に取り組む認知行動療法家は、周産期の女性たちが日々の生活のために治療で獲得したスキルを頻繁に活用できるよう、より便利な方法を考えるために創造的でなければならない。ここで示すリマインダー用ツールは、思考記録表よりも周産期の女性に適している可能性がある。

コーピングカード

　コーピングカードとは、必要なときにすぐに利用でき、治療の成果を簡単に思い出せるものである（J. S. Beck, 2011）。とくに有効であるのは、何度も繰り返されるクライエントの自動思考に対して、説得力のあるバランスのとれた反応がコーピングカードに書かれているときである。3行×5列カー

> ・自動思考
> 息子が銃撃事件の犠牲者になるだろう。
>
> ・バランスのとれた反応
> 息子が幼稚園で銃撃事件に巻き込まれる可能性は8億5000万分の1。息子を登園させず家においておくことで大切な学ぶ機会や社会性を身につける機会を奪うことになる。息子は園が好きで、私が園を休ませると友達について尋ねてくる。もし私が息子を園に連れていかなければ、人生は不安で支配されるだろう。私は、子どもたちにこのやり方を受け継いでもらいたくない。

図表6.5　コーピングカードの例

ド、名刺、もしくはメモ用紙に、クライエントは元来の自動思考とバランスのとれた反応を書く。そして、そのコーピングカードを手に取りやすい場所（例えば、マザーズバッグ）に入れるようすすめ、クライエントの自動思考とこれに関連した感情的ディストレスが生じたときに、いつでも参照することができるようにする。私（ウェンゼル）は、カード帳（リングで束ねられた単語帳）を購入し、そこに生活上のさまざまなストレスに対応する数多くのバランスのとれた対処法を記入していたクライエントを受けもったことがある。図表6.5は、ウェンディがセラピストと一緒にセッションで作成したコーピングカードの一例である。

行動実験

　行動実験により、クライエントはそれぞれが生活している環境でネガティブな予測を検証し、自動思考に妥当性があるかどうかの証拠を集めることができる（J. S. Beck, 2011）。頭ではバランスのとれた反応を理解できるが、気持ちでは納得できないクライエントにとって、行動実験はとくに有効である。クライエントがバランスのとれた反応にしっかりと目を向けるためには、エビデンスが必要であることが多い。

　行動実験はタラにとってとくに強力な戦略だった。タラは、パニック発作とヒステリックに泣き叫ぶことを恐れて、公共の場へ出かけることを回避しはじめていた。彼女はまた、もし恐れていることが本当に起きたら、まわりの人たちは自分を正気を失っていると思い、母親として不適格だとみなすだ

ろうと考えていた。彼女は恐れていることがこれまで実際に起こったことはないと認識することはできたが、起きるであろうという予測に圧倒されていた。タラとセラピストとの次の対話は、彼女の予測を検証する行動実験をはじめたときのものである。

　　タラ　ええ、わかっています。以前なら、気持ちを落ち着かせることができたようです。でも、わかりません。次の外出時には感情を抑えられなくなりそうな感じがします。
　　セラピスト　なるほど、私たちはそのことを試してみることができそうです。
　　タラ　私がどこかへ出かけて、それが本当に起きるかどうかを試すということですか？
　　セラピスト　ええ、そのとおりです。
　　タラ　エーッ。［間をおいて］それが確認するのにいちばんいい方法なんですか？
　　セラピスト　確かに外出は、確認するのにとてもよい方法だと思います。この予測を確かめるために、あなたはどこへ出かけたらいいと思いますか？
　　タラ　食品スーパーがいいと思います。私がいちばん避けている場所ですから。
　　セラピスト　なるほど、スーパーですね。いつ出かけますか？
　　タラ　明日の午前中、トーマスが朝目を覚ましたら行きます。
　　セラピスト　スーパーではなにを買いますか？
　　タラ　牛乳、卵、ヨーグルト、野菜、明日の夜の炒め物の材料です。
　　セラピスト　わかりました、では明日、トーマスが起きたらスーパーへ行って、食料品を買いましょう。それから、最悪の場合のシナリオも準備しましょう。パニックがはじまったら、あなたはどうやって対処しますか？
　　タラ　練習していた呼吸法が使えるようになったので、試してみます。それから、お店の冷凍品コーナーに行くこともできます。どういうわけか、冷凍品コーナーの冷気を浴びると落ち着くのです。
　　セラピスト　それは名案ですね。では、呼吸法と冷凍品コーナーがだめだ

ったとき、なにか他の方法はありますか？

　タラ　携帯電話があるので、母に電話することができます。家でパニックになったとき、そうしているのですが、たいてい役に立ちます。

　セラピスト　これで、「感情を抑えられなくなる」と訴えていたあなたの**予測が現実になるか**、それともパニックになってもそれに対処して**切り抜けられるか**のどちらが起こるのかを確かめられますね。

　タラ　［元気よく］はい、そう思います。［間をおいて］でも、もし私がパニックになったら、他の人たちはどう思うのでしょう？　みなさん、お店のなかで大騒ぎしている頭のおかしい人がいるって思うのではないでしょうか。

　セラピスト　この点ついてお尋ねしたいのですが。あなたはこれまで公共の場で急に具合が悪くなった人を見たことはありますか？

　タラ　はい、2回あります。1回はショッピングモールで、もう1回は公園でした。

　セラピスト　あなたは、その人たちを大騒ぎしている頭のおかしい人だと思いましたか？

　タラ　［笑いながら］いえいえ、思わなかったです。私はただ本当に具合が悪そうだなと思いました。助けようとしましたが、どちらのときもほかの人たちがすでに介抱していました。

　セラピスト　そのことをどう思いますか？

　タラ　理解できます。ほとんど人たちは批判的であるより、心配してくれるだろうと思います。

　セラピスト　それをどのくらい信じられますか？

　タラ　90％くらい、けっこう信じることができます。

　セラピスト　わかりました。スーパーでなにを買うのか、パニック発作がはじまったらどうするか、あなたの感情的な反応にまわりの人たちが悪く思うんじゃないかという不安にどう対処するかについて話し合いました。ほかになにか準備しておいたほうがいいことはありますか？

　タラ　もし明日の朝起きて、すごく調子が悪かったらどうしたらよいか。［間をおいて］最近、けっこう調子が悪かったから。それから家にひきこもっ

ていたくなって、どこにも行きたくなくなったらどうすればよいか。
［タラとセラピストは、朝起きて調子が悪いときに気持ちを落ち着かせる方法、それから嫌な気分であっても実験を実行する方法、そしてどうしても食品スーパーに行けなくなったときの予備の日程の調整について話し合った］

　この対話で、行動実験を行うために時間がかけていることに注目すべきである。まずセラピストは、彼女が出かける公共の場、行く時間、そこで買うものなど、実験の詳細を決めた。可能なかぎり綿密な計画を立て、クライエントが実験内容を正確に理解することが重要である。行動実験の計画が曖昧で大ざっぱだと、クライエントが生活の中のどこからが実験であるのかわからなくなることが多い。さらに、タラのセラピストが最悪のシナリオに対して具体的な対策を立てるよう促したことに注目すべきである。これは**脱破局化計画**（J. S. Beck, 2011）と呼ばれるもので、これによって最悪のシナリオにとらわれず、クライエントがなんとかなるという安心感をもてるように手助けする。さらにセラピストは、いちばん恐れていることが起きないか、起きたとしても効果的に対処できるか——この2つの予測がタラの負担になっていることに気づいた。そのため、この行動実験はなにが起こるかにかかわらず、タラの感情的ディストレスを維持している彼女の予測を検証できる「ウィン・ウィンな」シナリオだと思われる。最後に、セラピストはタラが行動実験の実行を妨げるかもしれない他の障壁を同定し、それらの障壁を乗り越える方法をブレインストーミングし、さらに予定どおりにできなかったときに実験を行う予備の日程を決めることで対話を終えた。

　行動実験は、クライエントがセッションの間に行う典型的なホームワークである。次のセッションでは、行動実験の報告とその結果とを照らし合わせて、クライエントの元の自動思考を慎重に評価することに時間を使うようアジェンダを設定することが重要である。クライエントはバランスのとれた反応をより自分のものにして、その後、彼女が類似の悪い事態の発生を予測した際にも参考にすることができる。

アプリケーション

　テクノロジーの発展によって、認知行動療法の実践は以前よりさらに簡便になった。本書執筆中も、クライエントがセッションの合間に認知行動療法のホームワークに取り組みやすくする新しい**アプリケーション**（以下、アプリ）が作成され、販売されている。App store で"CBT"と入力すると、多くの認知行動療法アプリを見ることができ、その多くは専門の認知行動療法家と協力して開発されたものである。認知再構成法は認知行動療法の中心的な技法であるので、これらのアプリの大半はクライエントの自動思考を記録し、その妥当性を検証して、バランスのとれた反応を記入するものである。もしクライエントがアプリを好まない場合、携帯電話のメモ機能を使って思考記録表とバランスのとれた反応を記録するか、ボイスレコーダーで記録することもできる。多くの周産期のクライエントにおいて、携帯電話やアプリ、メモ機能、ボイスレコーダーなどを使って認知再構成法の作業を記録することで、セッションとセッションの間でホームワークを行える確率がかなり高くなることが報告されている。

信念の認知再構成法

　前述したように、周産期の女性たちの多くは状況的自動思考の再構成から多くの助けを得て、治療目標を達成している。しかし、一部の女性たちは、親になる移行期の思考が、彼女たちの自己嫌悪、不信、または絶望感をより深くさせていることに気づく。なかには幼少期からの未解決の問題が根にあるものもある。このようなケースでは、クライエントは妊娠、出産という人生上のストレスのなかで、頭の中で活発化した役に立たない根底にある信念に支配されているという特徴をもっている可能性がある。彼女たちは状況的自動思考を見なおすスキルを獲得した後、今度は信念を見なおす技法から力を借りることができる。

●信念の同定

　信念を見なおすための第一歩は、信念を言葉にすることである。治療の開

始時に、ほとんどのクライエントは根底にある信念を明確にすることが困難であることに気づく。彼女たちはフィルターを通して世界の出来事を解釈するが、そうしたフィルターが活性化していることを完全には認識していない。クライエントは状況的自動思考で時間をかけて作業していきながら、根底にある信念の存在とその内容への気づきを高めていく。

根底にある信念を同定するには多くの戦略がある。多くのクライエントが長期にわたって彼女たちを悩ませてきた詳細な信念を自覚することができないことは確かであるが、セラピストはそれらについて彼女たちに直接質問することができる。根底にある信念を同定するもうひとつの方法は、クライエントが認知再構成法のスキルを身につけるにあたって同定した状況的自動思考を観察し、それらを特徴づけるテーマに敏感になることである。J. S. Beck（2011）の先駆的研究の影響を受けて、私（ウェンゼル）は根本的な信念を特徴づける4つの一般的なテーマを次のように考察する。**愛されない信念**とは、「私は拒否される」や「人々は私を好きではない」といった望ましくない感覚を反映する信念である。**敗者の信念**とは「私は無能です」「私はバカです」といった達成感の欠如を反映した信念である。**無力の信念**とは、「私は罠に嵌った」「私は無力だ」など、コントロールの欠如を反映する信念である。最後に、**無価値の信念**とは、これらの2つまたは3つの信念を横断することがしばしばあり、とくに強いレベルのネガティブな感情と関連している。無価値の信念の例としては「私はとるに足らない人間だ」「私は生きているに値しない」（Wenzel, 2013）が含まれる。

根底にある信念は、**矢印法**（D. D. Burns, 1980）と呼ばれる手法を用いて決定することもできる。認知行動療法家は、この戦略を使って、クライエントから報告された自動思考の根底にある意味について徹底的に掘り下げていくのである。セラピストが行動実験を行うかわりにタラとはじめた対話をみてみよう。

タラ　ええ、わかっています。以前だったら、気持ちを落ち着かせることができました。でも、次の外出時には感情を抑えられなくなりそうな**感じ**がします。

セラピスト　あなたが言うように感情を抑えられなくなるなら、それはいったいなにを意味するのでしょう？

タラ　[泣きながら]外出が、私にとってよくないということでしょう。

セラピスト　あなたにとってよくないというのは、あなたのどこがよくないという意味なのでしょうか？

タラ　私は決してここから出るつもりはないです。私はいつもみんなと違っているんです。

セラピスト　なにかが変わったということですね、あなたはみんなとは違う、と。これはどういう意味ですか？

タラ　[より激しく泣きながら]私はダメな母親なんです！　トーマスにはもっとまともな母親が必要です。彼は他のお母さんに育てられるべきです。

セラピスト　それはあなたが本当に思っていることですか？　自分がダメな母親で、トーマスが他の人に育てられたほうがいいと思います？

タラ　[うなずいて]今の感じでは、はい、としか答えられません。

最後になるが、上記の対話でも示されているように、クライエントが激しい感情を示すのは、なにか重大な信念を思いついたときである可能性が高い。セラピストが注意すべき兆候には、涙、目を合わせない、落ちつきのなさ、身構え、顔面の紅潮や赤面、声の大きさの変化が含まれる。

●信念の修正

われわれの目標は、クライエントが抱く過度に否定的で、役に立たない信念をより役に立つ、より健康的な信念に変えていくことである。したがって、クライエントが新しい信念に変わっていくことを確認することが重要になる。バランスのとれた反応と同様に、新しい信念はできるだけ信頼性のある、説得力のあることが重要である。「私はダメな人間だ」という信念をもっている人を考えてみよう。目標を達成できなかったという負の自分史をもつクライエントの信念を「私は成功者だ」と変えるのは現実的ではないかもしれない。しかしながら、ほとんどのクライエントは「私はまわりの人と同じくらいよくやっている」「私は善良な人間だ、いいところも悪いところも

あるけれど」といった信念を抱くことが可能である。本項では、過去の役に立たない信念からより役に立つ信念への変化をとげる戦略を提示する。

パイ図表

クライエントはしばしば自分をダメな人間であるとか、価値のない人間だとする全か無か思考に陥って、人生のある側面に自分の関心を集中させてしまい、自分の人生の中でうまくいっている他の側面を無視してしまう。これはとくに周産期の女性に当てはまる真実である。あたりまえのことだが、この期間の彼女たちは子どもの養育と世話に集中している。しかしながら、子育ての領域で認識された失敗はしばしば彼女たちが人生に失敗したという全領域まで浸潤することとなる。**パイ図表**は、クライエントが肯定的な信念をもつのに資する性格や役割を明確にするテクニックである。タラと同様に、ドナは自分が悪い母親であると信じ込み、それは自分が産後精神病を患っているためだと確信していた。彼女は治療にやってきたとき、ひとくくりに「私は悪い人間である」と語った。しかしながら、彼女が果たしている主な役割を円グラフで描いたところ、いくつかの領域で「役割を果たしている」ことがわかり、彼女は悪い人間であるという見方をあらためはじめた。

図表6.6はドナのパイ図表例である。彼女が人生で重要であると認識している5つの領域は、親であること、妻であること、親族にとって娘／姉であり、近しい友人であること、スピリチュアリティであった。ドナは最初にパイ図表を見たとき、親であるという領域では劣っていると確信した。彼女は妻であること、娘／姉であること、友人であることの領域でも自分を批判していたが、彼女はこれらの領域で100％劣っているわけではないことに気づくことができた。さらに、周産期ディストレスの期間、彼女は神のそばに位置し、スピリチュアリティを感じていた。彼女のパイ図表を完成させたあとで、セラピストはドナにこれらのデータに基づいて今でも自分を悪い人間であると思うかと尋ねた。ドナは、彼女がよい母親になるにはまだまだ時間がかかると思うと答えたが、自分には価値ある役割を果たしている人生領域があることを認めた。こうして、彼女は自分が「悪い人間」であるとひとくくりに断言することはなくなった。「エビデンス」に基づいて、彼女は「私は

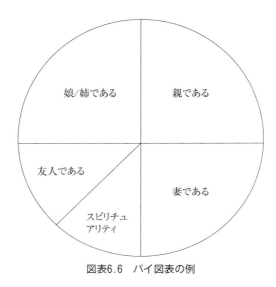

図表6.6 パイ図表の例

進歩している」という、よりバランスのとれた信念を構築した。

　次に、ドナと彼女のセラピストは、よき母、よき妻、よき娘／姉、よき友人でありたいという彼女の価値観により合致しうる特定の行動のリストを作成し、次のセッションまでにこれらの行動うちひとつを実行するように彼女にすすめた。この介入の目標は、ドナにとって最も大切な価値と役割（すなわち良識ある人間でありたい）と合致するやり方で行動をはじめることであった。この行動を進めれば進めるほど、彼女は自分の根底にある信念を「私は悪い人間である」から「私は良識のある人間だ」へ変えていくであろう。

エビデンス記録

　エビデンス記録（Evidence Log）を使って、クライエントはより役に立つ新しい根底にある信念を支えるエビデンスを跡づけることができる。クライエントはたった1枚の用紙（またはスマートフォンのメモ帳）を使って簡単に新しい信念を支える箇条書きのエビデンスリストの作成にとりかかる。しかしながら、このエクササイズは見た目ほど単純ではない。ほとんどのクライエントは新しい信念を支えるほとんどのエビデンスをしりぞける傾向があ

る。したがって、エビデンス記録に同意するクライエントと一緒に取り組むセラピストは、クライエントが見過ごしている新しい信念を支えるエビデンスを注意深く把握しながら、そのセッションより前の週の出来事を徹底的にチェックしなければならない。さらにセラピストは、新しい信念を支えるエビデンスを過去にさかのぼって探さねばならないが、クライエントは現在とは関係ないと考えてしりぞける。例えば、ドナの幼少期に父親が亡くなった後、彼女は妹2人を育てるために母親を助けたが、このことは彼女がよき娘であり、よき姉であるという考えることに貢献している。しかし、彼女が最初に治療に現れたとき、彼女は、それはずっと前のことでエビデンス記録には「カウントされない」と確信していた。

　クライエントがエビデンス記録を数週間にわたってとりつづけると、通常、彼女たちはセラピストの助けを借りながら、新しい信念を支えるエビデンスが優勢であることを見出す。エビデンスが蓄積され、目に見える形で箇条書きされると、新しい信念への反論はますます困難になる。エビデンス記録に取り組むときにひとつ考慮すべき点は、先に状況的自動思考の再構成で言及したように、それを便利な場所におくことである。クライエントがテクノロジーに精通している場合は、得られたエビデンスをすぐに追加できるように、スマートフォンやアクセスが容易な別の電子ファイルにエビデンスを残すことが推奨される。

　ドナは4週間の治療期間中にエビデンスを記録していた際、自分が良識ある人間であるという考えを支持するエビデンスの量にショックを受けた。彼女は自分の娘の育児で行ったすべてのことを記録し、自分をもっとほめてよい存在であることに気づいた。同様に彼女は、夫からの肯定的なコメントを記録し、自分が妻として失格でないことに気づいた。彼女のよりバランスのとれた見方は、妻も夫もどちらも悪戦苦闘していたが、しかしチーム一丸となって親になろうとしていたことを見出した。さらに彼女は、ボーイフレンドとのつらい別れを経験した妹の電話に1日約1時間を割いたという事実を書き留め忘れたことに気づいた。ドナは、自分の母は彼女から多くのものを奪っているのではないかと疑いつづけていたが、彼女は母がおばあちゃんになりたいと念願していたこと、そして母がその役割を楽しんでいたことに気

づいた。彼女はまた、最初にパイ図表を作成したときに重要な項目と定義すらしなかった方法、週1回年取ったおばあちゃんのもとに娘を連れていくという方法で、自分の家族に貢献していたことを認めだした。最近では、苦労をたくさん経験した従弟の妻のためにアルコールアノニマス（AA）の後援者となった。さらに、彼女はアイデンティティに深く関わり、よい影響をもたらすとみなしてきた教会での活動をすべて記録した。そしてかつて考えていたよりも、自分が精神的コミュニティにおいて重要な存在となっていることに気づいた。

　4週間のエビデンス記録を通じて、ドナは自分にいかに厳しかったかを理解した。自分が悪い人間であるという信念の反証に加えて、彼女が高レベルで機能していたため、治療で訴えていた恐怖（自分は産後精神病ではないか）はもはやありえないことに気づいたのである。4週間後、彼女はより健康な新しい信念をすぐに採用し、エビデンスの記録作業を終えた。しかしその後数カ月間、古い信念が活性化しはじめていると感じるたびに、リストを見なおすことはあった。

認知の連続体

　認知の連続体（Cognitive Continuum）は、「私はダメな人間だ」「私には価値がない」（J. S. Beck, 2011）といった全か無かの信念を対象とする信念の修正戦略である。この戦略を使用する認知行動療法家は、極端な反対意見の連続線を描き、クライエントに彼女たちが連続線のどの位置にいるかを評価するように求める。これまでみてきたように、産後クライエントの多くは自分たちを悪い母親であると信じているため、認知の連続体戦略を適用するセラピストは、水平線を描き、一方に「0％：悪い母親」、もう一方に「100％：よい母親」と書く。クライエントが絶望感に苦しんでいるときには、ほとんどが0％、10％といった線上の非常に悪い位置にあると評価する。しかし、セラピストは導かれた発見の質問技法を用いて、すべての母親のなかで彼女がどこにいるのかについてクライエントがじっくりと考えるよう促す。自分が悪い母親だという信念に苦しんでいたライラとの対話をみてみよう。

セラピスト 考えられる最高の母親像を100％、最悪の母親像を０％として、母親というものを１本の線で考えてみましょう。［１本の線を引き、ライラに鉛筆をわたす］あなたがいる場所を線上に示してください。

ライラ 自分で評価するんですか？ 私は０％です。疑問の余地はないわ。私は最悪よ。

セラピスト ［０％のところにライラの名前を書く］わかりました、ここからはじめましょう。でも、あなたが０％が事実だとする前に、母親である人がいっぱい集まったプールを思い浮かべてみてください。あなたが自分自身に厳しくしないでよいことを確認するためです。

ライラ 正直に言います。私が知っている母親全員が私よりもよい母親です。

セラピスト あなたが知っている最高の母親は誰ですか？

ライラ 私の義理の姉ダウンです。

セラピスト ［100％の下にダウンと書く］では、ダウンをあなたが知っている最高の母親とするのはどうしてですか？

ライラ 彼女は４人の子どものためになんでもします。そして、いつも笑顔です。誰もが彼女は聖人だと言います、彼女は四六時中働いている私の兄と結婚しているんだから、特別よ、まわりにこのような人はひとりもいません。

セラピスト あなた自身以外に、あなたがよい母親ではないという人はいますか？

ライラ うーん……［考えながら］ああ、高校からの友達モーリーンがそうかもしれない。

セラピスト あなたは彼女のどこをよい母親ではないと見ていますか？

ライラ 彼女は本当にたくさんのトラブルに抱えています。彼女には父親の違う３人の子どもがいて、彼女のボーイフレンドは彼女を殴ります。モーリーンも、ボーイフレンドも酒飲みです。私の母は、彼女が児童保護サービスを訪ねたと話していました。

セラピスト では、あなたは児童保護サービスを訪ねたことがありますか？

ライラ　［ためらいがちに］ええと……ありません。
　セラピスト　ジャックの世話をしているときにあなたはお酒を飲むことがありますか？
　ライラ　いいえ、私は妊娠する前からまったくお酒を飲んでいません。
　セラピスト　それじゃあ、あなたは０％ではいけないのでは？
　ライラ　そうね……私はモーリーンの上でないといけないと思う。おそらく彼女は０％で、私を１％にできますか？
　セラピスト　はい、できます。でも、そうする前に、モーリーンよりも子育てあるいは子どもたちにとってさらに問題がある人がいるかどうか確かめましょう。言い換えれば、モーリーンは本当に０％でいいかしら？
　ライラ　そうは思いません。だって、産んだ赤ちゃんをゴミ箱に捨ててしまう女性がいるでしょう、ありえますか？　子どもを授かった母親が命を永久に奪ってしまうなんて。［間をおいて］ある女性の記事、その女性はすでに亡くなっているけれど、その女性の子どもたちが彼女が行った虐待のすべてを書いた記事をちょうど読んだところです。
　セラピスト　点数を見なおしてみましょうか？
　ライラ　ええ、見なおすべきだと思います。
［ライラとセラピストは、彼女が悪い母親としたすべての人々を評価する。彼女はその後、モーリーンを10％まで移動させ、彼女は自分自身を20％まで移動させた］
　セラピスト　これらの点数に基づくと、あなたが最悪の母親であるとひきつづき結論づけることはできますか？
　ライラ　いいえ、そうは思いません。虐待したり、子どもが死ぬまで放置したりする人々を含むのならば、そうではありません。
　セラピスト　あなたはまだあなたが悪い母親であると結論できますか？
　ライラ　はい、それはまだ正しいと思います。20％の位置にいることはすばらしいことではまったくありませんから。
　セラピスト　［自分を20％だと評価するライラを支えつづけるかどうか考えながら］気になりますね、スケールの真ん中にいるのは誰だろう？　50％は。
　ライラ　［考えて］それは従妹のルアンだと思います。
　セラピスト　［50％の下にルアンと書く］では、彼女が真ん中にいるのはど

うしてですか？

ライラ　彼女の娘はちょうど1歳になりました。ルアンも私のように産後のうつがあったのです。それは彼女にとって本当の闘いでした。でも、私は彼女が本当に娘を愛していることを知っています。彼女の娘は元気なようです。

セラピスト　あなたが今言ったことを書き写す時間をつくりましょう。ルアンとあなたとの違いはなんですか？　なにが彼女を50％、あなたを20％にするのでしょうか？

ライラ　そうね、彼女はとうとう仕事に復帰しました。私は仕事に戻ることさえできていません。

セラピスト　彼女がやっていないことで、あなたがうまくやっていることはなにかありませんか？

ライラ　いいえ、なにもありません。[間をおいて] ああ、なにかありそうです。彼女が最悪の状態にあったとき、誰かがフルタイムで赤ちゃんの世話をしなければなりませんでした。彼女はそれほど悪かったのです。実際、娘が生後4カ月になるまで、彼女は娘と触れ合うことさえできなかったのです。

セラピスト　あなたのために誰かがジャックを世話しなければならなかったことはありますが？

ライラ　いいえ、私はすべて自分でやりました。信じてほしいのですが、親族が入り込んで、息子の世話をしてもらいたくありません。

セラピスト　赤ちゃんと触れ合ったのはいつですか？

ライラ　ああ、生まれたそのときです。実際は、生まれる前から。あの子は私を支えてくれる唯一の存在なの。

セラピスト　[椅子に座りなおして] あなたが今言ったことに照らして、20％という数字を修正したほうがいいのでは？

ライラ　[ため息ついて] ええ、私がどうして50％にすべきかがわかります。

セラピスト　あなたが次に自分を悪い母親、世界で最悪の母親とみなそうとする道に進んでいくとしたら、あなたは自分自身になんと言いますか？

ライラ　子ども世話をまったくしない人たちや子どもを虐待する人たちがいることを忘れてはいけないし、私は自分が完璧ではないことも知っていますが、現にできるかぎりのものを息子に捧げています。
　セラピスト　それを認めたとき、あなたの気分の落ち込みはどうなりますか？
　ライラ　ずっとよくなります。

　戦略は展開するまでに時間がかかることに注意してほしい。クライエントは通常、簡単に点数を変更しない。彼女たちが自分にきびしすぎることや、自分を認めていないことに気づくのは、他の人たちと自分を慎重に比較検討したあとである。セラピストが認知の連続体を実践する際は、特定の事実に基づいて点数づけが行われるように点数の根拠となる特定の行動を明らかにするように、一般論やステレオタイプもしくは事実の部分的解釈によって点数づけが行われないように気をつけなければならない。

まるで〇〇のように行動する

　まるで〇〇のように行動する（acting as if）とは、適応的行動が重要な認知的変化を促進しうるという仮説に基礎をおいた信念の修正戦略のことである（J. S. Beck, 2011）。それは、まるでクライエントが自分の行動に導かれるかのように、彼女の心が従うというものである。クライエントの多くは気分がよくなって、考え方が変わらないと、適応的行動など実践できないと訴える。そこで、まるで〇〇のように行動することは、クライエントが気分に依存せず、より適応的で効果的な方法で行動することを促す。そしてこの技法は、彼女たちがよい選択をし、成功し、より有用な信念体系に従って行動できるという重要なエビデンスを提供する。

　例えば、タラは、彼女が悪い母親であるという彼女の信念に焦点を当てたことで、子育てスキルに自信を失い、躊躇し、一時的な安心感を求めるようになったことを見出した。タラの行動反応は、彼女が悪い母親であるという彼女の信念を単純に強めた。彼女のセラピストは、彼女が"まるで"自信に満ちた、人目を引く母親であるかのように行動することを提案した。タラと

セラピストは、自信に満ち、人目を引くような母親であればするであろう行動として、（これまでむしろ避けられてきた）毎日赤ちゃんを連れて出かけたり、店先やヨガのクラスで新しい母親と友好的な方法で会話することなどを含めた、アウトラインを描くことにセッションの時間を使い、課題を行う際に他の母親にアドバイスを求めないことや、赤ちゃんが他の人の前で騒がしくしてもおおげさに謝らないことまで話し合った。タラは（行動実験と同じ心持ちで）ホームワークでこれらの行動を実験することに同意した。彼女が次のセッションに戻ったとき、彼女は抑うつと不安のレベルが出産後、最も低いレベルまで低減したと報告した。セラピストが彼女にこのようによい評価につながった要因を彼女に尋ねたところ、タラは赤ちゃんと一緒にいることがこんなに能力を発揮するものかと自分でもおどろいたと答えた。ひとりの新米の母親がタラに近づいてきて、どうやったらそれほどいともたやすく赤ちゃんの世話ができるのか尋ね、この母親も悪戦苦闘しており、タラが「同じ経験をしたものどうしだ」ということに気づいたのであった。タラは2つの結論を引き出した：(a)自分は少なくとも十分な能力をもった母親である、(b)健康な信念に合致した行動をすることは、たとえ自分が常にそう感じていたり、それが自分に当てはまると信じていなくても、自尊感情の改善と不安と抑うつの減少に関係している。

まとめ

　認知再構成法は、生活環境を可能なかぎり正確かつ有益なものとして展望し、人生の悪い側面がどんなときに起こっているのかを細かいところにとらわれずに「全体像」(big picture) に焦点を当てながら、クライエントが感情的ディストレスの軽減に役立てる強力なツールである。しかし、認知再構成法は単純な肯定的思考とは異なるものである。認知再構成法を実施するセラピストは、人生はうまく運ばないということを認識させつつも、クライエントが自分の強みや能力、そして過去の成功体験を認めながら自分の思考を正確でバランスのとれたものにするツールを身につけることを手助けする。
　本章では、周産期の女性がホームワークで認知再構成をこころみるときに

経験する障壁を同定した。それは、彼女たちが自分の思考やバランスのとれた反応を体系的に追跡する時間とエネルギーをもっていないということである。われわれの経験では、周産期の女性が認知再構成法をこころみようとする際、もう２つ障壁がある。１つは、彼女たちが精神的に打ちのめされ、睡眠不足の状態であるという「当たりまえ」の問題である。ここでは、第８章で説明する情動コーピングスキルとコーピングカードのような集中力を要しない単純な認知再構成ツールの併用を推奨する。第８章で詳しく説明するように、情動コーピングスキルは、周産期のクライエントを中心にして、心をおだやかにし、興奮を抑え、他の認知行動療法ツールを利用するのに役立つ。著者のひとり（ウェンゼル）はこれを「ワンツーパンチ」と呼んでいる。まずはじめに情動的コーピングスキルであり、次にコーピングカードなど認知行動療法のツールの活用である。

　周産期の女性に認知再構成法に取り組んでもらう際の第２の障壁は、出産が女性とっておそらく人生で最大の意味をもつ重要なライフイベントであり、ここで悪いことがあれば、人生で最も悲惨な経験になるだろうと予測され、認知再構成法に取り組むには彼女たちの不安があまりにも強すぎるということである。したがって、彼女たちは健康な子どもを出産してはじめてやわらげることができる心配のパターンにとりつかれつづける。例えば、はじめて妊娠を経験した１人の女性は、妊娠初期に実施した一連のスクリーニング検査の結果が陰性で、胎児の発達に障害がある確率はほとんどないことを認識していたが、彼女がセラピーを受けにきたときは、"もしかしたら"という考えに飲み込まれていた。セラピストが万一のことが起こっても脱破局化できるように介入したり（例えば、障害をもつ人々も生活を豊かにできるなどポジティブなことに焦点を当てる）、不確かさを許容することの利点を考慮した適切な認知的介入を行ったとき、その女性は障害の可能性に脅え、妊娠第３期で胎児の障害についてはなにもできないという事実があるにもかかわらず、手を挙げ、首を横に振り、「警戒心を解いてしまった」自分を責めるばかりであった。このような女性にとって、支持的であることと情動コーピングスキルはそのような不安に耐えることができる技法のすべてであるかもしれない。強力な治療関係があれば、出産後に認知行動療法を再開し、より

脅威の少ない状況で、この不確実性への不耐性の問題に取り組める可能性も高まる。

　認知行動療法家が認知再構成法を達成するために使用する特定の技法のいかんにかかわらず、全体の目的は、健康的な認知の習慣が生涯つづくことにある。彼女たちは短期間で感情的ディストレスから解放されるだろう。しかし、再発を防ぐためには、クライエントが適確さとバランスを保って、ストレッサー、困難、失望に絶え間なくアプローチする方法を上達させることが重要である。したがって、認知再構成法を用いるセラピストは、クライエントが治療セッション内で話し合えなかった状況や、治療終了後に起こりうる状況にも、スキルを応用して確実に使えるようにすることが大切である。

訳：片柳章子（国立精神・神経医療研究センター認知行動療法センター）
　　紺谷恵子（国立精神・神経医療研究センター認知行動療法センター）
　　牧野みゆき（国立精神・神経医療研究センター認知行動療法センター）

第7章
周産期のうつへの行動的介入
Behavioral Interventions for Perinatal Depression

　臨床家であれば誰もが知っているように、うつに苦しんでいるクライエントはそれを耐えがたいと感じている。彼らにはエネルギーが不足している。彼らには意欲が欠けている。彼らはふだんどおりに活動しようとするが興味をもてず、以前は楽しいと感じていたものから楽しさを感じることができないことに気づく。結果として彼らは孤立し、ものごとを先延ばしにする。やらなければならない課題が積み重なれば重なるほど、抑うつを抱えるクライエントは打ちひしがれ、落胆し、絶望する。

　これらの抑うつの行動面への影響はとくに周産期の女性にはっきりと現れる。通常妊娠第1期にある妊婦は受胎によって生じるホルモンの増加に体が順応していく過程で疲労感を訴えることが多い。妊娠第3期にある妊婦は以前持ち歩いていたものよりもずっと多くのものを持ち歩いているような疲労感をしばしば訴えるようになる。そして外出に支障が生じる。産後の女性は、夜に何度も起きて赤ちゃんの世話をすることで、頻繁に自分の睡眠が中断される。言い換えると、妊娠中と産後は、身体への負担のせいでエネルギーが不足し、ふだんの活動に困難を抱えることが避けられない時期なのである。それらの負担が抑うつと重なるとき、その影響は非常に大きなものになりうる。したがって、抑うつ状態のクライエントは、彼女たちの生活をより活動的にしうることに役立つ戦略的なアプローチを希求している。

　行動活性化（behavioral activation）は、抑うつ状態のクライエントが自身の生活をより積極的に送り、回避と先延ばしのパターンに打ち勝つことを手助けする一連の技法である。そして、行動活性化は抑うつに対する独立した行動的技法として発展し（Addis, & Martell, 2004; Martell, Addis, & Jacobson,

2001)、(前章で述べた認知再構成法を含む)さまざまな治療技法がパッケージされた認知行動療法と同等の有効性をもつという研究が一貫して示されている (Dimidjian et al., 2006; Jacobson et al., 1996)。しかしながら、行動活性化の基本的な技法の多くには、うつ病に対する認知行動療法が開発された初期からの技法が含まれ (例えば A. T. Beck et al., 1979)、また現代の認知行動療法アプローチは Jacobson, Addis, & Martell による研究の根底にある戦略的な原理をとくに強調する (例えば J. S. Beck, 2011; Wenzel, 2013; Wenzel et al., 2011)。このように、行動活性化は、抑うつ状態のクライエントをそれ単独で支援したり、より幅広い認知行動療法のパッケージの一部として支援する。後者の場合、セラピストはクライエントごとに概念化を行い、クライエントの活動性が低い生活のせいで正の強化子が不足し、抑うつを維持、強化していると考えられる場合、行動活性化を選択する。本章では、行動活性化のアプローチについて述べる。

行動活性化の技法

●取り組みを増大させる

　中等度から重度の抑うつを抱えるクライエントに対して認知行動療家がよく選択する最初のステップは、クライエントが周囲の環境に積極的に関わることを手助けすることである。しかしながら、このステップを達成するためには、認知行動療法家は抑うつ状態にあるクライエントがどのように時間を過ごしているのかを知る必要がある。一般的な認知行動療法のプロセスでは、セラピストはクライエントに**活動モニタリング** (activity monitoring) を行うよう求める。これは、セッションとセッションの間の数日間、クライエントが 1 日の時間をどのように過ごしているのかを観察することである (J. S. Beck, 2011)。クライエントは一般的に**活動日誌** (activity log) と呼ばれる表に活動を記録する：活動ごとに、(a)その活動から達成感を得た程度 (0 点＝まったく達成感が得られない；10 点＝考えられるなかで最も多くの達成感)；(b)活動から喜びを感じた程度 (0 点＝まったく喜びがない；10 点＝考えられるなかで最も多くの喜び) という 2 項目を評価する。1 日の終わりには、全体

的な抑うつレベル（0点＝まったく抑うつを感じない；10点＝考えられるなかで最も強い抑うつ）を評価する。ほとんどのクライエントは、彼女たちが感じた達成感や喜びの評価と抑うつの評価との間にある逆相関に気づく。言い換えると、通常、達成感や喜びを得られる活動に取り組めば取り組むほど、抑うつが低減するということにクライエントは気づく。

　幼い子どもを抱える女性、とくに赤ちゃんの世話をする産後の女性や、そのなかには赤ちゃんの他にも1人以上の幼い子どもを育てている人もいるだろうが、こうした女性にとって、活動を記録することが簡単でないのは想像に難くない。活動モニタリングがその後の行動活性化の介入を進めるうえで重要なデータをもたらすといっても、活動したことを毎時間記録するのは面倒なことである。活動を記録することを覚えていられない人もいれば、子育てに頭がいっぱいで"To Do（すること）"リストに他のやるべきことを加えることができない女性もいる。さらに高い意欲をもっていても、活動やそれに対する評価を記録するか、子どもが寝ている間に昼寝するかの選択を迫られたとき、当然ながら彼女たちは後者を選択する。

　一方、どのように時間を過ごしたかについて、クライエントの記憶に頼らないことも大切である。記憶というものは変わりやすく、それまでの日々をどのように過ごしたかを振り返っても、活動から得られた達成感や喜びと結びついた感覚を正確に報告することは誰にとっても難しいことであり、とりわけ睡眠が不足しがちな産後の女性にとってはそうである。他方で、周産期の女性と協働作業を行うセラピストは、前向きデータ（prospective data）をクライエントの過剰な負担にならない形で集めることができる方法を創造力をもって考え出す必要がある。

　創造的な方法はたくさんある。タラのセラピストは、タラが自分がよい母親であるかどうかとか、夫や息子のために自分がいないほうがいいのではないかという反芻に何時間も費やし、その結果、抑うつや不安が増大したという訴えに基づいて、行動活性化がタラには役立つと考えた。セラピストは、より達成感をもたらす活動に取り組めば、タラが母親として、妻としての多くのことを自分が担っていると認めはじめるだろうと予測した。タラは活動を記録したいと思ったが、それらを丁寧に用紙に記録しようとは思わず、息

第7章　周産期のうつへの行動的介入　147

子が夜泣きするから、彼女は息子をほとんどいつも抱っこしていたと報告した。そのかわりとして、1日のうちあらかじめ決められた（スマートフォンのアラームで気づくことができる）8つの時刻になにをしていたか記録するために、彼女はスマートフォンの音声録音機能を用いた。彼女は今なにをしているか、そのときの達成感の点数、そして喜びの点数を音声入力した。1日の終わりには、タラは全般的な抑うつレベルを音声入力した。次のセッションで、彼女はセラピストに録音データを流し、セラピストは表に記録をし、そして2人はタラの評点パターンを検討した。図表7.1は、セラピストがタラを手伝いながら得た記録の一例である。

　ライラは何度も点数づけすることに単純に困難を感じていた。協働の精神をもって、ライラとセラピストは評価方法について話し合い、達成感と喜びの点数づけを省略するという思慮深い決断をした。ライラは日中のほとんどを寝て過ごしていたため、セラピストは、日中行った活動の合計数と全体的な気分との間のシンプルな関係を示すことはその後の行動活性化の文脈によい影響を与えるだろうと仮定した。セラピストはまた、できるだけ単純な記録用紙を作ることでライラがホームワークで記録をとる可能性があるのではないかと考えた。こうして、ライラとセラピストはセッション中に協働してホームワークで取り組めるような活動を増していった。セラピストは、ライラはある特定の日に活動を行ったときはいつでも簡単にチェックし、その日の終わりに気分を評価することができるようなフォーマットを開発した。図表7.2は、こうして修正された「活動日誌」の例である。このフォーマットを用いて、彼女は実際に次のセッションまでの間に、活動モニタリングを完成させることができた。

　活動モニタリングのプロセスの簡略化には以下のような他の方法もある。

・クライエントに次のセッションまでのすべての日の活動やそれに対する評価を記録させるよりも、代表的な日を3日選ぶことができるようにする。ただし、この選択を行ったクライエントは平日2日と週末1日の活動を記録するようにすべきである。
・クライエントの配偶者やパートナーに活動記録を手伝ってもらうことが

	木	金	土	日	月	火	水
時刻1	トーマスに授乳 A=3 P=4	座って考えごと A=0 P=0	朝食後の片づけ A=4 P=0	トーマスに授乳 A=2 P=4	洗濯 A=5 P=1	トーマスに授乳 A=5 A=6	座って考えごと A=0 P=0
時刻2	ヨガ A=2 P=4	散歩 A=1 P=7	用事をすませる A=4 P=0	教会に行く A=1 P=3	散歩 A=3 P=8	ヨガ A=3 P=6	座って考えごと A=0 P=0
時刻3	母と電話で話す A=0 P=3	トーマスに授乳 A=3 P=5	テレビ A=0 P=4	教会から帰る A=0 P=0	近所の人と話す A=1 P=8	テレビ A=0 P=4	トーマスに授乳 A=1 P=2
時刻4	昼食 A=0 P=2	モップがけ A=5 P=6	ベビー用品をネットで買う A=0 P=0	座って考えごと A=0 P=0	昼食 A=2 P=6	昼食 A=2 P=5	母親と電話で話す A=0 P=2
時刻5	座って考えごと A=0 P=0	もう一度散歩 A=5 P=5	トーマスに授乳 A=2 P=4	座って考えごと A=0 P=0	トーマスとプールに行く A=6 P=9	散歩 A=4 P=7	座って考えごと A=0 P=0
時刻6	夕食を作る A=5 P=1	テイクアウトものを食べる A=0 P=6	夕食を作る A=5 P=5	座って夫が夕食を作るのを待つ A=0 P=0	夕食を作る A=7 P=7	夕食を作る A=6 P=5	座って考えごと A=0 P=0
時刻7	夫と話す A=1 P=3	トーマスの腹ばい練習 A=7 P=5	妹を訪ねる A=1 P=0	トーマスの部屋の片づけ A=2 P=0	夫とトーマスと過ごす A=1 P=10	トーマスとベビージムで遊ぶ A=3 P=7	夫と口論 A=0 P=0
時刻8	トーマスを風呂に入れる A=3 P=3	トーマスにために歌ってあげる A=2 P=7	トーマスに授乳 A=3 P=5	トーマスを風呂に入れる A=2 P=2	支払いをすませる A=5 P=1	テレビ A=0 P=5	トーマスに授乳 A=1 P=1
抑うつ	7	4	5	8	3	4	8

図表7.1 タラの活動日誌

注：Aは達成感の評点（0点は達成感なし・10点は最高の達成感）、Pは喜びの評点（0点は喜びなし・10点は最高の喜び）。抑うつ0点は抑うつ感なし、抑うつ10点は最悪の抑うつ。

できる。例えば、配偶者やパートナーは、1日の決められた時間に活動日誌への書き込みを手伝ってくれるかもしれない。あるいは可能な範囲で、配偶者やパートナーはクライエントがどのように時間を過ごしたかについて、第三者の見解を述べるためにセッションに参加することがあるかもし

活動	水	木	金	土	日	月	火
ジャックへの授乳	×	×	×	×	×	×	×
シャワーを浴びる	×			×	×		
ジャックを連れ近所を散歩				×		×	
食器洗い		×		×		×	
居間の整理							
家族や友人に電話	×	×		×		×	×
子どもの遊びの会に参加		×					
図書館で開催される「ママと私」教室のおはなし会に参加					×		
食事の準備	×				×		×
ジャックと腹ばい練習	×						×
小説を1章読む		×			×		
ジャックをお風呂へ入れる	×	×	×	×	×	×	×
全体的な抑うつ水準 0＝抑うつ感なし　10＝最もひどい抑うつ	5	7	9	4	6	8	7

図表7.2　ライラの修正された活動日誌

れない。

・スマートフォンやタブレットのアプリケーション（アプリ）を使う。第6章で述べたように、本書執筆の時点で、たくさんの認知行動療法のアプリ（例えば"MoodKit for iphone"）が市場に出ている。それらの多くは他の認知行動的戦略に加え、活動を追跡する機能を含んでいる。

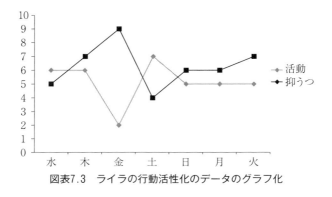

図表7.3　ライラの行動活性化のデータのグラフ化

　先に述べたように、活動モニタリングの目的は、行動活性化による介入を行うための特定のターゲットを同定することである。したがって、活動モニタリングを終えたら、その後のセッションにおいて、エクササイズから気づいたことについて話し合うことに時間を費やすことが重要である。クライエントが自身の気分と活動レベルが関連するという行動原理をしっかりと内在化するためには、セラピストから導き出すのではなく、最初にクライエント自身が考えたことを導いたり、明確に表現したりできるような時間を与えることが非常に重要である。活動モニタリングで得られたデータをわかりやすくまとめるには、データをグラフで表して解釈するのもひとつの方法である。図表7.3はライラが努力して活動モニタリングに取り組んだ結果を示している。このグラフは、多くの場合、彼女がほとんど活動を行っていないときに抑うつがより悪化していることをはっきりと説明している。タラがスマートフォンに達成感や喜びの点数を記録したように、クライエントがより詳細に評価を行ったときは、セラピストは毎日の達成感や喜びの点数を単純に平均し、グラフ上に3つの線を描くことができる。3つの線はそれぞれ達成感、喜び、抑うつの点数の平均である。予測されるパターンは、達成感と喜びの平均点と、日々の抑うつの得点との間の逆相関関係である。

　こうした情報に基づいて、認知行動療法家はクライエントとともに**活動スケジューリング**（activity scheduling）を行う。活動スケジューリングとは文字通り気分を高めるだろうと予測される活動をもとにスケジュールを立てる

ことである。セラピストはクライエントとともに達成感や喜びをもたらす可能性のある活動を同定し、いつこれらの活動を取り組むかを話し合っていく。従来からの認知行動療法では、セラピストは、クライエントが取り組みたいと思っている達成感や喜びをもたらす活動を活動日誌の時間割のなかに書き入れさせる。1週間にわたって、計画した活動だけでなく、クライエントが取り組んだ他の活動、それから得られる達成感と喜びの評価、1日の終わりの全体的な抑うつの評価を記録してもらい、それによって計画した活動に取り組んだかどうかを確認できるようになっている。

　周産期のクライエントに対しては、このような従来の手続きを修正することをおすすめする。活動モニタリングの議論のなかでみてきたとおり、周産期の女性にとって、取り組むすべての活動を記録し、達成感と喜びを評価することは困難である。さらに、乳幼児を抱える女性は、体力や睡眠がどの程度必要かを予測することが難しいだけでなく、幼い子どもの予測できない行動や子どもからの要求によって、時間を決めた活動スケジュールをこなすことがほぼ不可能であるというさらなる現実に直面する。したがって、周産期のクライエントの助けとなりうるのは、クライエントがとくに喜びと感じるであろう活動や、とくに達成感に結びつくであろう活動を2〜3つ選ぶことである。そして、もしクライエントが当初設定した時間の枠内でその活動を行えないときのために"バックアッププラン（代替案）"を設定して、クライエントが活動に取り組む大まかな時間帯（例：木曜日の朝、土曜日の午後）を決めるといった"柔軟なスケジューリング"を用いることもできる。"バックアッププラン"の他の方法としては、設定した時間に選択することができる活動をいくつか考えてリストを作っておくことである。それによって、ある特定の要因で活動が妨げられても、活動を成し遂げることができる。例えばタラは、新しいジョギング用ベビーカーを使って走ることを計画に入れたいと考えていた。しかしながら、屋外で走ることは天候に左右される。結果として彼女は、活動を予定していた時間に選択できるものから予想される達成感や喜びのレベルがすべて同じである3つの活動を決定し、天候や前夜の睡眠量に沿って選択するようにした。

　クライエントが活動スケジューリングを行う際、認知行動療法家は、1日

を振り返って全体的な抑うつの評価を求めるとともに、活動から得られる実際の達成感と喜びを評価するようクライエントに求める。そして、クライエントが達成感や喜びに結びつくような活動に取り組めば取り組むほど、前のセッションよりも抑うつの平均点が改善することをクライエントが気づくようになることが望ましい。そうすると、数週間のうちに、自然とクライエントはより多くの活動をスケジュールに加えることができるようになる。ほとんどのクライエント、とくに周産期のクライエントは、過度のスケジューリングに圧倒される感覚をもつため、活動スケジュールは合理的かつバランスのとれたものであることが重要である。時間の経過とともに、最も気分を高めるであろう活動は日々の習慣となり、クライエントの生活の中で自然なものとなっていく。

　活動スケジューリングは、行動活性化に必要不可欠な技法であるが、これまで説明してきたとおりに活動モニタリングや活動スケジューリングをうまく進められる例は少ない。多くのクライエントにとって活動モニタリングや活動スケジューリングを実践することはかなり難しい。なぜなら、クライエントに深く根づいている行動パターンから離れることを積極的に要求するためである。次に、セラピストとクライエントが活動モニタリングや活動スケジューリングのなかで経験するいくつかの障壁やそれらの障壁を乗り越える方法を説明する。

クライエントがホームワークに取り組まない場合

　認知行動療法家はしばしばクライエントが活動モニタリングを記録しない、あるいは計画した活動を実行しないという事態に遭遇する。こうした場合、セラピストは、ホームワークが行われない要因を徹底的に検討しなければならない。例えば周産期のクライエントの多くは、抑うつがひどく、打ちのめされて、活動日誌を記録できないと訴える。もしクライエントのニーズに合うように練習内容を修正した後でさえホームワークを行わない状態がつづくならば、クライエントの症状を緩和させるために、追加の介入を検討すべきである。薬物療法の内容が妥当かどうか判断するために、主治医と薬物療法の相談をすることは、クライエントにとって助けになるかもしれない。

またクライエントはホームワークを試みる前に自分を心地よくする技法（第8章）を学ぶ必要があるほど動揺しているかもしれない。活動モニタリングや活動スケジューリングのようなより複雑なエクササイズに取り組むにあたっては、まず気分の落ち込みに関係しなさそうな活動をひとつ、もしくはなにか特別な活動を生活に組み入れることがクライエントの役に立つかもしれない。

　また、エクササイズについてアンビバレントな感情や態度をもつためにホームワークをやりとげないクライエントもいる。彼女たちは絶望しているので、なにごとも変化をもたらすとは思えないのである。あるいは、ホームワークへの取り組む意欲をもち、活動モニタリングや活動スケジューリングの利益を最大化するために必要な努力をしようと思える変化の活動段階にまだ達していないのかもしれない。これらの障壁に遭遇したセラピストは、クライエントの内的体験やアンビバレンスをよりじょうずに感じとり、治療関係を育み、クライエントが変化を受け入れるのに役立つような聞き返し（reflective questions）を戦略的に行うために、動機づけ面接の原則（Miller, & Rollnick, 2013; Westra, 2012）を用いることを考慮できる。また、活動性の低下と気分の落ち込みとの関連をクライエントが理解しているかどうかを確認することも、行動活性化の戦略的メカニズムをクライエントが正しく理解するために重要である。

　しかしながら、クライエントが単に活動モニタリングや活動スケジューリングのような体系的なエクササイズを行う準備ができていないだけかもしれない。彼女は心理教育を必要としているのかもしれない。次節でより詳しく述べるように自分のやり方で自らをケアする必要があるのかもしれない。彼女のソーシャルサポートネットワークである人たちが彼女を支援しているようであれば、問題解決の方法ではない他のなにかを望んでいるのかもしれない。第4章で述べたように、治療関係は周産期ディストレスからの回復に不可欠であり、治療関係はクライエントが認知行動的戦略に取り組む準備ができているとき、それらの戦略を実行する土台となる。

クライエントが活動スケジュールを立てることができない場合

抑うつ状態にあるときは、今必要とされることにだけに注意が向き、視野が狭くなることが多い。そのため、抑うつ状態にある人は、幅広い視野から、達成感や喜び、意味のあると感じられるような他の活動を「夢見る」ことが苦手である。周産期のクライエントはまったく余裕がないので、赤ちゃんを世話すること以外はなにも考えられないかもしれない。もしくは、以前彼女に喜びをもたらしたものがなんであったかを忘れてしまうほど、とても長い間、抑うつに悩まされてきたのかもしれない。

さいわい、セラピストとクライエントが参考にできる既存の快活動リストがある。快行動スケジュール（Pleasant Events Schedule）は、オリジナルリストでは300項目以上あるのが特徴である（MacPhillamy, & Lewinsohn, 1976）。"Pleasant Events Schedule" をインターネットで検索すると、さまざまなバージョンを含むウェブサイトや PDF 文書への多数のリンクが見つかるだろう。セラピストは快行動スケジュール（快活動リストと呼ばれることもある）を印刷し、リストなしでは考えつかなかったであろう潜在的な快活動をクライエントが選択することを助けることができる。

スケジュールのなかに新しい活動にあてる時間がない場合

この問題は周産期の女性に関わる認知行動療法家がよく遭遇するものである。幼い子どもの養育は、24時間、毎日休みなく、かたときも目が離せない仕事である。もしクライエントが自分の子どもと一緒にいないときの活動をスケジュールに組み入れるとしたら、子どもの預け先を確保するために、第9章で記述されている問題解決スキルを用いる必要があるかもしれない。加えて、現在の生活環境に合わせた活動となるよう、創造性や柔軟性を発揮するようにクライエントを励ますべきである。例えば、あるクライエントはハイキングくらいの運動をしたいのだが、赤ちゃんを連れていくにはハイキングはきつい活動である。そのかわりとして、託児サービスを提供する地元のスポーツジムのクラスに参加することで、同じような成果（つまり運動）を得られるかもしれない。

（すぐに改善しないので）クライエントが得られる効果を低く見積もる場合

　クライエントにとって、活動モニタリングや活動スケジューリングから得られるであろう効果について、正確で現実的な予想をすることは重要である。達成感や喜びを伴う活動を行っているときは、クライエントはほぼ抑うつ気分が軽くなっていることを実感するが、ばらつきがある。新しい活動を1回やってみて、気分の変化がはっきりと伴うかもしれないし、伴わないかもしれない。得られる効果は時間とともに増していく。したがって、クライエント自身の否定的な自動思考もしくはクライエントが活動から得られる効果をどれくらい見込んでいるのかを同定したり、第6章で述べた認知再構成法を用いてクライエントの予測について検討し、クライエントを手助けしていくことは重要である。

● 段階的な課題設定

　周産期の女性はとても疲れているので、最も簡単な課題を行うのでさえしんどうにみえる。とくに複雑な課題はいうまでもなく行うことが難しい。段階的な課題設定は、課題をいくつかに分けて、さらに、これらを小さな課題へと細分化してクライエントがスキルを身につけていく行動活性化の戦略である。これを行うと、クライエントはより小さな課題を活動スケジューリングに組み込むことができる。問題解決ツール（第9章を参照）は、この段階的な課題設定と合わせて用いられ、クライエントが向き合っている課題のなかで重要な要素を同定し、優先順位をつけるのに役立つ。

● セルフケア

　周産期の女性の多くは、育児にともなうストレスの増大に対処するために必要な心理的資源を奪われる可能性があるので、疲れ果ててセルフケアがおろそかになっている。彼女たちは1日2〜3時間しか眠らず、たまにしかシャワーを浴びず、十分に食事をとっていないかもしれない。身体的な不快さが増すと、人間は感情的にも不快になりやすい。とくにすでにうつ病で苦しんでいる人にはその傾向が強い。

　周産期のクライエントがセルフケアの基本をどの程度を守っているかアセ

スメントするために、認知行動療法家には以下の質問を行うことが奨励される。

・一日24時間のうち、合計で何時間寝ていますか？
・赤ちゃんへの授乳後、すぐに眠れますか？　それとも起きたまま横になっていますか？
・（赤ちゃんへの授乳以外に）夜眠れない原因はありますか？
・1日の食事の回数は？
・食事のときになにを食べていますか？　間食のときはどうですか？
・1週間に何回シャワーを浴びていますか？
・アルコールを飲んだり、薬を飲んだりしていますか？　どのくらいの量で、どのくらいの頻度ですか？

　認知行動療法家は、セルフケアに関するこれらの質問をすることで、クライエントの臨床症状を悪化させているかもしれない不健康的な習慣を明らかにする。まずまずよくできているセルフケアの領域が1つ以上あるならば、それらを目標にして行動変容の技法を用いることができる。
　役に立たないセルフケア行動の修正は一夜でできることではない。とくに、乳児の世話で疲れ果てた、寝不足の新米の母親にとってはそうである。さらに、新生児の母親が母乳をあげるために夜中起きて、睡眠が中断されることはほとんど間違いないので、実行可能な現実的な予定を立てることが重要である。活動スケジュールの技法のなかには、「毎日1回、ひとつのことを行う」というルールが伴うかもしれない。そして、新米の母親はそのひとつにシャワーを浴びるといった基本的な行動を選択するかもしれない。
　認知行動療法家のなかには、新米の母親たちに活動スケジュールを用いて生活の中で一定の達成感や喜びを感じられるようにするよりも、健康的なセルフケア行動を徐々に教え込むことのほうが最善のアプローチであると気づく者もいれば、セルフケア行動を活動スケジュールに組み込み、健康的なセルフケア習慣に取り組む方法として活動スケジュールを用いる者もいる。周産期ディストレスの認知行動療法にセルフケアに関することを組み入れるか

どうかに関係なく、クライエントが自分自身をケアできていないことは、本書で述べられている他の戦略を行う段階でないことが推測されるため、大きな問題である。以下の項では、周産期の女性がセルフケアを高めるのに役立つ具体案をいくつか紹介する。

健康的な睡眠

　図表7.4は健康的な睡眠をとるための原則を表している。夜にぐっすりと良質な睡眠をとって翌日はすっきりと起きられるようにするための一連の行動を指す**睡眠衛生**、ベッドにいることが覚醒ではなく確実に睡眠と結びつくようにするための一連の行動を指す**刺激性制御**の原則が含まれている。多くの認知行動療法家たちは、これらの原則を睡眠が中断されるクライエントたちと共有し、クライエントのルーティンに健康的な睡眠行動を系統的に組み入れるための協働作業を行っている。

　周産期の女性たちが健康的な睡眠を得ることを切望していることに心に留めておくことが重要である。妊娠中の女性たちは健康的な睡眠にとって快適な環境を整えることがほぼ困難であり、寝る前に水分をとらなくても、トイレのために夜何度も起きるであろう。出産後の女性たちの多くは、新生児の世話をするために夜に1回以上は起きるだろう。なかには、添い寝をして、ベッドの中で赤ちゃんの世話をする人もいるだろう。

　周産期の女性の問題に取り組んでいる認知行動療法家は、彼女たちと健康的な睡眠の原則を見なおし、多くの原則を実践できるようなより効果的な方法を決定していくことで、女性たちが原則に従って実践すればするほど、良質な睡眠を得る可能性が高まるだろう。例えば、周産期の女性は就寝時刻や起床時刻を規則正しくすることをためらうかもしれないが、規則正しいスケジュールを定着させる努力は、彼女自身のみでなく赤ちゃんのための健康習慣も作り出すことになるだろう。長期的には、感情的ディストレスの予防にとって重要な意味をもつ可能性がある。

　認知行動療法家たちは、成人のクライエントに対しては、「昼寝なしのルール」をきびしく守らせることが多い。このルールの背景には、睡眠圧（pressure to sleep）は1日を通して上がり、夜に眠りにつく時刻に眠りにつ

- 規則的な睡眠スケジュール（例：規則的な就寝時刻、規則的な起床時刻）を設定し、週に7日つづける
- 昼寝を避ける
- ベッドを睡眠、セックス、育児のためだけに使う。ベッドの上で読書をしたり、テレビを見たり、電話で話したり、食べたりしてはいけない
- 眠くなったときだけベッドで横になる
- 就寝1時間前はリラックスできることをする。仕事をしたり、家事をしたり、Eメールの返事を書いたりしてはいけない
- これから寝る時間だということを知らせる、就寝時刻を予期できるようなルーティン（例：洗顔、歯磨き）を考え、やりなさい
- もし30分以上眠れない場合は、ベッドを出て、就寝するのに十分なほど眠くなるまで、静かに（コンピュータ、電話、タブレット機器を使わない）非刺激的な活動をする
- 時計は見えないように裏返しておく
- 真夜中にスマートフォンやタブレット機器の電源を入れてはいけない。もしそれらの明かりが点滅するならば、スマートフォンやタブレット機器を寝室の外にしまっておくことを検討する
- 午後以降はカフェインを含む飲み物を飲まない
- 睡眠を促すためにお酒を用いない
- 夜にタバコを吸わない
- 定期的に運動する。ただし就寝前の4時間は運動しない
- 睡眠時間にこだわらない
- 寝室が暗く、静かで、快適な温度であることを確認する。もし必要ならば、ホワイトノイズを出す機器を最小にして用いる
- ベッドが快適であることを確認しなさい
- 空腹のまま就寝してはいけないが、就寝前にボリュームのある食事を食べてはいけない。就寝前は軽い食事を摂るほうがよい
- 真夜中に何度もトイレに起きることを避けるために、夜はどんな飲料でも過剰に摂取しないようにする
- ベッドで考えごとや悲しみ、不安を最小限にするために、認知行動的戦略を用いる

図表7.4 健康的な睡眠習慣

注：健康的な睡眠習慣のためのこれらの示唆の多くは、Hauri, & Linde（1996）; Perlis, Jungquist, Smith, & Posner,（2005）; Silberman（2008）の文献にも記述されている。Wenzel（2014b）の許可を得て改変。

くことができる「睡眠負債」（debt）が蓄積されるという論拠がある（Perlis, Jungquist, Smith, & Posner, 2005）。昼寝をすると、睡眠サイクルが乱れ、就寝時刻に眠気を促進するのに十分な睡眠圧がかからない可能性が高まる。一般

的に、睡眠不足であっても健全な夜の眠りを得られるほど睡眠圧が十分高まるように、昼寝をしないように指示される。

　新米の母親たちに対しては周産期ではないクライエントほど「昼寝なしルール」をきびしくしない求めなくてもよい。周産期の女性のなかには新生児が一度に2～3時間しか寝ないために、夜中に寝たり起きたりし、睡眠リズムが乱されると訴える者がいる。ときに周産期の女性たちは興味深い睡眠パターンを述べることさえある。ある周産期女性は新生児が20分ごとに起きると訴えた！　クライエントがまだ産後の調整を必要とし、睡眠パターンが乱れた状態にあるときは、乳児がすこし大きくなるまでは昼寝を必要とするかもしれない。認知行動療法家がクライエントと話し合って昼寝してもよいとする際は、クライエントの睡眠パターンを注意深くチェックする必要がある。もしクライエントが、赤ちゃんが寝ている夜間に眠ることが非常に困難であると報告するならば、実際に彼女が夜に眠るのに十分な睡眠圧が強められていない可能性がある。クライエントにとって魅力的なものでなくても、「昼寝なしルール」を試し、夜の睡眠に影響を与えるかどうかを観察することが最優先事項となるかもしれない。

　睡眠衛生のルールの多くは、就寝時刻が来たことを知らせる手がかりを得られる可能性を最大化するものである。産後の女性や赤ちゃんも、これらの手がかりによって良好な眠りがもたらされる。例えば、私たちは周産期のクライエントに、ベッドを睡眠、セックス、授乳のためだけに用いるようにアドバイスする。そうすることによって、睡眠＝ベッドという対ができる。もしクライエントがベッドを、テレビを観ることや電話をかけるといった他の目的のために使うならば、目覚めている＝ベッドが対になる。われわれはまた、周産期のクライエントにありきたりな就寝時のルーティンの実践だけでなく、就寝前にリラックスできる活動を行うよう促す。これらのルーティンは心と体を落ち着かせるのに役立つだけでなく、体に寝る時刻を知らせるさらなる手がかりを与える。実用的な立場からすると、新米の母親の多くは、新生児のためにも就寝時のルーティンを実践する必要があるだろう。赤ちゃんの温浴、授乳、揺りかごを揺する、静かな子守唄を歌うことなどが例としてあげられる。

健康的な食事・栄養の習慣

　まずわれわれは栄養士でも栄養学者でもなく、心の健康の専門家であり、周産期の栄養に関するエビデンスに基づいて提案されていることすべてを本書がカバーできるわけではない。もしクライエントが食事や栄養の知識を得る必要があるならば、認知行動療法家はしかるべき専門家を紹介する。

　とはいえ、われわれは弁証法的行動療法（DBT; Linehan, 1993a, 1993b）の創始者マーシャ・リネハン（Marsha Linehan）が述べているように、情動調節の基礎として（規則的な睡眠や運動とともに）毎日3回食事を摂ることを重視している。日常の難題に立ち向かうのに役立つ"燃料"を積まねば、周産期の女性たちの無気力で沈んだ気持ちは増大して、新生児の欲求に対処できなくなってしまうであろう。必要とされる栄養を確実に摂るためにも、クライエントには活動スケジュールに朝、昼、晩の食事の時間を入れる必要があるだろう。もし新生児の世話をほぼ1日中ひとりだけでやっているのであれば、自分の食事を準備する方法を考えるために、問題解決スキル（第9章参照）を用いる必要があるかもしれない。食事の準備に十分な時間が得られないとしても、ナッツ、ヨーグルト、果物、野菜、全粒粉パンといった、家の中で手っ取り早くできる健康的で最低限必要な栄養摂取の方法を選ぶ努力をすることはできる。

アルコールや薬物使用

　アメリカ産科婦人科学会（The American Congress of Obstetrics and Gynecology）は、妊娠中にアルコールを摂取すべきではないと警告している。薬物については、主治医のしっかりとした管理指導下でのみ用いられる処方薬もある。授乳中のアルコール摂取に関するガイドラインはあまり明確ではないが、ラ・レーチェ・リーグ・インターナショナル（La Leche League International）は、もしアルコール飲料を摂取するつもりならば、保存しておいた母乳を赤ちゃんに飲ませるか、アルコールが身体から抜けるのを待って授乳するように前もって女性たちが工夫することをすすめている。もう一度述べるが、処方薬は主治医のしっかりとした管理指導下で用いられる。違法薬物の使用は、妊娠中かどうかにかかわらず禁忌である。

認知行動療法家は、妊娠中や産後にアルコールや違法薬物を使用している周産期のクライエントに対して、これらがもたらす弊害について説明し、これらが治療で最優先される問題として取り上げる。感情的ディストレスを軽減するためにアルコールや違法薬物を使用している周産期のクライエントに対しては、認知再構成法（第6章参照）や自分を心地よくする技法（第8章参照）といった、本書で書かれている他の認知行動的戦略を教えることもできるであろう。これらのスキルを習得して訓練するにはある程度の時間を要するので、セラピストはクライエントのアルコールや違法薬物の摂取についてしっかりと確認しなければならない。もし、クライエントのアルコールや違法薬物の使用がクライエント自身や赤ちゃんを危険に曝しているという臨床的判断がなされるならば、すぐにクライエントをより高度の治療が提供される機関に紹介するべきである。

認知と行動の相互作用

　本章で述べた技法は、行動の変容を狙ったものである。しかしながら、行動は認知と完全に切り離すことはできず、認知はクライエントがこれらの行動技法を実践する際に重要な役割を果たすことを知っておくことが大切である。したがって、多くの認知行動療法家は、行動的介入とともに認知的介入を同時に行っていると認識している。

　例えば、ライラについて考えよう。重篤なうつであったライラは、治療的介入が彼女の生活に変化をもたらすということにしばしば懐疑的であった。セラピストが最初に行動活性化を提案したとき、彼女は、その技法があまりにも単純すぎて役に立たないように思えたために、中途半端にしか取り組まなかった。その考えそれ自体が、悲観的でホームワークとして取り組む活動を十分行うことを妨げる低い動機づけに結びつく自動思考であった。ライラの認知的な態度をもうひとつの見方でみると、彼女が行動活性化の機能に懐疑的であるという自己充足予言自体が、その可能性を高めている。つまり、この態度が行動活性化を受け入れることを妨げることで、行動活性化が彼女にとってまったく役に立たなくなるだろう。そこで、行動活性化からライラ

の抑うつに対して大きな治療効果が得られるよう、セラピストが彼女とともにこのような態度の見なおしに取り組むことが重要であった。

　逆に、行動活性化を実行した後には多くの認知的変化が起こりうる。行動活性化の成功はクライエント自身が自分で自分の生活を変えることが**できる**ことを体験を通して学ぶことにある。この体験はクライエントの自己効力感を高め、気分をコントロールするために、これまで試した治療を継続していこうという動機づけも高める。つまり行動活性化の成功は、自分、世界、未来に対するクライエントの視点を変化させる可能性がある。

　おそらく認知と行動の間の相互作用に関する最も興味深い例は、**気分がよくなりさえすれば**、達成感や喜びにつながる活動にもっと取り組めるという考えをクライエントが表明する場合である。言い換えると、彼女たちは人生を充実させるには抑うつがよくならないといけないと考えており、彼女たちが行動活性化による治療効果を得るための今・ここでの行動をとることを妨げられる可能性がある。**気分に依存しない行動**は、クライエントが抑うつを感じていることを確認しながら、**同時に達成感と喜びを経験する価値のある**活動に取り組むことができることを理解するのに役立つ技法である（Farmer, & Chapman, 2008）。この技法の理論的背景は、抑うつのために達成感や喜びを感じられないときでさえ、クライエントは達成感や喜びにつながる活動への取り組みを試し、それらの活動が完全に終わるまでは、これが役立ったかどうかについての判断は控えるというものである。この技法を用いることで、クライエントは自分の行動が気分に依存しないことを学びはじめる。

まとめ

　行動活性化は、即時の抗うつ効果をもたらすために具体的かつわかりやすい行動技法で構成されている戦略である。そして、クライエントが達成感や喜びに結びついた価値ある活動により積極的に取り組むことに役に立つ。行動活性化は、最低限必要なセルフケアから保育所を探すような複雑な課題の細分化までをターゲットとする。行動活性化は、クライエントたちに生活の中で、今までとは異なった適応的な行動に取り組むことを求めるが、これが

自己肯定感を高め、将来に対する楽観的見通しがもてるような好ましい体験をもたらすという点でその認知変容はまさに行動変容と同等に強力な効果をもたらす。

　本章ですでに述べたように、クライエントにとって行動活性化は「言うは易く行うは難し」の場合がしばしばであり、周産期の女性たちはとくにそうである。周産期のクライエントは、かつてないほどの適応を迫られながら身体的に万全でない状態にあり、達成感や喜びにつながる活動を日々の生活に取り入れることを考えるのは困難である。周産期のクライエントの多くは、おそらく活動スケジュールを最低限必要なセルフケアや育児からはじめるであろう。周産期の女性が達成感や喜びをもつことが自分の生活を変化させるために必要な方法であると理解することを助けるためには、認知的介入を組み入れる必要があるかもしれない。

　また周産期の女性に、永遠に自分の時間が奪われつづけることはないという希望を与えることもできよう。周産期ディストレスを抱える女性の多くは、自分の生活が永久に変化したままで、自信や自尊感情をもったかつての自分を取り戻すことは決してないだろうと考える。赤ちゃんというものは生まれてから1年目が最も依存的であるが、年々自立していくことを彼女たちに気づかせることで、かつて達成感や喜びを感じていた活動により多くの時間取り組むことが可能になるだろう。そのときまで、セラピストは周産期の女性と一緒になって、現在取り組んでいる活動によって得られる効果に期待するばかりでなく、彼女たちがもともと価値をおき、好きであったことを反映した新しい活動に新しい方法で創造的に取り組んでいけるよう支援していく必要があるだろう。

訳：糸原絵理香（立教大学大学院現代心理学研究科）
　　勝倉沙央理（立教大学大学院現代心理学研究科）
　　神村依子（立教大学大学院現代心理学研究科）

第8章
周産期の不安への行動的介入
Behavioral Interventions for Perinatal Anxiety

　前章で紹介した行動活性化は、認知行動療法家が用いる行動戦略の1技法にすぎない。本章では、主に不安をターゲットとした行動戦略について説明する。周産期の女性が不安に対処するときにかならず役に立つ、比較的わかりやすい行動的な練習についての説明からはじめる。つづいて、侵入的思考や、侵入的思考の引き金となるものからの回避、分娩や他のトラウマを思い出させるものからの回避がどのように不安を維持させているかについて、そしてこの回避パターンの克服に向けた戦略について考えていく。

情動コーピングスキル

　情動コーピングスキルは、周産期のクライエントがいかなる課題にも冷静に落ち着いて取り組めるように、強い不安や動揺を無理のない程度まで弱めることを目的とした方法である（Wenzel, 2013）。情動コーピングスキルは、クライエントが深刻な感情的ディストレスの瞬間を耐えるのに役に立つだけではない。こうしたスキルがうまく用いられることで、クライエントが自分の不安に対処できるという体験を提供し、認知の変容を促すこともある。このため、周産期の女性が感情的ディストレスの低減を体験すると、治療開始時によく報告のある蔓延する無力感を減らすことができる。
　情動コーピングスキルは、しっかり練習すれば感情的ディストレスの対処にとても有効な方法である。しかし、一般的にこのスキルは、クライエントの問題や、どうしようもできない行動パターンを解決するための長期的な戦略ではなく、苦しい一瞬を耐えるための短期的な戦略であるという認識が重

要である (Linehan, 1993a, 1993b を参照)。情動コーピングスキルを用いて、クライエントが自分の不安をうまく減らせる場合も、不安の問題や不安の引き金になった事柄になお取り組む必要がある。さらにこちらの情動コーピングスキルに頼ってしまうと、クライエントが引き金を回避し、不安と感じる機会が減ってしまうため、長い目で見ればさらに不安を維持させることになる。このため、認知行動療法家は、クライエントに情動コーピングスキルを用いる際、それらが果たす機能についてじっくり考え、長い目で見たときに回避パターンを克服しづらくさせるのではなく、確実に治療を前に進めるようにする。おおよその目安は、クライエントの不安や動揺が強すぎるため、セッション内で（もしくはセッション外）で用いられる認知・行動的な取り組みに集中したり、自らすすんでやることが困難な場合であり、情動コーピングスキルが有効であり、どんな引き金にも冷静にうまく対処できるように、不安を減らすことに役立つ。

　以下の項では、認知行動療法家が用いる、最も標準的な2つの情動コーピングの方法——呼吸コントロールと筋弛緩法——について説明する。大工がハンマーやレンチを工具ベルトに入れておくのと同じように、周産期のクライエントの必需品として備えておくとよいツールであるとわれわれは考える。周産期のクライエントは感情的ディストレスからすぐに解放されることを望むが、彼女たちはこれらの方法から得られる効果について正確な見込みをもつことが重要である。時間が経つにつれ、これらのスキルを実践するときに、これらのスキルによって感情的ディストレスが減ることを期待する。しかし、ときにはディストレスがすぐに減らないこともある。自転車の乗り方を学んでいるときと同じように、クライエントはこれらの方法を用いる技術を身につける必要がある。そのため、クライエントがそれらの技術を磨き、感情的ディストレスのときにそれらに頼れるように、（比較的）落ち着いているときにも練習するように促すのである。

● 呼吸コントロール

　呼吸コントロールは、クライエントが、一定の速さと深さで呼吸できるようにする方法である。この方法は、不安が生じるときに過呼吸になることが

あるクライエントにとくに有効である。呼吸コントロールは、クライエントが体に取り込む酸素の量を調節するのを助け、それが順々に呼吸生理を調節し、コントロール感や予測可能感をもてるようにする。

クライエントに呼吸法を用いる多くの治療者は「深呼吸」という単語を用いる。これは、胸ではなく横隔膜で呼吸をするように、治療者がクライエントに促すからである。横隔膜呼吸は呼吸コントロールのなかで重要な要素である。横隔膜呼吸により、クライエントは、肺を空気で満たすことができる。一方、クライエントが胸で呼吸をすると、肺を空気で満たせないので、そういう呼吸は「浅い呼吸」といわれる。クライエントが横隔膜を使って呼吸をしているときは、風船に空気が入ったり抜けたりするように、自分の腹部が膨らんだり縮んだりするのを見ることができるため、横隔膜呼吸ができているかどうかを確認できるだろう。この概念を理解するのが難しいクライエントは、リクライニングチェアの背にもたれかかるか、仰向けに横たわる姿勢をとると、自分の腹部の上下の動きがわかりやすくなる。

しかし、呼吸法を「深呼吸」と説明すると、クライエントが誤解して、できるだけ多くの空気を取り入れるように説明されたという印象をもつというリスクもある。そうすると、このようなクライエントは本来の呼吸より深く呼吸をする。なぜこれが問題なのかを理解するには、呼吸の生理学について実用的な知識をもつことが重要である。酸素は体に取り入れられると二酸化炭素に交換される。体は、酸素濃度よりも二酸化炭素濃度にずっと敏感である。そのため、体が二酸化炭素の過剰な状態に気づくと、一連の生理学的プロセスがはじまる：(a) 血液内の酸分の減少（アルカリ性の血液）；(b) 血管の収縮；(c) ヘモグロビン（体内のさまざまな場所に酸素を運ぶ血液内の生化学的指標）の「粘性」の増加、すなわち通常より酸素の放出が少なくなる。最終的にこれらの生理学的プロセスは、体内のさまざまな器官が、通常より多い酸素ではなく、**少なく受け取る**ということである。逆説的だが、こうなると人は、自分がコントロールしようとしていた不安と同じ生理学的な症状を多く経験する。例えば、脳に十分な酸素が供給されないと、人は現実感消失、めまい感、頭のふらつき感を体験する。また四肢に十分な酸素が供給されないと、人は寒気、汗ばんだ感覚、うずき感、感覚麻痺を経験する。

第8章 周産期の不安への行動的介入

このため、クライエントが深呼吸というより、呼吸コントロールについて教わるときには、体内の酸素と二酸化炭素のバランスを調節するために、通常の呼吸量を一定の速さで取り入れることを学ぶ。以下の説明は、呼吸コントロールの簡単な手順である（Wenzel, 2014b）：

・静かで、リラックスできる場所を探し、できれば照明を暗くする。
・椅子の背にもたれかかって座るか、仰向けに横たわる。
・目を閉じたほうが心地よければ目を閉じ、そうでなければ、部屋の1カ所に視点を合わせる。
・「いち、にい、さん」と3つ数える間に、口か鼻で息を吸う。少し止まって、「いち、にい、さん、しい、ごお」と5つ数える間に、口か鼻を通して息を吐き出す。
・この呼吸を10回つづけて練習する。
・それぞれの呼吸で、通常の呼吸量で呼吸するように気をつける。
・横たわる姿勢でいれば、風船が膨らんだり縮んだりするように、お腹が上下に動くのを確認する。お腹が広がったり縮まったりするのが横隔膜呼吸のサインである。
・目を開ける準備ができるまで、目は閉じたままにしておく。
・この練習をした後、なにか気づいたことがあるかどうか確認する。呼吸コントロールのよかった点をメモする時間をとれば、今後呼吸コントロールを使う可能性が増えるだろう。

呼吸コントロールのやり方だけを説明して内容を体験しないよりは、セッション中に実践してみることが重要である。クライエントが苦痛を感じたり、動揺したりする状態にある場合、セッション中に呼吸コントロールを実践すると、彼女を落ち着かせることができ、そうすれば、彼女はセッションを有効に利用することができる。またセッション中に実践すれば、横隔膜呼吸のやり方をクライエントが本当に理解しているかをセラピストは確認することができる。さらに、セッション中に実践することで、クライエントはセッション外の日常生活でも使えるだろうと自信をつけてセッションを終える

ことができる。

　周産期の女性は呼吸コントロールをセッション中にうまく実施できたとしても、自宅でうまく実践することは難しいかもしれない。彼女たちはその詳細な手順を忘れるかもしれない。日々の習慣の中で、ゆとりをもって行う時間を見つけることが難しいかもしれない。こうした理由やその他の理由でも、セラピストは周産期の女性に呼吸コントロールの効果が最大限に得られるようセッション外で練習時間の確保を検討すべきである。セラピストは、彼女たちが呼吸コントロールをいつ練習し、その間誰が子ども（あるいは子どもたち）の世話をするか決めるために、クライエントと問題解決スキルを用いることができる（第9章も参照）。もし周産期のクライエントが単純に時間を作ることや子ども（たち）を世話する人を見つけることができないとしても、呼吸コントロールを日課に取り入れる創造的な方法を見つけだせるかもしれない。ひょっとすると、赤ちゃんに授乳させている間とか、子どもたちを寝かしつけようと横になっているときとか、ベビーカーを押しながら近所を軽い足取りで歩いているときに、彼女たちは呼吸コントロールを実践するかもしれない。呼吸のすばらしいところは、いついかなるときにも存在し、どんなときでも行うことができるという点である。

　現代のテクノロジーの進歩によって、呼吸コントロールがさらに実践しやすくなった。近頃は、スマートフォンやタブレットを使った無料もしくは低価格の呼吸法アプリケーション（アプリ）が数多く存在する。また、iTunesやAmazonなどで手に入れることのできるオーディオトラックもある。アプリやオーディオトラックのよいところは、クライエントが自分自身で呼吸コントロールの手順を思い出さなくても、ただ聞いて指示に従えばよいことである。多くのクライエントは、録音された声が心地よく、体験を深めてくれると感じる。

● 筋弛緩法
　筋弛緩法は、情動面においても筋肉の生理面においてもリラックスした状態になることを目指す、代表的なリラクセーション法である。最も一般的に用いられる筋弛緩法は、**漸進的筋弛緩法**かもしれない（Bernstein, Borkovec,

& Hazlett-Stevens, 2000)。これは、リラックスした状態になるために、16の異なる筋肉部位の緊張と弛緩を体系的に行うものである。クライエントは、次第に複数の筋肉部位に同時に行ったり、手続きを省略できるようになり、例えば、右の筋肉部位の緊張と弛緩をし、4つの筋肉部位の緊張と弛緩をし、2つの筋肉部位の緊張と弛緩へと進めていくことができる。練習すると、自分の筋肉部位のすべてをすぐにリラックスした状態にできるようになる。

呼吸コントロールは、多くの不安症の認知行動療法、とくにパニック症 (Barlow, & Craske, 2007) や心的外傷後ストレス障害 (PTSD; Rothbaum, Foa, & Hembree, 2007) では不可欠だが、不安を対象とした認知行動療法に筋弛緩法を導入することには、議論の余地がある。Hofmann (2012) は、パニック症の認知行動療法においては、筋弛緩法でなく呼吸コントロールが変化の中心的なメカニズムであると指摘した。さらに彼は、一部のパニック症のクライエントは、リラックスした状態のときに不安が弱まらず強くなるため、パニックが悪化することに気づいた。対照的に、全般不安症 (GAD) の治療においては、認知行動療法のフルパッケージが筋弛緩法単独より有効であると指摘した研究はあるが (Dugas et al., 2010)、筋弛緩法による単独治療の効果が実証的に支持されてきた (Siev, & Chambless, 2007)。このように筋弛緩法は、これまでに全般不安症を対象とした認知行動療法パッケージのなかに組み込まれてきた (M. G. Newman, & Borkovec, 1995)。また、不眠症の認知行動療法パッケージにも組み込まれてきた (Perlis et al., 2005)。

セラピストは、筋弛緩法がどのクライエントに合っているか、どうすればわかるだろうか？　クライエントが抱えている主な問題がパニック発作の症状である場合、筋弛緩法は望ましくない。クライエントが抱えている主な問題が全般性不安か不眠症の症状の場合、筋弛緩法はまさに適応となる。クライエントが抱えている主な問題が混在して特定できない場合、セラピストは協働的な治療関係に基づき、クライエントからどちらがよいか意見を求めることができる。

もしセラピストが、クライエントに筋弛緩法を教えるを選択する場合、次のような漸進的筋弛緩法の簡便な手順を参照するとよい (Wenzel, 2014b)：

・静かで、リラックスできる場所を探し、できれば照明を暗くする。

・椅子の背にもたれかかって座るか、仰向けに横たわる。
・目を閉じたほうが心地よければ目を閉じ、そうでなければ部屋の1カ所に視点を合わせる。
・先に説明した呼吸コントロールの手順を用いて練習するかどうかを検討する。
・5〜10秒間、主要な筋肉部位のそれぞれに力を入れ、30〜45秒間、緊張を緩める。主要な筋肉部位は、足、ふくらはぎ、太もも、腹部、手、前腕、二頭筋、首、胸/肩/上背部、喉、頬の下部、顎、頬の上部、額である。
・それぞれの筋肉部位の緊張を緩めるとき、口や鼻を通して息を吐き出す。そうすることで、リラックスした状態で呼吸を行うことができる。
・目を開ける準備ができるまで、目は閉じたままにしておく。
・この練習をした後、なにか気づいたことがあるかどうかを確認する。筋弛緩法のよかった点をメモする時間をとれば、今後、漸進的筋弛緩法を使う可能性が増えるだろう。

呼吸コントロールのように、クライエントがアプリやオーディオファイルをダウンロードし、それに沿って筋弛緩法を行うことをすすめる。クライエントが用紙に書かれた手順をたどって練習すると、次に緊張と弛緩を行う筋肉部位を確認するために、繰り返し中断しなければならず、リラックスした感覚の妨げになるという報告がある。リラックスした状態の習得と実践のために練習記録用紙が用いられるが、練習を重ねていくと、クライエントの筋肉感覚が鍛えられて、自分の体を必要なときにリラックスさせられるようになることが目的である。

エクスポージャー

ほとんどのクライエントは、ディストレスをコントロールするために有効な情動コーピングスキルを身につける。しかし、認知行動療法の専門家は、不安の治療における最も強力な方法はエクスポージャーであると考えている

(Longmore, & Worrell, 2007)。エクスポージャーは、恐怖を感じる刺激や状況に、長時間、段階的に、接触することと定義される（Abramowitz, Deacon, & Whiteside, 2011）。Abramowitz, & Arch（2014, p. 2）によると、エクスポージャーは「不適切な信念や評価を検証するためのデータを提供するという点で、認知的介入の目標を促進する。また、侵入的思考、疑念、イメージ、強迫観念の引き金となる外的な状況や刺激に条件づけられた恐怖反応を消去するという点で、行動的介入の目標を促進する」ものである。図表8.1には、さまざまな不安、トラウマによるストレス、強迫症を対象に行われる典型的なエクスポージャーをリストにしている。多くの方法のなかに、周産期の女性ではエクスポージャーのターゲットとなる症状がいくつもみられる。

現実エクスポージャーは、恐怖を感じ、回避している「現実」の状況や刺激へのエクスポージャーである。例えば、強迫症（OCD）のクライエントは、自分の侵入的思考が生起しやすい状況（例えば、汚染、加害）を回避することが多い。パニック症のクライエントは、もしパニック発作が起こってしまったら逃げることが困難な状況を回避することが多い（例えば、高速道路やエレベーターに乗る）。心的外傷後ストレス障害（PTSD）のクライエントは、過去のトラウマを思い出す状況を回避する（例えば、病院に行く）。社交不安症のクライエントは、他の人から批判されたり、否定的に評価されると予測する状況を回避する（例えば、母親グループに参加する）。

一方、全般不安症への現実エクスポージャーは、少し方法が異なる。一般的に、全般不安症のクライエントが、現実エクスポージャーで再現できるような恐怖を感じる状況や刺激を報告することはない。そのかわり、彼らは、まだ起こってもいないことを想像して、漠然とした、際限のない心配を抱えている。しかし、全般不安症の臨床症状における重要な特徴は、不確実性への不耐性である。そのためエクスポージャーでは不確実性に焦点が当てられる。現実エクスポージャーでは、周産期のクライエントがあえて不確実な状況に身をおくように計画を立てる。Dugas, & Robichaud（2007）によると、不確実性を引き起こす状況としてよくあげられる例は、重要度がそれほど高くないEメールをスペルチェックせずに送ることや、評判のわからないレストランで食事をするなどである。これらの不確実性を引き起こす状況は、

疾患	エクスポージャーのタイプ	エクスポージャーのターゲット
全般不安症	現実エクスポージャー	不確実性を引き起こす状況
	イメージエクスポージャー	不確実な結末を恐れる最悪なシナリオ
	内部感覚エクスポージャー	健康に対する過度の不安に関連する身体感覚
パニック症	現実エクスポージャー	恐怖を感じ、回避する状況や刺激
	内部感覚エクスポージャー	恐怖を感じる身体感覚
社交不安症	現実エクスポージャー	恐怖を感じ、回避する状況や刺激
強迫症	現実エクスポージャー	恐怖を感じ、回避する状況や刺激
	イメージエクスポージャー	侵入的で強迫的な思考；現実エクスポージャーでは練習できないような、恐れている結果
PTSD	現実エクスポージャー	恐怖を感じ、回避する状況や刺激
	イメージエクスポージャー	トラウマ体験の言語化

図表8.1　エクスポージャーの典型

新米の母親を悩ませる不確実性からは程遠いものに思えるかもしれないが、こうしたエクスポージャーに取り組むことで、不確実性への耐性を高めることができる。そしてこれは、クライエントには、このエクスポージャーは「不確実性への耐性力」を鍛えるものだと説明することができる。

イメージエクスポージャーは、鮮明なイメージを用いた思考や記憶へのエクスポージャーである。現実エクスポージャーは、一般的に最も強力なエクスポージャーだが、場合によっては、恐れている状況や刺激への「現実」エクスポージャーの再現が、不可能（もしくは不適切）なこともある（例えば、出産、性的暴行、家族が深刻な危害に遭うという心配）。一般的に、パニック症や社交不安症のクライエントには、とても不安が強く、現実エクスポージャーに入る準備段階としてイメージエクスポージャーを用いなければならない場合以外は、イメージエクスポージャーは用いられない（Abramowitz et al., 2011）。しかしながら、全般不安症、PTSD、強迫症の治療ではイメージエクスポージャーがきわめて重要である。全般不安症のクライエントの場合、彼らの抱いている恐怖について、鮮明かつ詳細に言語化して、多くの不確実

な要素を確実にイメージのなかに組み込むようにする（Dugas, & Robichaud, 2007）。PTSD のクライエントの場合も、鮮明かつ詳細に言語化するが、全般不安症の場合と異なり、PTSD を発症するきっかけとなったトラウマ体験に焦点を当てる（Rothbaum et al., 2007）。どちらの場合も、クライエントが抱いている恐怖やトラウマ記憶の回避を克服するために、クライエントはセッション中にそのイメージを言語化して声に出して読み、同じことをホームワークでもつづける。侵入思考を経験している強迫症のクライエントの場合、思考をあえて繰り返し言語化する。決まったやり方で物事を行わないといけないという強迫症のクライエントの場合は、儀式を妨害するという苦痛に耐えるために、あえて物事をいつもと違った形で行うのである（もしくは「誤った方法で」行う）（Abramowitz et al., 2011）。

　最後に、**内部感覚エクスポージャー**は、恐れている身体感覚をあえて引き起こすものである。多くの不安症のクライエントは不安の症状そのものを恐れるようになり、それをわれわれは「恐怖への恐れ（fear of fear）」と呼ぶ（Chambless, & Gracely, 1989）。言い換えると、彼らは不安症状、とくに生理的変化に強い嫌悪感をもち、これらを回避するためには労をいとわない。内部感覚エクスポージャーでは、動悸、過呼吸、気道が狭くなる、めまいのような感覚に焦点が当てられ、階段を駆け上がったり下ったり、過呼吸、鼻をつまんで細いストローで呼吸をする、椅子に座って回転するといった手続きを用いる（Barlow, & Craske, 2007）。パニック症のクライエントのほとんどは、パニック発作の間に感じる身体感覚を嫌悪と感じるため、パニック症の認知行動療法において内部感覚エクスポージャーは不可欠である。しかし、健康に対して過度の不安を報告する全般不安症のクライエントや、他の人に気づかれるような身体感覚を呈することを恐れている社交不安症のクライエントにとっても、内部感覚エクスポージャーは有用である。

　エクスポージャーが有効である最も重要な理由は、エクスポージャーによってクライエントが回避を克服できることである。回避は負の強化、つまり嫌悪的な状態を取り去ることで、不安を維持する。ほとんどの人は、不安を嫌悪すべきものして体験する。彼らは不安を回避すると、不安から解放されたと感じ、回避が強化される。この循環が放置されると、回避が習慣的な行

動パターンとなり、その人の不安をさらに強める。認知再構成法や情動コーピングスキルは不安の管理に有効だが、クライエントがそうした方法を用いて論理的に考え、感情的ディストレスを減らせるにもかかわらず、恐怖の刺激や状況を避けつづけるのであれば、エクスポージャーによるさらなる介入が必要とされる。

　歴史的に、エクスポージャーは、**馴化**の作用によって効果が説明されてきた（Foa,& Kozak, 1986; Foa, & McNally, 1996）。馴化は、人は高い覚醒状態にいつまでもとどまらないという事実に基づいている。最終的には、身体は順応し、安静な状態に戻るのである。エクスポージャーの専門家ジョナサン・アブラモヴィッツ（Jonathan Abramowitz）のグループは、馴化の過程をプールで冷たい水に慣れていくことに喩えている（Abramowitz et al., 2011）。人が最初にプールに入ると、水を冷たく感じる。彼女がプールに十分長く浸かっていれば、冷たいとは感じなくなるだろう。水の温度が変わったのではなく、人の体が水の温度に順応したのである。順応と同じプロセスが、エクスポージャーでも起こる。時間が経過すれば覚醒レベルは下がり、恐怖を感じる刺激や状況に接することに順応するだろう。このモデルに基づき、認知行動療法家はエクスポージャーを行う際、一般的に、クライエントの不安がエクスポージャーに1回取り組む過程で下がること（**セッション内馴化**と呼ばれる）と、その後エクスポージャーを積み重ねていく過程において、クライエントの不安が下がること（**セッション間馴化**と呼ばれる）を目的とする。

　最近では、ミシェル・クラスケ（Michelle Craske）のグループが、エクスポージャーに伴う変化のメカニズムに関する知見についてレビューを行い、学習と記憶に関する近年の理論の観点から評価し、エクスポージャー終了時に臨床的に意味のある改善が生じるために、セッション内馴化とセッション間馴化は必要ではないと結論づけた（Craske et al., 2008）。彼らは、馴化にかわり、**制止学習**（Bouton, 1993を参照）がエクスポージャーの効果を説明しうる中心的なメカニズムであると提唱した。制止学習の観点では、クライエントは自分にとって最悪の結末についての予測が否定されるまで、恐怖を感じる状況や刺激に直面しつづける。つまり、人は恐怖を感じる刺激や状況に長い時間接していると、自分が思っているような非常に恐ろしい結末は起こら

ないのだと学習するのである。人は、恐怖を感じる刺激や状況そのものが予測したものよりも悪くないことを学ぶ。実際に人は、自分が不安に上手に対処でき、耐えられることを学ぶ。元の学習された恐怖を感じる状況や刺激と不安や恐怖をつなぐ経路はいまだ存在するが、エクスポージャーへの学習を通して新しい別の経路が作られる。このため、不安症治療における制止学習アプローチの目的は、「非脅威的な連合が脅威的な連合に関する情報へのアクセスや検索を制止するという可能性を最大限に活かす」ことである（Arch, & Craske, 2011, p. 310）。さらに、エクスポージャーを行うセラピストは、その主な目的はクライエントが大幅に不安が弱まったと感じることではなく、今はむしろエクスポージャーに伴う苦痛に耐えられるような機会を作ることだと考える（Abramowitz, & Arch, 2014; Craske et al., 2008）。実際、嫌悪的な感情を回避、抑制、コントロール、逃避しようとすると、恐怖を感じる状況や刺激に直面している間に、恐怖の重症度が増していくというエビデンスもある（e.g., Karekla, Forsyth, & Kelly, 2004）。

　エクスポージャーは、情動コーピングスキルとは異なった、不安に対する行動的技法である。不安を低減させるためにクライエントが情動コーピングスキルを用いるのに対して、エクスポージャーに取り組もうとするクライエントは、恐怖を感じる刺激や状況に長い時間直面するため、なんらかの効果を感じる前に、一時的に不安が高まるだろうと考えることがある。エクスポージャーに複数回取り組んだ後でも、クライエントは強い不安を経験しつづけるかもしれない。このため、セラピストが不安を抱えるクライエントとエクスポージャーへ取り組むことに気おくれすることがよくある。そして、このような傾向は、傷つき恐れている周産期の女性たちを助け、面倒を見なければと感じているセラピストに顕著である。

　ここで、読者の皆さんに、認知行動療法は協働作業（collaborative endeavor）であるということを思い出してほしい。つまり、セラピストとクライエントはともに治療計画を考え、双方がこれに合意しなければならない。認知行動療法家は、クライエント自身がまだできていないと思っている取り組みをクライエントに強いることはしない。周産期の女性の多くは、治療に訪れているときには急性のディストレス状態にあり、彼女たちはまず、信頼

できる治療関係の構築、彼女たちの体験をノーマライズする心理教育、(もしかすると) 薬物療法に関する相談のための確認や、認知行動療法戦略の実践で彼女たちの感情的ディストレスをすぐにいくらか改善できたら彼女たちは子ども (たち) の欲求に応えられるようになる。急性のディストレスが落ち着くと、彼女たちやそのセラピストはクライエントが抱える問題、例えば回避のように、持続されている症状や体系立った戦略的な介入を必要とする症状について明確に概念化できるようになる。そのときこそ、彼女たちが、エクスポージャーを実践に移せる時期にあるといえる。そして、彼女たちはAbramowitz et al. (2011) の金言を受け入れることができる：「より穏やかな未来のために、今、不安に投じなさい」

●エクスポージャーの実践
機能的アセスメント

　一般的に、エクスポージャーを実施するうえでの最初のステップは、**機能的アセスメント**を行うことである。Abramowitz et al. (2011, p. 51) は、これを「不安や恐怖のコントロールに影響する要因に関する、患者特有の情報の収集」と定義している。言い換えれば、セラピストは、**不安の結果**(それが回避や逃避であることも多い) だけでなく、不安の**先行要因**や不安の**引き金**を同定するために、機能的アセスメントを用いる。機能的アセスメントから得られた情報は、セラピストとクライエントがエクスポージャー療法で取り組んでいくターゲットを具体的に示している。

　機能的アセスメントのために必要な情報を集めるひとつの方法は、図表8.2に示したような**セルフモニタリングフォーム**を用いることである。このセルフモニタリングフォームの例では、彼女たちが、不安が引き起こされたと思う出来事 (すなわち、引き金や先行要因)、最も強い恐怖のレベル、引き金によって思い浮かぶ恐れている結果 (認知再構成法を用いる際には、それをターゲットにできる)、不安を低減するための回避や儀式行為、儀式行為や回避行動の効果についての信念を記録するようにクライエントは求められる (Abramowitz, & Arch, 2014を参照)。メンタルヘルスの専門家は、生理的反応の列や、彼女たちが用いた引き金に伴うディストレスについての適応的なコ

引き金	最大の恐怖 （0＝弱い、10＝強い）	引き金によって 思い浮ぶことで 恐れている結果	不安を防ぐための 回避や儀式行為	回避や儀式行為の効 果についての信念

図表8.2　セルフモニタリングフォーム

ーピング戦略などを、セルフモニタリングフォームの欄に付け加えることもある。一般的に、クライエントは、セラピストとの治療開始時の評価面接と次の面接の間に、セルフモニタリングフォームを完成させるが、2回目の来院時では治療計画に利用できる価値のある「データ」は数日間分だろうということを念頭においておく。

　周産期の女性は、セルフモニタリングフォームを完成させることに関して、第7章で説明した活動モニタリングフォームを完成させるときに生じた問題と同様のことを感じる可能性がある。彼女たちは、子どもの世話をするのに疲れ、圧倒され、消耗している。彼女たちは、シャワーを浴びることも難しいのに、まして集中力を求められるフォームへ記入する時間を日に数回作ることなどなおさら難しい。周産期の女性が、セッション間にセルフモニタリングフォームを記入することが難しいときには、セラピストはクライエントが不安を感じた最近の例や、それに伴う感情面、認知面、回避もしくは儀式行為の反応について、詳しく質問する時間をとってもよい。アセスメン

トは、クライエントがエクスポージャーをはじめた後も、手順通りでも、手順どおりでなくともつづけることができる。

不安階層表

　不安階層表（fear hierarchy）は、恐怖や不安を感じる刺激や状況が順番に並べられたリストで、これを用いて、クライエントは回避の克服を目指し、長時間恐怖を感じる刺激や状況に接触するための計画を立てるのである。セルフモニタリングの実践（もしくは、クライエントがセルフモニタリングフォームを記入できないときに、セラピストが行う焦点を絞った質問）により得られる情報は、階層表を作るために用いられる。クライエントはセラピストとともに、セッションで恐怖を感じる刺激や状況を広範囲に含んだ詳細なリスト作りに取り組む。治療が進むと、セルフモニタリングフォームに含まれていない、もしくは導かれた質問では同定されない項目を階層表に追加することを考えはじめる。十分なリスト（それ以上できるとしても10項目くらい）ができたら、クライエントは、それぞれの項目を評価する主観的障害単位（Subjective Units of Discomfort; SUDs）（0点＝ほとんど、もしくはまったく不安がない、10点＝これまで経験したなかで最も強い不安）を割り当てる。それから、彼女たちはSUDsの点数に沿って最も低い点数の項目をリストの一番上に、最も高い点数の項目を最後にしてリストの順番を変える。

　階層表に項目のリストを作る際、できるかぎり具体的であることが重要である。その目的は、セッション外の日常生活で、クライエントが自分自身でエクスポージャーを行えるようになることであり、そのために、彼女たちが実際になにをすべきか、どのようにそれをすべきかを理解する必要がある。社交不安のクライエントにとって項目が曖昧な場合（例えば「友人に電話をして、ランチに誘う」）――そもそも誰に電話をするのか？　ランチの場所をどこにすると提案するのか？　など――エクスポージャーを遂行するために決めなければならないことが多すぎてエクスポージャーをあきらめてしまう。さらに多くの場合、SUDsの得点はリストに含まれる細かい内容と関係している。例えば、子どもの頃からの親友に電話をして、軽食レストランでのランチに誘うのであれば、クライエントが恐れを抱いている知り合いに電

話をして 5 つ星レストランでのランチに誘うよりも SUDs の点数は低いだろう。

このような細かい部分がとても複雑に SUDs の点数に影響するので、エクスポージャーが進むと、一般的には同類のエクスポージャーのなかに、クライエントが多様な違いを見出し、異なる SUDs の得点をつけることがよくある。こうした場合、新たな項目が階層表に追加される。むしろ、クライエントが、エクスポージャーをはじめるときに一度点数をつけた元々の SUDs についての考えが変わったり、階層表に追加するエクスポージャーの状況を見つけたりすることはよくある。このような理由から、階層表をできるだけ整理された読みやすい状態にするには、手書きで紙に記録するより、階層表の項目を Microsoft の Word や Excel でリスト化したほうがよい。

多くの場合、クライエントは SUDs の点数をつけることに難しさを感じており、まるでなにもないところから数を選んでいるかように、自分の点数が恣意的だと話す。このため、セラピストは十分な時間を使い、10点までで示される SUDs それぞれの点数の意味を明確にする必要がある。そうすることで、それぞれの点数に妥当な体験がどのようなものか、クライエントが明確な考えをもつことができる。例えば10点は、クライエントが本格的なパニック発作におそわれたときにだけつけられるといった感じである。そしてクライエントは、階層表の項目を評価するときや、エクスポージャー中に感じる不安の強さを報告するときに、点数で定められた基準を指針として参考にできる。周産期の女性はよく頭に霧がかかっているようで細心の注意を払えないと報告するので、こうした練習は彼女たちにとってとくに有効である。

●エクスポージャーの導入

クライエントが階層表の作成を完成させたら、エクスポージャーを開始することができる。従来のエクスポージャーは、クライエントが階層表に並べられたリストに添って順々に進められるものであった。この手順の背景にある考えは、クライエントが苦痛度を低く評価した恐怖状況や刺激を克服することで、苦痛度を高く評価した状況や刺激に向き合う準備ができるというも

のである。しかし、後で述べるように、エクスポージャーは常にこの手順で進めないといけないわけではなく、階層表にあるリストをランダムにエクスポージャーを行うことで、最も大きな効果が得られたというエビデンスがいくつかある。

　セッション内の時間ではエクスポージャーを一通り終えて、セッションとセッションの間に行うホームワークとして同じタイプのエクスポージャーを行うようにクライエントを促すことが最適な流れである（Wenzel, 2013）。しかしこれを実行するには、事前の計画と創造力が求められる。セッションの時間は、エクスポージャーの実践に加え、クライエントが重要だと考えることをアジェンダに追加して取り組んだり、前回のホームワークの振り返りや、エクスポージャー後のデブリーフィング、新しいホームワークの設定など、いくつかの内容に割かれるだろう。セッションでは、クライエントがエクスポージャーに集中するために十分な時間をとる必要もある。このため、認知行動療法家の多くは、クライエントとエクスポージャーを行う計画を立てる場合、セッションの時間をより長く確保し（例えば、90分もしくは2時間）、1週間に1回以上のセッションの予約を入れる（例えば、Abramowitz, Foa, & Franklin, 2003）。こうした集中的なスケジュールが、新米の母親の多忙な生活のなかでうまく機能するかどうかはわからない。

　図表8.3に実際に行ったエクスポージャーの内容とそのエクスポージャーでのピーク時と終了時のSUDs得点を記録するフォームを示す。一方で、多くの周産期のクライエントの場合、本書で紹介しているその他のフォームへの記入と同様の問題に出くわす可能性がある。つまり、記録のために多くの時間を要求することになり、練習に取り組んで記録するという努力を継続することを困難にするであろう。そこで、われわれは、周産期の女性がこなさなくてはならないことが非常に多いことを考慮すると、この記録作業のためには、創造的な方法を考えることが重要だと非常に強く感じており、図表8.3はそのための1つの記録フォームである。以下のことを知ることが重要である：(a) クライエントは、セッション外でどのくらいエクスポージャーを行っているか、どのような内容のエクスポージャーを行っているか。こうした情報は、今後のセッションで、新しいホームワークを発展させるための

日付	エクスポージャーの内容	練習回数	ピーク時／終了時 SUDs（0-10）
			／
			／
			／
			／
			／
			／
			／
			／
			／
			／

図表8.3　エクスポージャーの記録フォーム

指針になるだろう。(b) エクスポージャーの実践で、どの程度まで不安が低減しているか。学習と記憶について研究している認知心理学者が行った研究では、1回のみの学習試行で得られた成果（この場合は、不安の低減の学習）は、最終的な結果の予測因子として弱いことが確かめられている（Bjork, & Bjork, 2006）。しかし臨床的な観点では、不安度が下がることで自己効力感を培うことができ、自己効力感は治療効果と関連していないとしても（Bjork, 2004）、エクスポージャーのスケジュールに従って治療をつづける動機づけに役に立つ。

　認知行動療法家がよく抱く疑問は、治療効果を得るためには、どのくらい長くエクスポージャーをつづけるべきかということかもしれない。従来の馴化モデルに基づいてエクスポージャーを実践するセラピストは、クライエントの不安が少なくとも半分まで下がり、軽度の不安しかない状態になるまで、恐怖を感じる状況や刺激に直面しつづけることをすすめる（Abramowitz et al., 2011）。セラピストはエクスポージャーを行う間、定期的にSUDs

の点数を確認することで、その状態になる時点が把握できる。しかし、制止学習理論のさまざまな側面を検証している最近の知見を支持する研究者は、破局的な結果が起こるだろうというクライエントの予測が否定されるまで、恐怖を感じる状況や刺激に直面しつづけなければならないと指摘している。Michelle Craske のグループは、「消去は、嫌悪事象の予測とその予測した結果が起こらないという矛盾から生じると推測される」(Craske et al., 2008, p. 13、Arch, & Craske, 2011) としている。言い換えると、嫌悪事象が生じると予測される時間より長くエクスポージャーを行うことで、新しい学習の基礎となる矛盾が生じるということである。このため、エクスポージャーをより長く行うことでは、嫌悪的な結果は生じないとクライエントが学習する機会がより多くなる。Arch, & Craske (2011) は、セラピストはエクスポージャーを通して SUDs の点数ではなく、クライエントの予測に注目して、予測した嫌悪的な結果が生じないという体験をクライエントに提供することができると述べている。

　恐怖を感じる状況や刺激にクライエントが直面しつづける時間の望ましい長さについて検討することに加え、認知行動療法家は、クライエントがエクスポージャーを練習する頻度についても検討する。最初にクライエントがエクスポージャーの練習をはじめるとき、彼女たちはなんらかのエクスポージャーを毎日行うことをすすめられる。前述のとおり、週2～3回のエクスポージャーセッションを行うことは、クライエントに集中的な練習を促し、意味のある不安の低減に到達するため、有効である。しかし、学習について研究している認知心理学者は、学習試行の間隔が長いと学習が強化される効果があることも発見した。この研究に基づき、集中的な練習と間隔をあけた練習の両方の効果を十分に利用するため、エクスポージャーの専門家はエクスポージャーの「間隔を徐々にあけていく」スケジュールをすすめる (Abramowitz, & Arch, 2014; Abramowitz et al., 2011; Arch, & Craske, 2011; Craske et al., 2008)。つまり、エクスポージャーの治療過程の前半ではセッションはより頻繁に（例えば週に2～3回）、後半では間隔をあけて（例えば2週間に1回、1カ月に1回）行う。

　この点について書かれたガイドラインに加えて、制止学習理論に基づく最

近の理論的実証的な研究がエクスポージャーの効果を最大限にするための他の知見をいくつか提供している。それが以下のものである：

・複数の刺激や状況に同時にエクスポージャーを行うほうが、1つの刺激や状況にエクスポージャーを行うよりも、大きな学習の効果が期待できる（Craske et al., 2008）。例えばクライエントは、現実場面で、公衆トイレなど汚染の恐怖からいつも回避している場所に直面しながら、同時に汚染に関する侵入的思考のイメージエクスポージャーに取り組むことができる。または、彼女がパニック発作におそわれても逃げることが難しい状況にとどまりながら、同時に恐怖を感じる身体感覚への内部感覚エクスポージャーを行うことができる。

・セラピストは、エクスポージャーに多様性をもたせるべきである。多様性を取り入れる1つの方法は、階層表の最も低い点数の項目から最も高い点数の項目まで系統立てて進めるのではなく、ランダムに項目を選び、エクスポージャーを行うというものである（Lang, & Craske, 2000）。さらに、学習が定着するためには、学習中に存在する多くの手がかりがはっきりと認識され、般化が進むような、多様な環境や状況でもエクスポージャーが実践されるべきである（Arch, & Craske, 2011）。例えばイメージエクスポージャーを行うクライエントの場合、自宅の別の部屋でも実践してみる。

・セラピストは、エクスポージャーの効果を損なう「安全確保行動」に注意しなければならない。クライエントが安全確保行動のある状態でエクスポージャーを行うとき、嫌悪的な結果が生じないことは、安全確保行動に帰属される。安全確保行動を行っているクライエントは自分自身で嫌悪的な結果が生じないと学習する機会をもてず、仮説を検証できない。安全確保行動の例には、他の人と一緒に行動することや薬をいつでも服用できるようにしておくことが含まれる。いくつかの認知行動療法戦略が、エクスポージャー中には安全確保行動として機能する可能性について、セラピストは注意する責任がある。例えば、嫌悪的な結果の生じる可能性が低いことについての心理教育は再保証となり、クライエントがエクスポージャー中に感じる不安を弱め、恐れている結果が生じるかどうかを自分自身で学

習する機会を奪ってしまう（Arch, & Craske, 2011）。呼吸法やリラクセーションといった標準的な情動コーピングの方法を用いることでさえ、クライエントが十分にエクスポージャー中の不安を感じることから気をそらし、そうしないとエクスポージャーで生じる不安の増加に彼女たちが耐えられないだろうというメッセージを与えるかもしれない（Abramowitz et al., 2011; Arch, & Craske, 2011; Craske et al., 2008）。ここでセラピストが心に留めるべきことは、エクスポージャーの目標は、クライエントが不安は克服できると学習することであり、不安は弱まる体験が保証されることではないということである。

・同様に、認知行動療法家は、不安を打ち消すためにクライエントが行う儀式行為にも注意を払う。儀式行為は安全確保行動と同じ働きをする——それは、嫌悪的な結果が生じるかどうかはわからないと、クライエントが気づかず、十分時間が過ぎれば最終的に生じる不安は自然に低減するという体験を阻害し（Abramowitz, & Arch, 2014）、不安を打ち消す（Rachman, & Hodgson, 1980）。さらに儀式は、侵入思考に関連した手がかりとなるため、侵入思考の頻度を増やす（Abramowitz, & Arch, 2014）。儀式行為に言及するとき、最も頻繁に思い浮かぶ疾患は強迫症（例えば、手洗いや確認）だが、今は、不安症の多くの疾患、強迫症、PTSD のクライエントが、儀式行為を行うと認められている（例えば、Schut, Castonguay, & Borkovec, 2001）。また、多くの場合、儀式行為は簡単に観察されないと知っておくことが重要である。それは、数える、他者へ再保証を求める、インターネット検索など、心の中の儀式（mental ritual）の形をとることがあるためである。このため、**反応妨害法**がエクスポージャーと一緒によく用いられ、クライエントが強い不安を感じるときに儀式行為を行わないようにする。

・認知再構成法はしばしばエクスポージャーと併せて用いられる（Abramowitz et al., 2011）。しかし最近の制止学習に関する理論的実証的な研究に基づくと、短期的な不安の低減を促すためではなく、長期的な学習に役立つように用いることが重要である。単純に、エクスポージャー中に嫌悪的な結果が生じる確率が低いことに焦点を当てる認知再構成法は、再保証を

与え、クライエントのエクスポージャー実施中の不安を弱める。しかしこのアプローチでは、クライエントが不安に耐え、不確実な結果を受け入れることを学習しないため、長期的にはデメリットがある。このため Abramowitz, and Arch（2014）は、認知再構成法では、クライエントが抱いている苦痛や不確実性に耐えることはできないという誤った信念をターゲットとすることをすすめている。

● **周産期の女性への特別な配慮**

　エクスポージャーについては、その有効性を検証するランダム化比較試験（RCTs）から周産期の女性が除外されるため、彼女たちを対象とした検証はこれまでほとんどなされてこなかった。Arch, Dimidjian, and Chessick（2012）によると、このような除外は、エクスポージャーが周産期のクライエントのストレスや不安を増大させ、さらに一部の人が信じていることだが、胎児に害を与えるかもしれないために危険だという、検証もされていないような思い込みに基づいている。しかし Arch et al.（2012）は、検討を加えるべきこととして、以下のような点を強く主張した。慢性的で未治療の不安症によるリスクは、エクスポージャーによるリスクよりもはるかに高く、エクスポージャーを実践している最中に強い不安を訴える者はとくに多くはないことを示す研究がある（Grayson, Foa, & Steketee, 1982）。さらに他の研究結果では、妊娠中の女性はそうでない人と比較して、心拍、血圧、コルチゾールといった指標に表れるストレス反応が低いことが示されている（Kammerer, Adams, Castelberg, & Glover, 2002; Matthews, & Rodin, 1992）。このように、妊娠中のクライエントにエクスポージャーを行う際には、エクスポージャーを一様に拒絶するのではなく、その手続きについてのセラピスト自身の思い込みを検証することが重要である。第3章で述べたように、Lilliecreutz et al.（2010）は実際に注射への限局性恐怖症を呈する妊娠中の女性にエクスポージャーを行っている。有害事象はなく、研究を中断した参加者もおらず、エクスポージャーの安全性と忍容性が示された。

　Arch et al.（2012）は、周産期の女性におけるエクスポージャーに関する重要な論文の中で、こうした女性たちにエクスポージャーを実施するための

具体的な提言を行っている。まず、Lilliecreutz et al.（2010）がエクスポージャーは妊娠中の女性に安全であると示した事実はあるが、すでに不安時と同様の症状（例えば、吐き気、妊娠初期後の心拍数の増加）を経験している妊娠中の女性の場合、不安を強めることはとくに不快だろう。Arch et al.（2012）は、このようなケースでは「よりおだやかで段階的なエクスポージャーモデル」をすすめている。次に、認知行動療法家は、観察しやすくコストのかからない心拍数を測定することで生理学的な反応のかわりとして参照し、妊娠状態にとって安全な反応レベルを決めるための指針とすることをすすめている。そのような指針では、クライエントの最大心拍数を計算するために、安静時の平均心拍数、年齢、体格指数（BMI）、健康状態を考慮する。もしその女性の心拍数が最大心拍数を超えていた場合、椅子に座って安静にしてもらう。最大心拍数を十分下回るまで彼女は座った状態でいて、それからエクスポージャーに戻るようにすれば、その人がエクスポージャーに戻らないといった場合以外は問題はない。

　周産期の女性を対象として認知行動療法を行うセラピストが、最も躊躇する種類のエクスポージャーは内部感覚エクスポージャーである。妊娠中の内部感覚エクスポージャーがクライエントや胎児へ害を与えたというエビデンスはこれまでにないが、L. S. Cohen, Rosenbaum, & Heller（1989）は、分娩を間近に控えているときにパニック発作のあった女性のケースで、後から膣出血と胎盤早期剥離が生じ、帝王切開になったと報告している。彼女の不安症状と思われた血圧の上昇と交感神経の亢進は胎盤早期剥離によるものだったとCohenらは推測した。この推測を支持する因果関係を示す根拠はないが、妊娠後期に体験されるパニック様の症状は、注意深く観察されるべきだといえる。

　われわれは、認知行動療法家は妊娠中の女性に内部感覚エクスポージャーを行う前に、クライエントの産科医に相談することをすすめる。それによって、セラピストが実践のために医学的判断を得られるだけでなく、また治療の経過に影響を与えるなにか他の注目すべき病状に注意深くもなるだろう。さらにそれは、クライエントの治療にあたるチーム医療における協調の精神を促進するだろう。認知行動療法家は、妊娠中のクライエントと内部感覚エ

クスポージャーを行うために医学的判断を得る際、妥当性を確保するためにArch et al. (2012) に記述されたガイドラインに従ってもよい。前述したように、1箇所で回転することは、めまいを誘発するために一般的に用いられる内部感覚エクスポージャーである。Arch et al.は、妊娠中の女性は、倒れないようにするために、立たずに、回転する椅子に座って回ることをすすめた。前述したように、心拍数は観察することができ、もし安全で危険の少ない最大心拍数を超える場合にはエクスポージャーを止めることができる。

●事例の紹介

　この項では、ドナにエクスポージャーをどのように行ったのかを紹介する。彼女が治療に訪れたとき、長い期間持続している彼女の強迫症症状は、産後精神病になるという侵入的思考の形で表されていた。彼女が最初に治療に訪れたとき、侵入的思考の引き金、侵入的思考が生じたときに感じた恐怖の強さ、侵入的思考に反応して行う行動を理解するために、セルフモニタリングフォームを記入させることについて同意した。図表8.4に、ドナのセルフモニタリングフォームから抜粋したものを示す。ドナがこのフォームに記録したことを振り返って確認していくと、彼女とセラピストは、産後精神病になったり、正気でなくなってしまうのではないかという恐怖の引き金となるのは不快で異質な身体感覚であると結論づけた。彼女はこのような恐怖を感じると、思考を抑えようとする行動（例えば、気をそらす）、他の人から再保証やサポートを得ようとする行動（例えば、母親に来てくれるように頼む、夫に早く仕事を終えるように頼む）をとった。ときには内的ストレッサーではなく、産後6週間の産後検診を受けるなどの外的ストレッサーによって恐怖が引き起こされた。彼女は、分娩時に産科医に対して嫌な思いをしていたので、診察時に不安が強くなるのではないか、産後の体験を十分に理解してもらえないのではないかと心配した。このため、彼女は予約をキャンセルするという回避行動をとった。

　これらのデータをもとに、ドナのセラピストは、3種類のエクスポージャーが適しているだろうと考えた。まず、産後精神病で苦しむかもしれないという考えに伴う苦痛を、ドナがしっかりと体験するために、イメージエクス

引き金	最大の不安度（0＝弱い、10＝強い）	引き金によって思い浮ぶことで恐れている結果	不安を防ぐための回避や儀式行為	回避や儀式行為の効果についての信念
現実感がなくなった感覚	9	私は産後精神病だ	授乳してまぎらわす	もし気をまぎらわすためになにかしていなければ正気でなくなる
打ちのめされた、疲れた	7	なにか本当に悪いことが起こる	母に電話して、来てもらうように頼んだ	母がここに来てくれれば、自分が自分でなくなったときになんとかなる
娘のエリーを見ても、自分の娘だと信じられない	8	私は産後精神病だ	考えを追い払おうとする	もしこんなふうに考えつづけたら、それが本当になってしまうだろう
めまい	9	私の産後精神病は他の症状にひろがっている	夫に、家に戻るように頼んだ	もし私がひとりでなければ、こうした考えとひとりで向き合わずにすみ、考えをコントロールできないことはないだろう
産後6週間後の産後検診の準備	9	通院できないかもしれず、取り乱してしまう	予約をキャンセルした	私は精神病症状が起こることを防ぐことができた

図表8.4　セルフモニタリングフォームの例

ポージャーを用いることができる。われわれは、エクスポージャーの実践で不確実性を最大限引き出すために、「苦しむ」ではなく、「苦しむかもしれない」と言う。次に、産後精神病に苦しむという不安の引き金となる、いくつかの身体感覚に彼女が直面するために、内部感覚エクスポージャーを使うことができる。第3に、彼女が避けている刺激や状況（例えば、産科医の診察を受けるため、お産をした産院まで運転していく）に直面するために、現実エクスポージャーを使うことができる。ドナのセラピストは、彼女と一緒に、エクスポージャーでターゲットにする状況のリストを作った。ドナはそれぞれの項目にSUDsの点数をつけ、それらは不安階層表に整理された（図表8.5参照）。ホームワークとして、彼女の階層表の項目とそれらに相当するSUDs得点を、スマートフォンのノートアプリケーションに記録することにドナは取り組んだ。それがあれば、彼女がセッションとセッションの間にエクスポージャーを行う際、指針として参照できる。

　次のセッションで、ドナは「私は産後精神病かもしれない」と数回繰り返

エクスポージャーのターゲット	SUDs
・「私は産後精神病になるかもしれない」と声に出して言う	3
・産科医に電話をする	3.5
・回転椅子を使って回る	4.5
・（病院から離れた診察室で）産科医に直接会う	5
・車で病院の近くまで行く	5
・病院内を歩く	7
・壁の1点を見つめる	7.5
・鏡に映る目を見つめる	8.5
・家で精神病の症状が生じることを想像する	9
・病院で精神科病棟にいることを想像する	10

図表8.5　不安階層表の例

し声に出すというエクスポージャーに取り組んだ。エクスポージャーを行う前に、セラピストは、もしこれを行ったらなにが起こると予測するのかについて、彼女に尋ねた。ドナはこの発言を繰り返すことで、自分に産後精神病の症状が起こるだろうと思っていると話し、セラピストが、どのくらい信じているか評価するように求めると、彼女は10点満点中（0点＝恐ろしい結果が起こることはないと考えている；10点＝恐ろしい結果が100％起こると信じている）で5点の評価をつけた。さらにセラピストは彼女に、産後精神病の症状とはどのようなものであるか定義するように求めた。そうすることで、セラピストとドナは、エクスポージャーの最中またはその後にその症状があるのかどうかについて、確かめることができる。ドナは、もしヒステリックに泣いたり、拳で壁や床を叩いたり、幻覚を見はじめ、元の自分に戻れなくなったら、産後精神病であると思うと話した。

　するとセラピストは、ドナに「自分は産後精神病かもしれない」というフレーズを繰り返すように彼女を促した。ドナがそのフレーズを5回繰り返すごとに、セラピストは彼女に、精神病の症状が生じるという考えについて10点満点中何点かと確認した。15回フレーズを繰り返した後、ドナは"0点"をつけ、もうこのフレーズをただ繰り返すだけでは、自分が精神病になるとは思わないと話した。次の対話は、エクスポージャー後に行われたデブリーフィングである。

セラピスト　このエクササイズで学んだことを教えてください。

ドナ　[ため息をついて]私は、ただ単にそれを声に出すということで、それが起こることはないと思います。つまり、それで私が精神病になることはありません。

セラピスト　これを行っている間、あなたはどのくらい不快でしたか？ 0点がまったく不快でない、10点があなたの想像できるかぎりの最悪の状態だとしたら？

ドナ　ああ、とても不快でした。私は最後までずっと8点か、9点でした。[身震いしながら]私はこういう感じになるのがただただ嫌なのです。

セラピスト　でも、あなたはそれに耐えました。あなたはそれを乗り越えることができました。

ドナ　ええ。できたと思います。

セラピスト　それはあなたにとって大きな一歩です。これを行ったことであなたには多くの収穫があったと私は思います。

ドナ　ありがとうございます。私にこんなことができたなんて信じられません。いい気分です。

セラピスト　今度、あなたがとても不快な気分になり、精神病になるかもしれないと考えはじめたら、この体験からなにが言えますか？

ドナ　私はそれを乗り切ることができると思います。

セラピスト　そうです、私も同感です。精神病になるかどうか確証できる人は誰もいません。でも、あなたは自分自身にひとつ大事な教訓を伝えました——つまり、不確実さや不快さを、たとえそれがよい気分ではなかったとしても、あなたは乗り越えることができるということです。

ドナ　[目を輝かせて]これは、私が車で誰かを轢いてしまったかもしれないと思っていたときに、私たちが取り組んだことと同じ発想だと思います。もしかしたら起こっていなかったかもしれないことだけれど、私には確かかどうかわからないのです。そして、私はそういうことを抱えながら生活することを学ばないといけません。

セラピスト　そのとおりです。ホームワークでこんなことをしてはどうでしょうか——次のセッションまで毎日「私は産後精神病になるかもしれな

い」と繰り返し声に出すことはできますか？

ドナ　ここでやったようにですか？　もちろんです。

セラピスト　そして、私があなたにここでお願いしたように、どの程度実際に精神病症状が生じるとあなたが思っているか、5回繰り返すごとに、評価してください。あなたの評価が"0"点になるまでエクスポージャーをつづけてください。

ドナ　わかりました。できると思います。

セラピスト　このエクスポージャー記録フォームにあなたの作業を記録することはできますか？

ドナ　紙に書くかわりにスマートフォンで記録してもいいですか？

セラピスト　もちろんです。いちばんやりやすい方法でいいですよ。

　対話は進み、ドナのセラピストは、ホームワークのエクスポージャーの詳細な計画を立てるために、彼女と作業をつづけた。般化の可能性を高めるため、セラピストは彼女に、家のすべての部屋で、また屋外で（例えば、庭で、公園で、散歩中に）「私は産後精神病になるかもしれない」と繰り返すように促した。またセラピストはドナに、エクスポージャーを行う時間や、家に他の人がいるかどうかなど、他の条件も変えるようにすすめた。最後にセラピストは、ドナが毎日のエクスポージャーを最後までやりぬく可能性を予想するよう求めた。ドナはセッション内で学んだ体験を高く評価していたので、最後までやりぬく可能性は100％だと予想した。

　対話についていくつかの点に注目してほしい。まずドナのセラピストは、彼女の学習を強化するための質問をした。彼女は「このエクササイズで学んだことを教えてください」と質問した。そうすることでドナは、エクスポージャーを実践した体験から学んだ治療原則について、彼女自身の言葉を使うことができた。こうすることで、ドナは成功を自分のものにすることができ、それは彼女がホームワークのエクスポージャーを最後までやりぬく可能性を高める。次にセラピストは、制止学習理論に基づき、彼女の不快感が下がった程度ではなく、彼女が不快感や不確実性を受け入れることができているという視点から、ドナの成功をまとめた。第3にセラピストは、ドナの努

力をしっかりと認めた。これは、セラピストがドナに支持的に接したり、このタイプのエクスポージャーが彼女にとって難しいという認識を示すことで治療関係を強めた。最後にセラピストは、ホームワークに多くのエクスポージャーをただ単純に「課す」ことはしないようにした。そのかわり、セラピストは協働的な態度でホームワークもセッション中と同様のエクスポージャーを行うことに対するドナの考えを尋ね、さらにホームワークの進捗フォームに記録できるかどうかについても確認した。それに対して、ドナはエクスポージャーの記録をスマートフォンで行うことを提案し、セラピストが良好な反応を示していたことに気づいてほしい。

　ドナはエクスポージャーにさらに10セッション取り組みつづけた。最も低いSUDs項目から最も高いSUDs項目へと階層表を順に系統的に進めるのではなく、それぞれの項目をランダムにエクスポージャーすることにドナは取り組んだ。イメージエクスポージャーと内部感覚エクスポージャーはすべて、まずセラピストとともに面接室で達成し、それからセッション外のホームワークとして実践し、般化の可能性を高めるために入念に実践する環境を変えた。一方、彼女は自分自身ですすんで現実エクスポージャーを実践した（産科医に電話をする、診察室で産科医と会う、病院の近くを運転する、病院内を歩く）。しかしながら、ドナはこれらの場面のそれぞれをイメージリハーサルし、こうしたエクスポージャーをそれぞれ行っているかのようにふるまった。現実エクスポージャーのうち2つ（産科医に電話をする、診察室で産科医に会う）は何度も繰り返すことができなかったので、積極的に取り組み続けるために、セッションの間に他のエクスポージャーをかならず行った。10セッション後、彼女は、次の4セッションは隔週の予約、さらにその後2セッションは1カ月ごとの予約にまで来談の頻度を減らした。

　ドナが新たに学習したことの強みは、セッションの頻度を減らした期間に、彼女の強迫症に関連した2つの問題に出くわしたときに発揮された。第1の問題は、子どもをバスタブに落とす、子どもを階段から落とすといった、子どもを傷つけてしまうのではないかという侵入的思考が生じはじめたことだった。しかしそれは侵入的思考で、彼女がそのように行動する保証はないことをドナは認識し、セラピストの助けなしに、これらの思考に伴う不

快さに耐えるため、イメージエクスポージャーと現実エクスポージャーをはじめた。第2の問題は、週末、夫と子どもとビーチのホテルに泊った際、夜中に目を覚ました彼女は入眠時幻覚を体験したことだった。彼女の最初の反応は、自分がとうとう産後精神病に伴う幻覚を見たというものであった。しかし彼女は、産後精神病かもしれないという思考とそれに伴う感覚へのイメージエクスポージャーと内部感覚エクスポージャーを多様な状況で行っていたため、精神病症状がまったくないこと気づくまで、この体験の不快さに耐えることができ、不快さとともに現在にとどまることができた。

まとめ

　認知行動療法において、不安をターゲットとした行動的な戦略は2つの領域に分かれる。情動コーピングスキルの目的は、呼吸コントロールや筋弛緩法のように、不安や動揺の急性症状を低減させることで、クライエントが冷静になり、落ち着き、はっきりと考えることができるようになって、自分の人生の問題に取り組むことにある。これらの方法の基盤となる治療原理は、不安の身体症状をコントロールできる感覚、全体的にリラックスした感覚をこれらのスキルが作ることである。このような感覚は、とくにディストレスが圧倒的であらゆるものを覆うように感じる瞬間に、どのような状況でも自分のディストレスをいつでもコントロールできるという自信をクライエントに与える。しかし、これらは、急性の感情的ディストレスの瞬間をクライエントがなんとかもちこたえるための短期的戦略であり、長期的に用いると、本当はディストレスに耐えられるという大事な教訓をクライエントが学ぶ機会を奪い、不安を維持させてしまう可能性があることをしっかりと認識しなければならない。

　エクスポージャーは、恐怖を感じる刺激や状況に長時間向き合うことである。それは、気分をよくするためにいつでも用いられる方法ではない。多くのクライエントは非常に不快な恐怖の場面に向き合うので、一時的に不安の増悪を訴える。このためエクスポージャーは行動的なコーピング戦略ではない。しかし、エクスポージャーは恐怖を感じる刺激や状況に直面したとき

に、予期した嫌悪的な結果が生じないかもしれないことを学び、さらに重要なことは、不安に耐えることができるということを新たに学習をするための系統的なプログラムだということである。

　一部のセラピストは、自分自身が不快になるために、エクスポージャーを行うことをためらう。彼らはしばしば、エクスポージャーが治療関係を壊すかもしれない、クライエントが離れてしまうかもしれない、クライエントを傷つけてしまうかもしれないと考える。幸運なことに、優れたエクスポージャーの専門家が出版した学術研究は、こうしたことが真実ではないことを示している（Foa, Zoellner, Feeny, Hembree, & Alvarez-Conrad, 2002; Olatunji, Deacon, & Abramowitz, 2009）。最も強く恐怖を感じる状況や刺激に直面することが不安を増大させることは事実だが、この体験がトラウマ化されることはほとんどない。不安の増加は一時的で比較的小さく、治療効果と関連するものではない（Arch et al., 2012）。このように、なんらかの認知行動療法の戦略、とりわけエクスポージャーを用いるセラピストは、注意深く自分自身の自動思考を検証し、どの自動思考が、取り組んでいる介入から得られる効果を弱めているのかを見つけだすことが大切である。もしそのような自動思考を見つけたら、セラピストはエクスポージャーを実施する際、文献で事実に基づく情報を確認して、第5章で説明された認知再構成法を用いることができる。そうすれば確実に、できるだけ的確で有用な治療計画を立てることができる。

訳：竹林唯（福島県立医科大学医学部災害こころの医学講座）

第9章
問題解決トレーニング
Problem Solving Training

　人生の中では、とくに親になるといった変化の時期には、避けて通れないさまざまな問題が起こる。周産期の女性たちは、仕事に復帰する際に赤ちゃんのためになにを準備するか、自分とはまったく異なるやり方で子育てする義理の母親にどう対応するべきか、言うことを聞いてくれない赤ちゃんをどう扱えばいいのかといった、さまざまな問題に直面する。彼女たちはしばしば圧倒され、どこからはじめるべきかわからなくなってしまう。そして、自分が「よい母親」でないと脅えて、問題に対する「正しい」解決法の追求に躍起になってしまう。

　認知行動療法家は、彼女たちの問題を解決してあげるわけではない。こうした問題を解決してあげることは、認知行動療法がもつ協働的な姿勢や、導かれた発見（guided discovery）によってクライエント自身が問題に立ち向かい、自ら解決策を見つける余地を与えることを重視する認知行動療法の多くの基本的信条に反するであろう。言い換えれば、認知行動療法家が行うことは、クライエントが問題解決のスキルを身につけることを手助けし、次のセッションまでにひとつもしくはそれ以上の問題解決を実行するよう取り決めを行い、問題解決の遂行を妨げている問題そのものあるいは問題解決スキルに対する彼女たちのネガティブな思考を再構成することである。このような方法をとることで、クライエントは自分が問題解決の主役であるととらえ、解決策を実行するプランを描き、現在抱えている問題やこれから生じるであろう問題に対処しうる新たなスキルを般化させるためのヒントを得た状態でセッションを終えることができる。

　この40年間に、人々がどのように問題を解決するのか、問題解決がどのよ

うに精神病理学に貢献し、かつ重大な影響を及ぼすのか、そしてクライエントが問題解決スキルを身につけるためにはどのような援助が最適かについて理解を深めるべく数多くの実証的研究がなされてきた。そして、これらの研究の大部分が問題解決に焦点化した認知行動療法（D'Zurilla, & Nezu, 2007）に結びついている。そこで本章では、D'Zurilla, & Nezu（2007）による問題解決の4つのステップについて述べる。加えて、問題解決の効果的な実行を妨げる障壁や、それらの障壁に打ち勝つための方法について議論する。

問題解決スキルの獲得

　Bell, & D'Zurilla（2009, p.349）によると、「合理的な問題解決スタイルは、以下の主要な4つの問題解決スキルからなる、よく練られ、系統立って活用していくことを不可欠としている：(1)問題の定義と定式化、(2)代替案の形成、(3)意思決定、(4)解決策の実行と検証である。」本節では、周産期ディストレスの認知行動療法に問題解決スキルを役立たせる方法を議論しながら、これらのスキルのそれぞれの要素について説明する。

●問題の定義と定式化
　周産期の女性をはじめとする多くのクライエントは、自らが抱える多くの問題に圧倒され、どこから手をつけるべきかわからないような状態で、治療を求めて訪れる。そこでそれぞれの問題の範囲をわかりやすく定義することは、そのうちなにに取り組むべきかをセラピストとクライエントの双方が正確に理解するためにきわめて役に立つ。クライエントが自らの直面しているすべての問題をみることは、直面している問題の数を知ることで彼女たちを悲観的にさせる可能性もあるが、そうすることによって最終的には、漠然として抽象的だった問題を、具体的で確実、そして行動を起こせるものとして理解できるようになる。
　さまざまな問題が特定されたら、優先順位が低い問題よりも優先順位が最も高い問題に先に取り組むという前提のもとで、認知行動療法家はクライエントとともにそれらに優先順位をつける（Wenzel, 2013）。ときに、どの問題

を最優先すべきかが難しい場合がある。そのような場合は最も重要な問題からはじめるのが合理的である。しかしながら多くの場合、最も重要な問題こそ複雑で、対処には多くの時間や労力がかかるものである。結果として、問題が解決されるまでに何回かのセッションを要するため、クライエントが自身の気分状態に意味のある変化を感じるまでに数回かかってしまう。ときには最も重要な問題に取り組むかわりに、獲得されたスキルが後に取り組む困難な問題にも般化するという考えのもとで、セラピストと患者が協働的に話し合い、より対処しやすい小さな問題への取り組みを優先させる場合がある。さらに他の例では、特定の期間内に解決されなければならない場合や、またはもうひとつの問題に対処する前に解決しておかなければならないという理由で、ある特定の問題が優先されることもある。また、もし生活を脅かす問題があった場合、それらの問題は優先順位が高くなり、問題リストのどの問題よりも先に対処がなされる（Wenzel, Brown, & Beck, 2009）。

家にいてばかりの母親でいることの苦悩を訴えたタラとセラピストとの治療初期（セッション3回目）の対話をみてみよう。

タラ 調子がよくなってきたように感じます。本当に、ここで一緒に取り組んでいることや、薬のおかげだと思っています。ただ、まだ自分自身の人生ではないように思えます。他の誰かの人生に身をおいているような、まったく現実感がない感じです。

セラピスト 現実感がない感じがすることで、つらくなっていますか？

タラ はい、ある程度。自分自身をどうしていいのかまったくわからないんです。形だけはトーマスの世話をしています。もちろん、あの子のことはかわいいと思います。ただ、解決しなくてはいけないことややらなくてはいけないことがとても多くて。

セラピスト なにかひとつ決めて前に進んでいくことを考えるために、あなたが解決したいことややらなくてはいけないことをはっきりとさせていくとよいと思います。

タラ わかりました。今も、頭の中がそれらのことでぐちゃぐちゃなんです。

セラピスト　それらを書き留めてもいいですか？［タラはうなずく］取り組む必要のある問題を全部書き出せば、それらを整理し、どこに焦点を当てるかを決める際に見落としを確実になくすことができます。

タラ　なるほど。確かに今は頭の中で同時に2つのことを考えられない状態です。

セラピスト　それはとてもよくわかります。では、解決したいと思うことをひとつあげていただけますか？

タラ　そう、私はもっと家から出なければいけない。トーマスと私は2カ月以上ひきこもり状態で、もう気がおかしくなりそうです。

セラピスト　［「家から出る」と書く］

タラ　それから、夫アレックスと私は遺言を残さなければいけないと思います。どちらかになにか事が起こって、残されたほうが生活に困るのではないかととても心配です。

セラピスト　［「遺言」と書き、さらにこの心配はタラの不安が違った形で現れたものであり、今後の治療ターゲットになりうると心に留める］わかりました。これまでのところ、家から出ることと遺言があがっています。他になにかあげておいたほうがよいことはありますか？

タラ　あっ、もうすぐ休日がやってくる。私は休日のことを自分の母やアレックスの母と話すのがとても怖いのです。両方の母が休日ずっと私たちと一緒に過ごしたがるのだけど、そんなことは不可能です。いずれにしろ、私は傷つくことになるわ‥‥それから、まだまだ大きな問題がある。夫の配属先がわかり次第、家を売りに出し、新しい家を探し、引っ越しの手配をしなくちゃ、考えられないほどたくさんの問題があります。これらは、すべてすぐに降りかかってくる。家を手放して新しい場所に行かなければならないなんて、ひどすぎる。ホテルに住まなくちゃいけないわ！［エスカレートしはじめる］

セラピスト　［優しく寄り添う］ご主人の配属先がわかれば、私たちは引っ越しの計画をちゃんと立てられますよ。しかし、配属先がわかるまでまだ2～3週間あるなら、その間に**取り組むことができる**ひとつの問題に焦点を絞ることができるのではないでしょうか。

タラ　そうですね。それはいい考えだと思います。私の心はどこを向いているか？　いつも最悪のシナリオを考えています。本当は、ホテルに住むことにはならないだろうとはわかっています。実際には、夫のポスドクは彼の仕事がはじまる3カ月前に終わるので、一息つく余裕はあります。

セラピスト　まさにそのとおりです。そして、ここで私たちが焦点を当てるのは、今すぐに取り組むことのできる問題です。これによって、行動し、前進することができます。このように、今現在の問題のなかのひとつを解決することにどのような利点があると思いますか？

タラ　そうなれば、とても気分がいいです。自分の人生をよりコントロールできている感じがします。

セラピスト　今すぐに**取り組むことができる**問題を優先させましょう。最も重要と思われる問題はどれでしょうか？

　［タラとセラピストは、問題の重要性、取り組みやすさ、即効性を考慮して問題の順位づけを進める］

セラピスト　これまでの話から、私たちはまずどの問題に取り掛かるべきだと思いますか？

タラ　そうね、遺言は大きな問題ですが、すぐに取り組める問題ではありません。それに実際、私は遺言のためにすべきことについて意思決定をすることすらできません。アレックスと話す必要があります。ですから、外出するとか、休日の過ごし方ですね。［間をおいて］本当のところ、もしかしたら今日からでもすぐに取り組めるように、外出することからはじめたいです。

セラピスト　それは理に適っているように思います。今日は、もっと外出するという問題を解決するために話を進められそうですし、次回は休日にお母さんたちと過ごす時間について取り組むことでこの流れを維持できますね。

タラ　とてもよいですね。

●代替案の生成

　取り組むべき問題についてセラピストとクライエントの間で合意がなされたら、クライエントは解決策の候補を洗い出す。このプロセスは**ブレインス**

トーミングと呼ばれ、クライエントが評価や先入観を加えずに幅広い解決策を発案できることが鍵となる。多くの場合、クライエントは解決策を考えはじめるが、「いい策だけど、無理だ」、「いい策だけれど、私には絶対にできない」などといって簡単に却下してしまう。解決策候補をすぐに却下してしまうことで、実行可能な解決策がきちんと考慮されないリスクがある。かなりの頻度で、最終的に選択される解決策（ひとつまたは組み合わせ）は、ともすると見落とされていただろうものに決まる。

　問題のリストアップと同様、解決策候補を紙やホワイトボードに記録しておくことは重要である。そうすることで、クライエントが蓄積したすべての解決策候補を視覚的に留めておくことができ、そしてそれは問題解決の次のステップである意思決定に進むべく解決策の評価をはじめる際に役立つ。以下の対話では、タラとセラピストが、赤ちゃんと一緒にもっと外出するという問題の解決策を案出している。

　セラピスト　いくつか選択肢を考えませんか？
　タラ　ええ。[間をおいて] でも、なにをしたらいいの？　なにができるのかよくわからないことが問題なんです。私は、それこそがひきこもりつづけている原因だと考えています。
　セラピスト　知り合いに赤ちゃんがいる人はいますか？
　タラ　2人だけいます。友人の中で、私の出産は早いほうですし、姉妹にもまだ子どもはいません。
　セラピスト　お子さんをもつ2人の友人は、なにをしていると思いますか？
　タラ　よくわかりません。両方とも働いているので、彼女たちの子どもは一日中保育園にいます。その反対に、私は家にいます。
　セラピスト　では、新米ママさんたちは、赤ちゃんと一緒にどこに行くと思いますか。
　タラ　おそらく散歩じゃないですか？
　セラピスト　そうでしょうね！[「散歩に出かける」と書く]
　タラ　でも、それが問題で、私たちは交通量が多くて歩道のない道路沿い

に住んでいるので、それができないのです。

　セラピスト　わかりました。近所を散歩することについては、いくつか障壁がありそうですね。しかし、散歩をリストから消してしまってよいでしょうか？　あなたが住んでいる交通量の多い通り以外で散歩させる方法があるかもしれません。

　タラ　ええ、わかりました。

　セラピスト　新米ママさんたちが赤ちゃんを連れていきそうな場所はありそうですか？

　タラ　わかりません。お店かしら？

　セラピスト　そうですね、外出して公共の場に行くというのは、赤ちゃんを社会に触れさせる点でよいことです。[「お店に行く」と書く]　タラ、あなたはトーマスを連れて外出する場所を考え出すことに本当に苦労しているように感じます。

　タラ　ええ、本当にそうです。ぜんぜん難しいことではないのに、なぜこうなってしまうのでしょう。解決できるはずなのに。

　セラピスト　[少しの間、タラの「はずなのに」という発言に気づかないふりをする]　これまで新米ママさんたちと話してきた経験から私が得たアイデアを出してみましょうか？

　タラ　[安堵したように]　ええ、そうしていただけると非常に助かります。

　セラピスト　そうですね、例えばクライエントの多くは近くの地域の図書館で行われている「ママと私」（"Mommy and Me"）教室に赤ちゃんを連れていっています。

　タラ　[顔を輝かせ]　ああ、それはいい考えですね。図書館は家から10分しかかかりません。調べられます。

　[セラピストはさらにいくつか提案をつづける]

　セラピスト　評価できる選択肢はたくさんありそうですね。もし今日のセッションがなくて、あなたがこの問題を解決しようとしたら、このような選択肢を考えるためになにをしていたかを教えてください。

　タラ　おそらく、なにかアイデアがないか、母に尋ねると思います。[間をおいて]　あるいは、子どもの面倒を見る合間にインターネットで育児に関

するウェブサイトを探すこともできたと思います。他の新米ママたちの間で、このようなことは話題になっているに違いないので。

セラピスト　そのとおりです。どれもいいアイデアですね。セッションの予定がないときに他の問題に直面することがあると思うので、ご自身がどのようなリソースをもっているか知っておくことが大切です。

タラ　はい、そのとおりです。

　ここで留意すべきは、まず外出するにあたってどこに行くかについて、タラはあらかじめアイデアをもっていなかったことである。いくつかのきっかけ（例えば「友人はどこに行っている？」）を与えたあとで初めて、セラピストは提案を行っている。周産期の女性は、疲弊かつ打ちひしがれ、解決策を考え出すことができない場合がある。認知行動療家が提案する場合、タラのセラピストがしたように、セラピー以外で解決策を考えていかなくてはならないときの相談先を見つけることができるようなフォローを行う。

●意思決定

　解決策候補のリストを一通り作ったら、実行するものを決めるために、それらの解決策に対する評価を行う。解決策を案出するときと同様に、それぞれの解決策の評価も系統的に行うことが重要である。評価のプロセスを手助けする際に、認知行動療家はしばしば**メリット・デメリット分析**を用いる。メリット・デメリット分析にはさまざまなフォームがあるが、問題解決と併せて用いられる場合には、選択肢、メリット、デメリットの3列から成るフォームがしばしば用いられる。図表9.1は、タラがもっと赤ちゃんと外出するために役立つ解決策を決定する際に作成されたメリット・デメリット分析例である。

　ここで留意すべきは、タラがメリット・デメリット分析にあげた項目のうち、いくつかは事実（例えば彼女が住んでいる通りには歩道がないという事実）である一方で、他の項目は起こるかどうか定かではない事象（例えば各活動を通して他の新米の母親たちに会う可能性）である点である。多くの場合、クライエントはまだ解決策を実行していないため、これから起こるかどうか不

	メリット	デメリット
近所を散歩する	・やりたいと思ったときにいつでもできる	・歩道がなく危ない ・うるさい、落ち着かない ・今はすこし寒い
公園に散歩に出かける	・やりたいと思ったときにいつでもできる	・今はすこし寒い ・公園まで15分ほどかかる
食料スーパーに行く	・やりたいと思ったときにいつでもできる ・ちょっとした日用品を見つける	・たいした効果がないわりに手間がかかる
図書館で行われる「ママと私」教室に参加する	・息子も私も楽しめそう ・構造化されていてトーマスにとって充実した活動になりそう ・他の新米ママに会えるかもしれない ・図書館は静かで落ち着ける場所である	・教室を探すのに手間がかかる以外にとくにない
地域の子育てグループを見つける	・息子も私も楽しめそう ・他の新米ママに会えるだろう ・他の新米ママからよいアイデアをたくさんもらえるかもしれない ・同じ境遇の友達もできるかもしれない	・子育てグループを探すのに手間がかかる ・新しいメンバーを迎え入れてくれるかどうか、適応できるかどうか、不安がある
授乳のサポートグループに参加する	・他の新米ママに会えるかもしれない ・授乳についての重要な情報が手に入り、疑問が解消されるかもしれない ・すでにウェンゼル先生からサポートグループを教えてもらっている	・家からやや遠い（30分）
親子で参加できるヨガクラスに行く	・息子も私も楽しめそう ・息子も私もリラックスできそう ・他の新米ママに会えるかもしれない	・夫は私がお金を使うことをよく思わないかもしれない ・スタジオの近くに駐車することがストレスになるかもしれない

図表9.1　タラのメリット・デメリット分析

確実な結果が掲げられてしまうことがある。可能性のある結果がポジティブな場合は、結果は解決策実行の結果を最大限に成功させるために、どうやってポジティブな結果を実現させるかがクライエントと話す材料になる。可能性のある結果がネガティブな場合は、予測を検証することができるととらえ

て（行動実験によく似ている）、そのようなネガティブな結果が生じてしまった場合の対処法についてクライエントと話し合うことができる。

　メリット・デメリット分析に基づき、タラは自宅の前の混雑した通りを歩く以外は、すべての解決策が実行可能であると判断した。彼女は、自分がいつの日か、それらすべてを実行していることが想像できると話した。しかしながら念のため、タラが気おくれしないように、次週のセッションまでに実行する解決策を2つ選択した。具体的には、まず寒さに負けないように自分も子どもも温かい服装で、最低でも1週間のうちに1回は公園に散歩に出かけることを決めた。次に、彼女は図書館で行われる「ママと私」教室を熱心に調べ、赤ちゃんの睡眠スケジュールについて話し合う次回のクラスに参加することを約束した。

●解決策の実行と検証

　セッションとセッションの間にクライエントが行うホームワークは、セッション内で問題解決に焦点を当てた際に同定した解決策もしくはその組み合わせの実行を設定するようにする。先に述べたように、セラピストは成功の可能性を最大にするために、解決策の実行に必要なスキルや、失望やその他の障壁を乗り越えるためのコーピングツールの練習に時間を使うことができる。また、クライエントが解決策の実行を鮮明にイメージし、順を追って詳細をセラピストに説明するという方法で**イメージリハーサル**のテクニックを活用することもできる。この訓練は、解決策をやりとげることができるというクライエントの自信を高めるものであるとともに、解決策の実行のどの部分についてスキルの練習が必要になるかを知り、障壁を乗り越える方法を確認する機会となる。

　これまで述べてきたように、次のセッション中にクライエントのホームワークを振り返り、学習を強化することに時間を使うことはきわめて重要であり、これはいかなる場合も問題解決よりも重要なことである。解決策の実行を振り返ることで、クライエントが獲得した問題解決スキルは強固になるとともに、さらに発展や練習が必要なスキルが同定され、解決策の実行によって、どのように彼女の自信が向上したかを探ることができる。したがって、

解決策の実行についての振り返りは、取り組まねばならない差し迫ったニーズがある場合を除いては、次のセッションのアジェンダにおける最優先項目となる。

重要なのは、「ウィン・ウィン」の観点から解決策の実行に関する議論を行うことである。実行した解決策が成功することはクライエントの励みになる。しかしながら、多くの場合は実行された解決策は成功しないか、部分的な成功に終わる。このような場合、クライエントは全か無か思考パターンに陥りやすく、活動することを無意味だと決めつけやすく、落胆しやすい。しかし、解決策の実行が「ウィン・ウィン」の観点で組み立てられた場合は、問題が解決されればそれでいいし、そうでなくても解決策の実行を試みることでなにか重要なことを学習でき、いずれにしてもクライエントのためになる。ここで生じうる学習にはいくつかのタイプがある。例えば、問題は自分が思っていたよりも細分化され、解決に向けた準備が必要であることがわかるかもしれない。またはさらなる問題解決スキルやコミュニケーションスキルを身につける必要があることがわかるかもしれない。

このことは、タラが孤立しているという問題を解決するために活動を開始したときにも起こった。彼女は散歩に出かけ、公園に行き、図書館の「ママと私」教室に参加した。彼女は外出を楽しんだが、他の母親たちのなかにいるのが落ち着かず、ほとんど会話に参加できないと感じた。セラピストはそれを重要な情報として評価し、他の母親との関係性を築くために有効な対人関係スキルの獲得にセッションの時間を使うことを提案した。彼女たちが練習したコミュニケーションツールのいくつかを次章で紹介する。

問題解決の障壁を乗り越える

クライエントの多くは実際には高い問題解決能力をもちながら、もっている問題解決スキルを使おうと試みると、うつや不安に関連する障壁に阻まれる。なかでも最も大きな障壁は、「**ネガティブな問題志向**」（negative problem orientation）かもしれない。問題志向とは、直面した問題に取り組む際の認知的な構えのことである。Bell & D'Zurilla（2009, p.349）によると、「ポ

ジティブな問題志向」は、(a)問題を「挑戦」または成長の機会と評価し、(b)問題を解決可能であると信じ、(c)問題を効果的に解決できると自身の能力を信じ、(d)問題解決には時間と労力がかかることを認めてそれを受け入れる、といった傾向からなる。ネガティブな問題志向の場合は、問題そのものや、解決される可能性、自身の解決能力に対して役に立たない信念をもつ。ネガティブな問題志向の人のなかには、人生で度重なる問題を経験することで、自分は不十分であるとか、敗北者であるとさえ信じている人もいる。

　さいわいにも、第5章で取り上げた認知再構成法は、問題解決スキルの上手な適用の妨げになるような、問題に対する役に立たない信念の修正に用いることができる。息子と自分のベッドルームにおいてあるバシネット（新生児用かごベッド）から、息子の部屋のベビーベッドへ移動させることに直面している、ライラとの対話をみてみよう。彼女は、自分に対する失望を表し、息子を子ども部屋で眠らせることができるかどうか自信をなくしていた。

　ライラ　母親としてひとつやれることがあったと思うと、他のところで失敗する。[両手で頭を抱える]私にはもう二度とできません。母親であることでどうしてこんなに大変な思いをしなければいけないのでしょう。
　セラピスト　今、あなたが本当に落ち込んでいるのがわかります。
　ライラ　間違いなくそうです。
　セラピスト　ライラ、おうかがいしたいのですが、これまで乗り越えることができないと感じる問題に直面したことはありますか？
　ライラ　[しぶしぶと]ええ、あったと思います。
　セラピスト　ではその一例を詳しく教えてください。
　ライラ　ええと、大学を卒業する年の後期になって、卒業するためには必修科目の履修が必要だとわかったのです。必要なんて知りもしませんでした。知ったときには、もう遅かったのです。その科目の定員はいっぱいでした。私は夏か秋まで卒業を待たなければいけないだろうと思いました。
　セラピスト　結果はどうなったのですか？

ライラ　なんとかなりました。予定どおり卒業できました。

セラピスト　あなたが結局のところ取り組んだ問題は、大きな**問題だった**と思います。どのように対処したのですか？

ライラ　はじめに、クラスに入れてもらうことができるかどうかを聞きに教授のところに行きました。どうにもなりませんでした。キャンセル待ちがたくさんいると言われました。

セラピスト　それで、それからどうしたのですか？

ライラ　それから、その科目に出席できる別の手段があるかどうかを聞きに教務部長を訪ねました。教授が引き受けてくれるなら、その教授のもとで独学することができると言われました。

セラピスト　なるほど、独学ですか。どのようにしたのですか？

ライラ　大変でした。教授からは、引き受けるが、私のためのカリキュラムを作る時間はないと言われました。そこで私は、本と教授のシラバスを読んで、自分のコースの大枠を作成しました。

セラピスト　すばらしいですね。その体験からどんなことを学びましたか？

ライラ　[ため息をついて] 全力を傾ければ、本当にやりとげる必要があれば、私にはできるということです。

セラピスト　その原理をお子さんの睡眠トレーニングに応用できるのではないですか？

ライラ　ただただ疲れてしまって。できるかどうかがわかりません。母親になることがこんなに大変なんておかしい！

セラピスト　必修科目を履修できないとはじめてわかったときも、同じようなことを考えたのではないですか？　大学を卒業することがこんなに大変なんておかしい、と。

ライラ　[おどろいた様子で] そうです！　まさにそう考えていました！

セラピスト　つまり、少なくとも人生で2回目ですね。ここから言えることはなんでしょうか。

ライラ　問題を避けては通れないということだと思います。

セラピスト　それは、あなたがダメな人間だからでしょうか？

ライラ　いいえ、そうは思いません。

セラピスト　もしあなたが、自分は母親として失格だ、私にはこれはできない、母親であることがこんなに大変なんておかしい、などと考えたら、睡眠トレーニングをつづけるモチベーションや能力はどうなるでしょうか？

ライラ　ああ、それはとても影響しますね。すぐにあきらめて、息子をバシネットに戻してしまうと思います。問題を悪化させるだけですね。

セラピスト　睡眠トレーニングについての問題や親であることについての問題に対するバランスのとれた考え方が、取り組みをつづける可能性を高めるということですか？

ライラ　ええと、母親は皆こういった苦労を避けては通れない、ということはいえます。そして私はこれまでに何度も困難に直面し、そのたびにうまくいく方法を見つけてきました。

セラピスト　それはどのくらい信じられますか？

ライラ　信じられます。100パーセント。

セラピスト　この話をはじめたとき、あなたはすべてに対してすっかり落ち込んでいたように感じました。0〜10点のスケールで、0点をまったく落ち込んでいない状態、10点をあなたがこれまでに経験したなかで最も落ち込んでいる状態とすると、今はどのくらいに感じていますか？

ライラ　ずいぶんよくなりました。5点くらいになりました。

　この対話では、セラピストによってライラは2つの役に立たない認知——人は問題を抱える「べきでない」、「自分はダメな人間だから問題を解決できない」——に気づくことができた。一方で、セラピストが彼女の注意を、彼女が過去に直面した一見乗り越えられそうにない問題に向けたとき、彼女は、自分はこれまでの問題に対してかなり創造的で機知に富んだ方法で取り組んできたことに気づいた。さらにセラピストは、問題に対するライラの反応が「人生がこんなに大変なんておかしい」というものであることを彼女に気づかせるために、慎重な観察と導かれた質問を行い、ライラはすぐにそれらの問題も人生の一部であり、自分がなにか悪いことをしているという意味ではないと気づくことができた。

クライエントが問題に直面しているとき、彼女たちは解決のために最大限努力しているにもかかわらず、コントロールできない外的要因によって解決が妨げられていることがしばしばある。クライエント自身がこの状態に気づいている場合、彼女たちはそれらの外的要因や不公正感、不公平感について考え込みやすい。そのような場合は、セラピストはクライエントとともに、環境をまるごと変えるか、または問題のなかのコントロールできない部分を受け入れるかの方法で問題に取り組むことができる。

まとめ

　問題解決は標準的な認知行動技法であるようにみえるが、問題解決を妨げる可能性のあるスキル欠如や役に立たない認知に対する再認識など、いくつかの特別なステップがある。認知行動療法家は、クライエントに問題解決策をブレインストーミングするための余裕を与え、案出された解決策のメリット・デメリットを評価し、クライエントのニーズに最も適合する解決策（またはその組み合わせ）を決定する。セラピストは、クライエントの問題が解決されるか、もしくはそうでない場合にもセラピーの焦点となりうる価値のある学習ができるような「ウィン・ウィン」状況に向けて可能なかぎり数多くの文脈を作り出す。

　周産期の女性はディストレスを抱えたとき、ただケアされることを望む。もしクライエントが防衛機能の不全で問題解決のステップを彼女自身が進める力がない場合、セラピストが主導する形で差し迫ったニーズに取り組むための計画を立てる。経験則だが、認知行動療法が進んでいくと、クライエントはセッション内で実施する課題に対する当事者意識を徐々にもつようになる。問題解決に置き換えれば、それはつまり時間とともにクライエントが率先して問題解決のステップを実践して、自分で最適な解決策を決定するようになる。

訳：入野晴菜（心療内科・神経科赤坂クリニック）

第10章
コミュニケーションスキル・トレーニング
Communication Skills Training

　親になっていく過程では、非常に大きな孤独を感じるものである。新米の母親たちは体に大きなダメージを受けるが、同じような体の回復体験をした人がまわりに誰もいない可能性がある。彼女たちは、栄養供給を彼女たちに依存し、四六時中求めつづける新生児の最重要の保護者となりうる。彼女たちは他の家族たちが寝ている真夜中でも起きていなければならない。さらに彼女たちは、一緒に過ごすまわりの人たちと日常生活を同じように過ごさねばならない。最初の数日間、彼女たちは家を出ることすらしないかもしれない。多くの場合、彼女たちは助けを必要とするが、助けの求め方もわからないかもしれない。

　質的研究によると、周産期ディストレスの臨床像を理解するにあたって、うつや不安に苦しんでいる非周産期の女性よりも周産期のクライエントは対人関係が重要であることが示唆されている（O'Mahen et al., 2012）。例えば、多くの文献では、産後のうつや不安と**ソーシャルサポート**あるいは必要なときに身近な人々によるケアネットワークがあるという感覚との関連が調査されている。30年前にCutrona（1984）は、低いレベルのソーシャルサポートが産後8週間の産後うつ病を説明する重要な変数となっていることを実証した。周産期の女性が必要とする最も重要なソーシャルサポートは、**道具的サポート**またはセルフケアの時間を確保する家事の支援など、他者からの直接的で目に見えるサポートである（Negron, Martin, Almog, Balbierz, & Howell, 2013）。しかし、周産期の女性が受けるソーシャルサポートのタイプが、彼女たちが必要なものと一致しない場合や、押しつけがましかったり、助けにならないと感じたりした場合には、感情的ディストレスがしばしば増してし

まう（Haugen, 2003）。

　この研究に基づいて、心理療法がソーシャルサポートネットワークの有効性を最大限に高めるのに理想的な場を周産期の女性に対して提供できると結論づけることは難しくない。第6章で述べた認知再構成法は、周産期の女性がソーシャルサポートネットワークに対して正確な期待をもつことを可能にするだろう。しかし、周産期の女性が適切な境界線を設けたり、意見の相違を乗り越えたりするスキルの獲得に向けた援助を必要とするのと同様、ソーシャルサポートネットワークを求めるための効果的なコミュニケーションスキルの獲得にも専門家の援助を必要とするだろうことは明らかである。以下、本章では、アサーションおよび親密な関係の構築という2つの領域での効果的なコミュニケーションスキルを身につけるための戦略について述べる。

アサーションスキル

　アサーションとは、他者に依頼したり、相手にノーと言ったり、あるいは意見の相違を表明しなければならないときに使用されるコミュニケーションスタイルである。アサーティブな人とは、他人のニーズを聞き、尊重すると同時に自分のニーズも伝える人である。そして、自身の要求に自信をもつと同時に、相手の立場に立って考える能力も示す。結果として、アサーティブな人々は関係するすべての人にうまく機能する解決策にたどり着くための歩み寄りや交渉に関して幅広さをもっている。

　アサーティブなコミュニケーションスタイルは、他の3つのコミュニケーションスタイルとは対照的である。**攻撃的な人**は自信をもって自分のニーズを満たすことを要求するが、関与する相手のニーズと権利を無視する。攻撃的なコミュニケーションスタイルは、権利意識という認知的志向に関連していることが多い。**受動的な人**は通常、自分のニーズを満たすことを要求せず、しばしば自分の幸福を犠牲にして他の人のニーズを満たすために途中で折れる。受動的なコミュニケーションスタイルはしばしば価値がない、もしくは十分でないという認知的指向と関連している。**受動的で攻撃的な人**は、彼らのニーズを満たすために他の関係者に対して公明正大でなく、「舞台裏

で」動く。言い換えれば、彼らは直接の要求をしないことが多く、まるで他の人のニーズを甘受しているように見えるかもしれないが、彼らは他の関係者に伝えてきた姿勢と矛盾するような微妙な行動をとる。

　ほとんどのクライエントはアサーションが必要であると認めるが、アサーティブなコミュニケーションスキルを使用する自分を想像するのは難しいとしばしば報告する。彼らの発達にまったく異なるコミュニケーションスタイルがモデル化されていたかもしれないし、クライエントはこれまでとまったく異なるコミュニケーションスタイルをとったら、家族が自分の要求に応えてくれるとは想像できない。女性のクライエントは、言っても無駄だろうとか、アサーティブになろうと試みても結局泣くことになるだろうといった懸念をしばしば口にする。他のクライエントは他者が不満を表明したり、予期せぬことを言ったりした瞬間にダメになるだろう、と予測している。これらの懸念の多くは、認知再構成法を用いて評価し修正することができる自動思考である。

　アサーションについてのクライエントの思い込みが正確かどうかにかかわらず、これらのスキルを獲得するにはなんらかの援助が必要になる可能性がある。実践できる具体的なアサーションスキルのリストは無限にある。うつ病（Becker, Heimberg, & Bellack, 1987）、境界性パーソナリティ障害（Linchan, 1993a, 1993b）、統合失調症（Bellack, Mueser, Gingrich, & Agresta, 2004）のような特定の精神疾患に対するコミュニケーションスキルの習得に認知行動療法を用いることを記述するいくつかの文献がある。これらの書籍に記載されているコミュニケーションスキルの多くは診断カテゴリーを超えて一般的なものであり、周産期ディストレスを伴う女性を含む多くのクライエントの介入で役立つ。

　一般に、コミュニケーションスキル・トレーニングは、通常、3つの分野に焦点を当てる。まず、セラピストはクライエントと協力して、クライエントが明確かつ正確で効果的にコミュニケーションをとることを保証するために**言語的スキル**を磨く。言葉のスキルを身につけるために、クライエントと協働するセラピストは、クライエントが対処したい具体的な内容に焦点を当てるかもしれない。そうすることで、クライエントは相手とコミュニケーシ

ョンをとりたい点を明確にすることができる。しかし、セラピストはより一般的にクライエントのスタイルに焦点を当てるかもしれない。クライエントと協力してアサーションスキルの獲得を支援する多くの認知行動療法家は、クライエントに（a）相手が防衛的にならないよう、コミュニケーションを好意的でオープンにする、（b）それから自身の要求をする；境界線を設定したり、異なる意見を述べたり、（c）相手の譲歩への感謝の気持ちを表明したり、あるいは関係が重要なものであることを伝えたりといった、好意的な言葉で終わらせる。言い換えれば、クライエントは相手が聞きたくないかもしれないなにかについて相手が心を開いて受け入れてくれる可能性を最大化する習熟したコミュニケーション・アプローチを教えられる。

　第5章を思い出してほしい。ライラは、彼女の夫があいさつもせずに仕事に出たときに動揺していた。彼女は認知再構成法を使用して、必ずしも夫が彼女にうんざりしていたことを示すものではないことを確認したが、彼女は深く傷つき、こういうことがもう二度と起きないように、このことについて夫と直接話したがった。以下は、夫が彼女を気にかけているかについて不安になった際の彼女の対応である。

　ライラ　どうして今朝は行ってきますも言わずに出かけてしまったの？あなたが私を少しも気にかけてないと感じたわ。
　夫　［おどろいて］僕はただ静かに出ようとしただけだよ、君がまだ眠っていると思ったから。君を起こしたくなかったんだ。
　ライラ　なるほどね。もうちょっと気づかってほしかったわ。
　夫　［両手を挙げ、つぶやく］なんてこった、僕が最近やることはろくなことはない。

　上記の例では、ライラは批判的で攻撃的な印象を与えている。夫が説明しようとしたとき、彼女は彼がいたらなかった点を指摘しつづけた。ライラがこのやりとりをセラピストに伝えた後、セラピストは、彼女にしてほしいことをより正確に伝えることと非難と受け取られかねない発言はやめて、好意的な態度で終始アサーティブに要求することの重要性を教えた。このセラピ

ストとの練習をもとに、ライラは翌週、夫とこの問題について再度取り組んだ。

ライラ　［好意的な態度ではじめる］1日がはじまるときにあなたを見ることは、私にとって本当に大きな意味があるの。それによって、私は1日を前向きにはじめられるの。
　夫　うん、それを聞いてうれしいよ。
　ライラ　［お願いをする］あなたが私を起こすことになっても、仕事に行く前に行ってきますと言いにきてもらえると、私は幸せなの。
　夫　わかった、ハニー、もちろんそうする。僕は仕事に行くとき、君が眠るよりも起こしてほしいと思っているとは気づかなかったんだ。
　ライラ　ああ、よかった。ありがとう。私は朝を楽しみにしているわ。

　セッションで練習したコミュニケーションスキルを使った結果、会話は穏やかで肯定的で生産的になり、ライラは望ましい結果を達成し、夫に気づかわれていると感じながら会話を終えることができた。
　アサーションスキルを獲得するためにクライエントがしばしば練習する別の言葉のプロセスは"私は"というメッセージ（"I" language）の使用である。"私は"というメッセージを使用するようにクライエントに促すのは、相手が不適切に行動したと非難するのではなく、自分の視点や気持ちを主体にできるからである。"私は"というメッセージの使用は、コミュニケーションの受け手側に防衛的感情を生じさせる可能性を減少させるもうひとつのスキルである。ライラが、夫が行ってきますと言わずに出かけたときに、"私は"というメッセージを使ったときと使わなかったときの2つのコミュニケーションスタイルを比べてみよう。

　ライラ　あなたは私のことを気にかけてないように感じる、まるで家族のお荷物だと思われているみたい。
　夫　なんだって？　なにを言ってるのか、さっぱりわからないよ。
　ライラ　朝の話よ。あなたが家を出たときの話。あなたは私のことを全然

気にかけなかった。
　夫　[怒って] ばかげている。話にならない。[部屋を出ていく]

　上記の例では、ライラは"あなたは"というメッセージ（"you" statement）を使い、それは批判的で夫を防衛的にした。おどろくまでもないが、その会話はうまくいかなかった。夫は不満な気持ちで部屋を去り、そのやりとりからライラは夫が自分のことを気にかけていない証拠だと感じとった。次のやりとりでは、ライラは"私は"というメッセージを使用し、会話の結果はより好ましいものとなった。

　ライラ　あなたが仕事に出かけるときに、行ってきますと言ってくれないと、私は傷つくの。
　夫　本当かい？　僕は君が傷ついているなんてわからなかった。君を起こさないように、静かに出かけようとしていただけなんだ。
　ライラ　[ほっとしたように] まあ、そんな理由だったのね。私はあなたが、私のことを気にかけていないのだと思っていたわ。
　夫　[ハグしながら] 全然そんなことないよ。君が夜に大変だったと知っていたから、休ませてあげようと思ったんだ。

　ライラが"私は"というメッセージを使ったことで、彼女の夫は彼女の心配を聞くことができ、彼女のコミュニケーションは批判から発せられたものではなく、傷ついたことから発せられたことがわかった。やりとりは穏やかかつ支持的で、そのことで彼女の感情的な混乱は小さくなり、彼が本当に彼女を気にかけていることを裏づけることにもなった。
　言語的コミュニケーションスキルのトレーニングは、これらの2つの技法に限定されはしない。クライエントが抱えている問題の性質と、彼女の人生で直面する特有の対人関係の困難に応じて、教えることのできる言葉のスキルは無限にある。加えて、セラピストはクライエントとしばしば協働しながら、声の大きさ、話すスピード、特定の語彙の抑揚といった言語コミュニケーションを編み出していく。セッション中では、2つの異なるトーンでメ

ッセージを述べることを試して、クライエントに各発言から受け取ったメッセージを尋ねる。このような実演は、クライエントが日常生活でさまざまなアサーティブな対処を行うときに頼りになる価値ある体験学習を提供する。セラピストには、クライエント特有のニーズをターゲットとするために、コミュニケーションスキルの知識と、本章で前述したようなリソースを使用することが推奨される。

　言語的コミュニケーションスキルは、コミュニケーションスキル・トレーニングにおける1つの領域にすぎない。2つめの領域は**非言語的コミュニケーションスキル**を含んでいる。非言語的コミュニケーションスキルはうなずき、アイコンタクト、もじもじした様子、笑顔、触れ合い、ジェスチャーなどの行動を含む。これらの非言語的スキルの多くを適度に使用することは、相手がなにを言っているのかに関心をもったり、理解しているということを相手に伝えたりすることになると考えられる。これらの非言語的スキルをほとんど使わないと、興味がない、よそよそしいといった印象を与える。また多く使いすぎると、熱心すぎる感じや、さしでがましい印象を与える。例えばライラは、実際には社交不安や他者からの拒絶に対する恐怖から、殻に閉じこもっているようにみえる態度をとったり、アイコンタクトをとれないことから、他者からしばしば、人と話すことに無関心であるという印象をもたれた。ライラはセラピストとのセッションのなかで、言語的コミュニケーションスキルを練習するとともに、効果的な非言語的コミュニケーションスキルも練習した。そして、彼女自身の環境において、どのようにそれが彼女に対する他者からの反応に影響を与えたかを観察した。加えて考慮するべきことは、非言語的コミュニケーションスキルが言語的コミュニケーションスキルにマッチすることが重要であるという点である。そうでないと、相手が意図しないメッセージを受け取ってしまう可能性がある。

　最後に、コミュニケーションスキル・トレーニングでよく考慮されるコミュニケーションスキルの第3の領域は**聴くこと**である。意見が衝突している間、あまりにも多くの人々が、相手が言っていることを本当の意味で聞くことなく、議論に先手を打つことに忙しい。セラピストは次のことを教えることによって、クライエントが聴くスキルを獲得するのを支援することができ

る。(a) 相手が話しているとき、今に焦点を当てマインドフルになる。そうすれば、その人が言おうとしていることを本当の意味で理解して聞き取ることができる。(b) 正確に理解するために、相手が言ったことの重要な点を繰り返して言う。セラピストは相手の意図を事実であるかのように決めてかかることを控えるようクライエントに働きかけ、それよりも結論を出す前に、それらの思い込みを確認するよう働きかける。このスキルについて、ライラと夫との次のやりとりで例示しよう。以下は、ライラがセラピストと協働して聴くスキルを身につけた後に、夫の意図を読み、それを検証しているやりとりである。

ライラ　あなたは今朝、行ってきますとも言わずに出ていったわよね。
夫　［タブレットで読んでいた記事から顔を離して］なんのこと？　そうかい？［タブレットにまた目を落としながら］ああ、別になんの意味もないよ。
ライラ　［間をおき、一呼吸して］なんの意味もないって言ったわね。あなたはタブレットで記事を読みながらそう言うけれど、私たちが大げんかにならないように、私をなだめようとしているように思えるわ。もしかして、そうなんじゃない？
夫　［顔をあげて、タブレットをコーヒーテーブルにおき］ごめんね。君にそんな印象を与えるつもりはなかったんだ。僕はただ、本当に昨夜の試合のスコアに夢中になっていただけなんだ。

効果を最大化するためのヒント

　コミュニケーションスキル・トレーニングの効果を最大化する方法はたくさんある。覚えておくべき最も重要なポイントは、クライエントは練習中のコミュニケーションスキルの治療原理を真に理解し、スキルを実践し、セッションの外で生じる相互作用のなかでそのスキルをどのように使用するのかを予測するのに十分な時間を費やさねばならないということである（Wenzel, 2013）。このように、コミュニケーションスキル・トレーニングは、セラピストからなにか別のことを言うようにといった単純な提案よりもはるかに

優れている。それどころか、心理教育や訓練、新しい学習の統合の機会を提供する。

　コミュニケーションスキル・トレーニングを開始するにあたり、セラピストは、クライエントに、相手になにを伝えたいのかについて逐語的に言い表すよう求める。このエクササイズでは、クライエントのコミュニケーションスキルのレベルに関する「データ」が提供され、クライエントのコミュニケーションスタイルの長所と短所を注意深く協働で評価することができる。この評価の後、セラピストとクライエントは、練習する1つまたは複数の特定のコミュニケーションスキルに同意する。このプロセスは、ウェンディを例に示されている。ウェンディは、彼女の母親が、ウェンディが子どもたちに対して過保護だと批判的していると感じている。セッションの間、ウェンディはセラピストと協働して母親が懸念していることをよりやわらかい言い方で伝えるか、まったく伝えないようにするか、効果的なアプローチを身につけることを望んでいた。

ウェンディ　とてもイライラするの。そう、母に対して。私が子どもたちに対して過保護だとはわかっているんです。それが、私がセラピーを受ける理由ですから。でも、私にそのことを批判することは、傷口に塩を塗るようなものです。私は母に干渉をやめてほしいの。

セラピスト　このことについてお母さんに話したことは？

ウェンディ　いいえ、まったく。そうしたいけれど、母は身構えて、混乱するだけです。世話が必要な子どもがもう一人増えるようなものです。

セラピスト　私たちが相談して、効果的で穏やかなやり方であなたの不安を伝えたり、あなたが批判と受け取っていることを控えるようにお母さんにお願いする方法を見つけ出してみましょうか？

ウェンディ　もしそうできたら、とてもありがたいです。

セラピスト　では、ちょっとロールプレイをしてみましょう。私があなたのお母さん、あなたはあなた自身です。私があなたを批判するので、あなたはあなたの不安を伝え、批判を控えてほしいと言い返してください。いいですね？

ウェンディ　わかりました。

セラピスト　［ウェンディの母を演じる］ウェンディ、あなたは過保護すぎるわ。どうして子どもたちになにもさせないの。このままじゃ、子どもたちはなんでも怖がる大人になってしまうわ。

ウェンディ　［耐えられなくなって］やめてよ、母さん、お願いやめてってば。母さんは物事を悪くさせるだけだわ。

セラピスト　まあ、確かに、それはあなたがどう向き合いたいかどうかによるわね。

ウェンディ　母さんは私がものごころついてから、ずっとそうだった。あなたがしているのは批判だけ。私がいつもの私よりも混乱しないのは奇跡だわ。

セラピスト　［ロールプレイを終えて］あなたとお母さんとの間で起きることを正確に再現していましたか？

ウェンディ　ええ、まさにこんな感じです。

セラピスト　では、あなたのコミュニケーションのスタイルを評価しましょう。やってみてどう思いましたか？　そして、もっと重要な点はどこにあると思いますか？

ウェンディ　［ためらいがちに］ええと……、私は母に誠実に向き合いました。それはいいことです。少なくとも、先送りせずに、がまんしませんでした。

セラピスト　そうですね。反対に反省すべき点はありますか？　なにか取り組むべきことはありますか？

ウェンディ　そうですね、そう言われても、なにも変わらないです。彼女の考えは変わらないですから。だから、なにもかもうまくいかないのです。

セラピスト　すこしの間、お母さんの気持ちになってもらえますか？

ウェンディ　はい。

セラピスト　あなたが言ったことを繰り返してみますね。「やめてよ、母さん、お願いやめてってば。母さんは物事を悪くさせるだけだわ。母さんは私がものごころついてから、ずっとそうだった。あなたがしているのは批判だけ。私がいつもの私よりも混乱しないのは奇跡だわ。」あらためて聞いて

みて、なにか気づいたことはありますか？
　ウェンディ　まあ、ちょっとひどいですね、とげとげしく聞こえます。
　セラピスト　とげとげしく感じたのですね。
　ウェンディ　ええ。責任追及のように感じます。彼女はそうされてしかるべきです。でも、彼女はそうはとらないでしょう。ただ、身構えるだけ。
　セラピスト　それがまさに私が示した反応でした。ある人が他者に厳しく率直にものを言う権利をもっていると信じられるときでさえ、かならずしもそれが最も効果的な道であるとは限らないということがしばしばあります。
　ウェンディ　確かに。私は、母に私への批判をやめてほしいだけです。
　セラピスト　なにかアイデアはありますか？　まず、なにをお母さんに伝えたいかを明確にしましょう。そこから、あなたのコミュニケーションをより効果的にするいくつかのスキルを一緒に考えていきましょう。
　ウェンディ　［ほっとしたような顔つきになる］ええ、すばらしいと思います。

　ウェンディは、母親が批判したり、意見を共有することをせず、まったく意見を聞き入れないときに、傷ついた経験を伝えたいと決めた。セラピストは、終始ポジティブに対応することを教えた。"私は"というメッセージを使い、過去の出来事をひきずるよりむしろ、現在のトピックにとどまるようにとも伝えた。
　特定のコミュニケーションスキルについて教育した後、認知行動療法家はスキルを実践するための機会を確保するようにする。ロールプレイはコミュニケーションスキルを練習するのに用いられる鍵となるテクニックである。最初にセラピストがコミュニケーションスキルの見本を示すことはしばしば最も効果的だ。セラピストが、クライエントの役割をし、クライエントがそのコミュニケーションスキルを適用したい相手の役割を演じる。そして次に、交代し、クライエントが自分自身を演じ、セラピストが、クライエントがコミュニケーションスキルを適用したい相手の役割を演じる。このアプローチでは、クライエントがセラピストの行動をモデリングすることによって学習することができ、また実践によって学ぶことができる。最初のロールプ

レイの間、セラピストは、クライエントに効果的なコミュニケーションスキルを受け取る側としてなにを感じるかを尋ね、次のロールプレイでセラピストはクライエントに効果的なコミュニケーションスキルを提供している側として感じるものを尋ねる。クライエントのスキル獲得を高めるために、複数のロールプレイが行われることがある。

　前述のように、認知再構成法は、コミュニケーションスキル・トレーニングと組み合わせて使用される。なぜならクライエントは、効果的なコミュニケーションスキルを適用する能力を妨げる、否定的で、役に立たない思考を口にすることが多いからである。対話のなかで、ウェンディのセラピストは、彼女の母親に対する不安について、母親と面と向かって話すことを妨げている中心的な考えを特定し、それを検証する支援を行った。以下は、ウェンディがセッションで獲得したコミュニケーションスキルを使って練習したロールプレイを終えたときの対話である。

　セラピスト　この新しいコミュニケーションスキルを使って経験したことを教えてください。
　ウェンディ　とても役に立ちます。母に対してだけではなく、さまざまな場面で使えると思います。でも……。[声が消え入りそうになる]
　セラピスト　ああ、「でも」なんですね。あなたにはすこし疑わしいのでしょう、少なくともこのスキルをお母さんに使うことに対して。
　ウェンディ　ええ、そうです。他の人に対してはこのスキルをかなり簡単に使えると思います。でも、母には。彼女はとてもイライラしているので。そして、母が私にすることに私は感謝できない、私は恩知らずだという考えは、私に罪悪感を感じさせます。
　セラピスト　恩知らずだというのは強い信念です。お母さんに対して不安を伝えている自分を想像するとき、私は恩知らずだという考えがあなたの頭に思い浮かびますか？
　ウェンディ　確実に思い浮かびます。私には感謝が足りない、たぶん私は母の悪い面をがまんすべきなんだ、と。
　セラピスト　では、あなたは恩知らずだ、という考えを評価してみましょ

う。なぜそう結論づけるのでしょう？

ウェンディ 私は母に対してとても無愛想です。母は私の神経にさわるので。

セラピスト あなたが恩知らずであると思っていることをお母さんに言っていますか？

ウェンディ いいえ、まさか。どちらかといえば、私はたぶん母にありがとう、と伝えていると思います。

セラピスト ありがとう、と言うことは感謝の表現ですか？

ウェンディ はい、そうです。

セラピスト あなたがしている他の表現方法はありますか？

ウェンディ ［考えながら］母がしてくれた育児や家事の手伝いに対して感謝するためにスパのギフトカードを買いました。そして、夫が夕食を買ってきてくれたとき、私たちはいつも母に一緒に食べて泊っていくように言います。そうすれば、母が子どもたちと長い1日を過ごして疲れた後に、家に帰ってご飯を作る必要がないからです。

セラピスト あなたの言っていることを正確に理解させてください。あなたはお母さんのことを無愛想で、あなたの神経にさわると思っていますね。しかし他方で、あなたはお母さんにたくさんの感謝を伝え、スパのギフトカードを贈り、夕食に誘い、泊っていくように言っている。あなたは、この証拠からどんな結論を出しますか？

ウェンディ ［ため息をついて］ええ、私は恩知らずなんかではないわ。

セラピスト 次回、お母さんになにかを言いたいときに、あなたの頭に恩知らずだという考えがふっと入り込んでも、今日のことを覚えていて、これを組み込んでバランスのとれた対応ができますか？

ウェンディ 私は母の助けに感謝していることを示すために行ったすべてのことを列挙することができます。

セラピスト それはすばらしいアイデアです。感謝の理由をコーピングカードに書いて、あなたがお母さんと会話することが難しいと感じているときに、コーピングカードを見て、これらの理由を思い出させるのは役に立ちますか？

ウェンディ　［力強くうなずいて、ペンとカードを手にとり、理由を書く］

セラピスト　ちょっといじわるなことを言わせてくださいね。お母さんに対する不安をあなたが語り出したとしましょう。これらの効果的なコミュニケーションスキルを使用しているにもかかわらず、お母さんがあなたを恩知らずであると非難します。どのように対応しますか？

ウェンディ　よい質問ですね、そういうことは起こりうると思います。私は感謝を伝えてきたということを思い出し、身構えずに、こう言うことができます。「お母さん、それは真実ではないと思う。私は、あなたがやってきてくれたことすべてに対して、たくさんの感謝を伝えてきました。」

セラピスト　仮にこのような状況にある友人があなたにいたとして、その友人の母親が3人の子どもを助けるためにたくさんのことをしているとしても、あなたは友人に一線を引いて不安を解決するように言いますか？

ウェンディ　ええ、もちろん。そして、私にも解決できると覚えておかなければなりません。

セラピスト　そのとおりです。

　クライエントに対する通常のホームワークの課題は、効果的なコミュニケーションスキルを決め、彼女たちがセッション中に練習していた会話を行うことである。行動実験に関しては本書ですでに議論したように、次のセッション時にホームワークをフォローアップし、なにがうまくいき、なにがうまくいかなかったのか、そしてどのような追加のスキルが実践に役立つのかを評価することが重要である。効果的なコミュニケーションスキルの取得は継続的なプロセスであり、クライエントは一度にアサーティブなコミュニケーションスタイルを習得することは期待されていない。したがって、継続的なアセスメント、訓練・練習、改善が常に必要である。

　コミュニケーションスキルに基づいたホームワークの振り返りを行うと、セラピストはしばしばクライエントが多くの否定的な自動思考を口にしつづけていることを見出す。例えばクライエントは、違って答えることができたはずの会話のあるポイントに固執する。他者が彼らをどう思うかが心配になってあれこれ考えるかもしれない。彼らは多くの岐路で自分を否定的に評価

しながら会話を再現する（play-by-play）。この認知スタイルは、**ポストイベント処理**（post-event processing）と呼ばれている（Brozovich, & Heimberg, 2008）。この傾向をクライエントに簡単に教えるだけで、多くのクライエントはポストイベント処理に陥ることをすぐに認識し、多くの場合、次のポストイベント処理の発生時により早く自己認識ができるため、有用である。さらにまた、認知再構成法は、ポストイベント処理に関連する認知の正確性および有用性を評価するためにも使用することができる。可能であれば、クライエントは、彼らがうまくふるまえなかった、または相手がそのことから否定的に自分のことを考えているという、クライエント自身の認識が本当であるかどうかを検証するために、アサーションスキルを使用した相手からのフィードバックを求めることがすすめられる。

よりよい関係性への挑戦

　場合によっては、コミュニケーションに基づいたセラピーは、正確になにを言いたいのか、どのようにメッセージを正確に受け取るかに集中するのではなく、関係をどう修復または構築するかという方向を目指す。周産期は、役割についての紛争や、与えられたまたは受け取ったサポートについての失望の期間となりうるが、関係性を深める時間はほとんどない。本節では、周産期の女性たちがセラピーの場でよく報告する一般的ないくつかの対人関係、そしてコミュニケーションスキル・トレーニングと他の認知行動療法戦略を使用した対処法について説明する。

●配偶者やパートナーとの距離の克服
　子どもの誕生後、結婚の満足度が低下することはよく報告されている（Doss, Rhoads, Stanley, Markman, 2009; Lawrence, Nylen, & Cobb, 2007; Lawrence, Rothman, Cobb, Rothman, & Bradbury, 2008）。新生児を育てることに時間がとられ、疲れてしまった場合、パートナーとの関係を維持する時間はほとんどない。パートナーとのつながりが消えているようである（Kleiman, & Wenzel, 2014）。つながっているという感覚がない場合、誤解、憤り、いさかいが頻

繁に起きることは想像するに難くない。

　これまで説明してきた一般的なコミュニケーションスキルに加えて、認知行動療法の専門家が結婚のディストレスと相手との距離のとり方においてとくに重要であると特定した多くの具体的なコミュニケーションスキルがある。画期的な本『なぜ結婚は成功したり、失敗したりするか』(Why Marriages Succeed or Fail) で著名な John Gottman（1994）は、離婚を予測する問題のある4つのコミュニケーションスタイルを特定した。**批判**は、通常1つの特定の行動に対する怒りの表出ではなく、配偶者が人格や性格を攻撃するときに起こる。例えば、配偶者は「あなたは私の話を聞いていない」のような批判から、「自分がストレスフルな日について話していたときにあなたが注意を払っているようにはみえなかった」という批判につながっていくと教えられる。**軽蔑**は批判を一歩さらに進め、一方の配偶者が意図的に他方の配偶者を侮辱しようとするものである。軽蔑は、名前の呼び方、屈辱感を感じるようなこと、皮肉、あざけり、そしてあきれ顔や冷笑といったボディランゲージで表される。配偶者が責任を否定したり、弁解したり、不満の応酬（すなわち、配偶者が言っていることについて考えようと立ち止まることなく、配偶者の不満に彼または彼女に対する不満で応じる）で応じたり、「いや、だが」と言って配偶者の不安に否定的に返答したり、泣いたり、警戒した姿勢をとるとき、**防衛**が起こる。最後に、**対話の拒否**は、一方のパートナーがもう一方の言っていることに応答せず、そして極端な形（例えば、去っていく）で配偶者が会話をシャットダウンするときに発生する。

　認知行動療法家は、これら4つのコミュニケーションの障壁に関する教育をクライエントに対して行うことができる。彼らは、クライエントとのロールプレイを利用して、配偶者との意見の相違について話し合う方法を見出すことができる。多くの場合、1回またはそれ以上の共同セッションを配偶者と一緒にもち、配偶者がこれらのコミュニケーションの罠の1つ以上に落ちることを回避する方法を学習することもできる。このトレーニングの結果、クライエントが配偶者に懸念を伝えるさまざまなアプローチを採用しはじめると、配偶者とのつながりがどのように改善しているかを観察することができる。

他の認知行動療法戦略を用いて、配偶者またはパートナー間の距離を克服し、つながりを回復することもできる。例えば20年以上にわたる研究のプログラムは、配偶者の行動について悪意のある帰属（malicious attributions）をする傾向が、より効果的でない対人関係の解決法、配偶者に向けてのネガティブな行動、そして夫婦の不満と関連していることを証明した（例えばBradbury, & Fincham, 1992）。本書の第6章で説明されている認知再構成法のツールは、自動思考を評価するのと同じ方法で悪意のある帰属を調べるのに役立つ。クライエントは、自分の不適応な帰属（maladaptive attribution：例えば、「私の夫は私について十分気にかけていない」など）を裏づける証拠を検証し、動揺をもたらす相互作用をより温和な形で見るために、配偶者の行動についての別のとらえ方を検討するよう教えられる（例えば、「私の夫は私と同じように睡眠不足であり、さらに彼は強いプレッシャーのある仕事をしているからだわ」）。クライエントが配偶者やパートナーの行動に対してより適応的な帰属（benign attributions）をするようになると、通常、感情的ディストレスは緩和し、本章で説明したコミュニケーションスキルを使用するのによりよい状態になる。

　他のクライエントは、彼女たちが単に配偶者またはパートナーとより多くの時間を過ごす必要があることに気づく。周産期のクライエントが、新生児がいても「ひとり」の時間を多くもてるだろうという現実的な期待をもつことは重要であるが、彼女たちはいくつかの創造力を発揮することで、配偶者やパートナーと過ごす時間を増やすことができることがよくある。第9章で説明した問題解決のスキルによって、クライエントは配偶者やパートナーと過ごす時間を見つける方法をブレインストーミングすることができる。子どもたちから離れて余暇を過ごすことが不可能ならば、クライエントは家事など（例えば、雑用やおつかい）の日常的な仕事だけに自由時間を費やすのではなく、問題解決のスキルを使って、つながりの感覚を促す家族とのかかわりを同定することができる。クライエントが、ひとりか、配偶者やパートナーと、あるいは配偶者と子どもと、家族の活動のなかで質の高い時間を実現する際には、彼らは活動からの肯定的な影響とともに、お互いが育んでいることをマインドフルに味わうことが奨励される。そうすることで、お互いの育

児や家庭の運営に関する決定を下さなければならない場合、パートナーとの間で効果的なコミュニケーションスキルを用いる可能性が高くなる。

●家族との緊張を克服する

　周産期の女性たちの多くは、親になっていく過程で家族に不満を抱く。ときに、これらの不満は過去の苦痛や失望といった反応を引き起こす出来事に由来していることがある。またあるときは、周産期の女性が特定の家族から特定のタイプの支援を受けることを期待しているときにこれらの不満が生じ、それが得られないときに失望に転ずる。他の周産期の女性は、義理の家族を出しゃばりだと感じたり、自分が育てられた家族文化とは異なる種類の家族文化を押し付けられるという経験をする。こうした状況はしばしば怒りや失望を引き起こし、周産期女性の感情的ディストレスを悪化させる。

　周産期の女性たちにとって、本章前半で説明したアサーションスキルを適用して相手との境界線を引くことが役に立つことがしばしばある。善意の祖父母が頼んでもいないアドバイスをしたり、新米の母親が望まない矛盾した時代遅れの方法で育児へのアプローチをしたりする。周産期のクライエントは、家族が自分の子どもを育ててくれることを尊重し、助けようとしてくれている努力に感謝すると同時に、自分のやり方を明確に伝えるとよい。育児に関して、他の家族との意見の相違がある場合、周産期のクライエントはまず配偶者もしくはパートナーと不安について話し合うことが役に立つ。そうやって、団結した立場に立つことで、彼らは問題に対処するときに互いをサポートし、助け合うことができる。

　認知行動療法家は産後数日および数週間で家族全員が「同じ土俵に立っている」状態にあることを確実にするために、クライエントとともに他者に対して境界線や期待を積極的に伝えるという作業を行う。周囲の人たちは、自分たちがなにを期待されているかを知ることで、それに応えることができる。このように、セラピストは彼らの要求を伝えるために効果的なコミュニケーションスキルを使うようクライエントに指導するため、これまでの章で説明したコミュニケーションのテクニックとアプローチを使用する。

　多くのクライエントは、理論的にはこれらのコミュニケーションスキルが

効果的であろうと述べる。しかし、境界線または期待に関する意見の相違は長い期間をかけて発展した、より大きな、より深く彫り込まれた相互作用的パターンを反映している。彼らは、家族の間で緊張が徐々に増してきた歴史をもつために、これらのコミュニケーションのアプローチに家族が反応するか疑念を抱く。このような場合、認知行動療法家はクライエントに2つの原則を教えることができる。1つは、**シェイピングの原則**である。クライエントは連続した試行をつづけることで、他の人の反応を変えていくような行動を形成していくように奨励される。長年にわたり役に立たない相互作用のパターンがつづいていると、クライエントが要求を出したり境界を確立したりするために効果的なコミュニケーションスキルを使用したとしても、家族のメンバーが最初は必ずしも期待どおりに反応するとは限らない。しかし、効果的なコミュニケーションスキルが何度も繰り返し使用されると、彼らが発信するメッセージははるかに強力になり、受信側の人物が次第に認識を深め、好意的に反応しはじめることが期待される。

セラピストがセッションで頻繁に検討する2つめの原則は、**内容**ではなくコミュニケーションの**プロセス**に焦点を当てることである。クライエントが特定の家族に懸念を抱いているとき、毎回同じような役に立たないパターンに繰り返し陥っていると報告した場合、セラピストは、目標を達成していないと思われるコミュニケーションパターンの状況をはっきりと観察するように助言する。そうすることによって、将来、会話を別の方法で処理することについて他者と合意するための対話を手ほどきすることができる。ウェンディがコミュニケーションスキルの練習をしたセッションの後、実際に体験した母親との対話について考えてみよう。

ウェンディの母　上の2人の子をボードウォークにある遊園地に連れていきたいの。悪いことは起こらないわ。あなたはいつも過保護すぎるわ。

ウェンディ　［話しはじめる前に一呼吸おいて］お母さん、私が今気づいたことについて、少し話してもいい？

ウェンディの母　［ためらいながら］ええ、どうぞ、つづけて。

ウェンディ　あのね、子どもたちになにをさせるかについて私たちが話す

とき、どんなことが起こっているかに気づいたの。お母さんと私はなにが安全でなにが安全でないのかについて異なった見解をもっているわ。お母さんの意見が私の意見と食い違うと、お母さんの声は大きくなり、私はそれを私に対する批判のように感じるの。すると今度は、私はちょっと口汚い激しい口調で言い返してしまい、それでお母さんは傷つき、私のことを恩知らずだと言うことになるの。トラブルに見舞われたかのように、私たちは築いてきた親密な関係から遠ざかっているようにみえる。お母さんも同じパターンのように思えない？

ウェンディの母　[嫌なことを言われて憤慨し]正直言って、ウェンディ、私はただ助けようとしているだけなの、成長すれば子どもたちはうまく適応していくはずよ。

ウェンディ　[穏やかな、やさしい声で]お母さん、その点が私たちの意見が食い違ってしまうところだと思うの。[相手のよい点を認めながら]私はお母さんがよくやってくれていることを知っているわ。お母さんは誰よりも自分の孫を愛している。そして、お母さんがうまく適応させたいだけだと言うとき、それを私の子育て法が子どもの成長をだめにするといった批判として、私は受け取ってしまうの。

ウェンディの母　私は、あなたが子どもの成長をだめにするとはまったく言っていないわ。私は、あなたが彼らにコンプレックスかなにかを与えようとしていると感じているのよ。

ウェンディ　お母さん、私たちはお互いの意見が異なることを認める必要があると思うの。今、私はお母さんの立場がわかる。私はセラピーで助けを得たことによって、お母さんの意見にある程度同意できるほどになったの。それでも、お母さんは自分の意見を曲げたくないのかしら？　私は、これまで築いてきた私たちの関係が今でも同じくらい強くつづいていることを確認したいから尋ねているの。

ウェンディの母　私も努力する。あなたは、私が頑固なおばあさんだっていうことを知っているわね。でも、私は完璧でいるつもりはないわ。

ウェンディ　お母さんが努力しようとしていることはよくわかるわ。もし、お母さんが批判するようなことを言っても、私はお母さんに恩知らずだ

と受け取られないよう、適切な方法でそれを伝えたいと思う。なぜなら、真実を見失うことはできないから。私たちはみんな、お母さんが私たちを助けてくれていることに対して本当に感謝しているの。

ウェンディの母 ［下を見ながら］あなたが私に感謝してくれていることはわかっているわ。私のことをおせっかいだと思いはじめた……と感じると、恩知らず！　と、反応してしまうの。

ウェンディ それじゃあ、私はそれを自覚するように気をつけて、お母さんにおせっかいだと思っているというメッセージを送らない方法で、私の不安を表すように気をつけるわ。

［ウェンディと母親はハグしあう］

　この対話は、認知行動療法家がクライエントと一緒に練習できるいくつかの異なるコミュニケーションのテクニックを示している。第1に、ウェンディが自分の気づきを話すことについて母親から許可を得た点に注目してみよう。これは、他者をすぐに防衛的にさせずに、同じ土俵の上に他者を立たせる協働的アプローチである。ウェンディの「私が今気づいたこと」という言葉は、「母親が常にするなにか」とか「私を本当にいらいらさせるなにか」といった「感情的な」言葉とは対照的な中立的な言葉である。第2に、自分が気づいたコミュニケーションパターンをウェンディが詳しく述べたとき、彼女はバランスのよい、批判的でない言語を使用しつづけた。そして、できるだけ彼女の観察した事実を述べ、彼女の解釈にすぎないことはすべて確認するように注意した（例えば「……のようにみえる……」）。第3に、母親が批判と受け取られるようなことを言おうとしたとき、ウェンディは穏やかなまま、声を張り上げないようにし、そのかわりにその点を彼女が説明しようとした一例として用いた。そして、母親にそうしたコメントを述べることを控えるよう頼んだうえで、母親のよい点（すなわち、彼女の母親が手助けしようとしていたり、孫を愛しているなど）を認めた。最後にウェンディは、今後も同様の交流をつづけていく際の対応に向けた話し合いで、コミュニケーションパターンのなかで果たした役割に責任をもち、彼女自身が変わることに同意した。

先に論じた適応的な帰属（226ページ）を作り出すことの大切さは、その人とって重要な他者との紛争に折り合いつけるのと同じくらい、家族との争いに折り合いをつけることに関係している。悪意のある意図を推測するのではなく、他者の善意に焦点を当てることで、クライエントは時間や労力を消耗させることや執念深くなったりすることなく、効果的な言語の使用に集中し、適用的な認知的方向づけをもって、話題に敏感に反応していくことができる。この認知的方向づけは、近しい他人との間に意見の相違があるときに、お互いが協働したり、尊敬しあう精神をもたらす。

●赤ちゃんとのコミュニケーション

第1章で述べたように、産後うつ病は、多数の乳幼児および小児の発育、たとえば認知機能の低下、不安定な愛着、情緒的および社会的不適応と関連しているという研究がなされている（包括的レビューとして Cooper, & Ramaniuk, 2003を参照）。この研究に基づいて、母親－乳幼児関係は、母親の抑うつ症状に加えて治療の対象にすべきであると提案されている（Cooper et al., 2003を参照）。

認知的概念化から、クライエントの認知行動スタイルが乳児に重大な影響を与えていることが明らかであれば、セラピストは認知行動療法において母親－乳幼児関係に焦点を当てる。心理教育と治療的介入は、乳幼児の仕草に反応したり、感情状態を認識したり、乳幼児の注意を維持したり、乳幼児が自分の環境を探索する機会を提供したりといった構造をターゲットとすることができる。クライエントはこれらの行動を成功体験とし、より楽しく満足できるように乳幼児との相互作用を経験することで、引き続き肯定的な育児行動を実施し、抑うつ気分を減少させる可能性を高めることになる（Clark, Tluczek, & Brown, 2008を参照）。

これは、うつ病の認知行動療法の標準的コースのプロトタイプではない治療的介入を組み入れることが正当化される事例である。しかし、クライエントの感情的ディストレスを引き起こしたり、持続・悪化させたり、あるいは感情的ディストレスの重大な結果となるような概念化された信念をターゲットとするなど、理論的に一貫性のあるやり方で組み入れられることが重要で

ある。さらに標準的な認知行動的技法は、次の２つを含む介入を促進するために利用できる：(a) こうした介入を邪魔する否定的な認知を見直す認知再構成、(b) こうした介入を最適化する問題解決法とロールプレイ。特定の育児スキルを設定し実際に練習した後、認知行動療法家はクライエントに感情的ディストレスに対して、それらのスキルをどのように使用するかを予測するよう求める。これを行うことで、介入の論理的根拠が強化され、介入で期待される効果を達成するための経路をはっきりと理解することができる。女性たちがセッションの間にこれらのスキルを使用する際に、必要に応じてさらに調整を加えるために、乳幼児との関係や気分との関係を注意深く観察することが奨励される。

● 従来の友人関係の維持

　周産期の女性たちが、出産後に、友人、とりわけ子どもをもっていない友人たちと連絡をとっていないと話すことはめずらしいことではない。このような場合、女性たちはこれらの友人たちとの関係を復活、そしておそらくは再定義する必要が出てくることはもちろんのこと、友人たちとの隔絶感から生じる情動的な結果に対処する必要がある。このとき、認知再構成法は、(a) これらの関係に対する合理的な期待を形成する、(b) 友人たちの行動に不快感もしくは隔絶感を感じたり、良心的な意図によるものだと考えたりといったすべての解釈を考慮する概念を利用しながら、大局観に立ってどんな心の痛みも失望も抑え込むことに役立つ。コミュニケーションスキル・トレーニングは、関係における緊張や距離についてオープンに議論して、クライエントが経験する母親への重大な移行を考慮して、関係を強化する方法に焦点を当てることができる。多くの場合、この作業の焦点は、友人と、親になっていく移行の詳細をすすんで共有することと同時に、友人が生活の中で行っていることに関心を示したり、出産と関係のない過去の楽しかったことを話したりすることとのバランスをとることにある。

● 新しい関係性の構築

　母親になりたての、とくに第一子を出産したばかりの母親は、生活環境が

劇的にかつ突然に変化したため、多くの場合、社会的に孤立していると訴える。彼女たちは、人生の同様のステージで彼女たちが経験していることを理解してくれる女性のコミュニティがないことに気づくかもしれない。質的研究は、周産期ディストレスの集団療法の大きな利点のひとつは、そのようなコミュニティの確立に女性たちが気づくことにあるとしている（O'Mahen et al., 2012）。したがって、セラピストが個々の心理療法を提供している場合でも、適切な治療目標は、同様に人生の大きな転換点を迎えている女性のコミュニティを構築するのに役立つだろう。

周産期のクライエントと協働する多くの認知行動療法家は、第9章のタラの例にあるように、母親のグループに参加したり、地域の図書館で行われている「ママと私」教室のような子育て支援事業に参加したり、ジムや公園に行くなど、他の母親たちとつながる方法を考える空間を創り出す。何人かのクライエントは、こうした可能性にあふれた解決策を実行し、短期間に自分の子どもと同年代の子どもをもつ女性との新しい交流が発展していることを報告する。われわれの臨床経験では、新しい母親たちとの関係を発展させることに成功することで、周産期のクライエントは希望に満ち、楽観的になり、そして一体感をもつようになる。

しかし一方で、周産期のクライエントは、新たな関係を形成することについて多くの不安と恐怖を抱えていると訴える。第1章で、ソーシャルサポートネットワークが足りないことへの不満やうつに関係するとされる臨床的に重要な社交不安の症状を訴える産後女性の下位グループがいることをわれわれは示した。これらの女性たちは、なんと言えばよいのかわからないとか、他の母親たちから嫌われるのではないかと心配だと訴える（Wenzel, 2011）。「関係性への挑戦」の他の項でみたように、認知再構成法は、効果的かつ健全な方法であり、他者との交流を妨げる認知を特定し、評価し、修正するために用いることができる。また一方、コミュニケーションスキル・トレーニングは、有意義な友情を発展させる可能性を高めるスキルを身につけ、練習するのに役立つ。

周産期のクライエントが新しい関係を築き、コミュニケーションスキルを発展させることを望む場合、いくつかの異なるコンテンツ領域が対象となり

うる。一部の女性は、他の新米の母親とちょっとしたおしゃべりを練習することから恩恵を受ける。また他の女性は、他の母親が集まるような遊びの日のイベントに一緒に参加するという戦略を立てることで恩恵を受ける。さらに、自己開示に取り組む母親に対しては、他者と知り合うときに社会的に適切な自己紹介を考えることで恩恵を受ける人もいる。認知行動療法家は、個性に応じた介入の適切なポイントを決定する指針として、認知的概念化、とりわけクライエント自身の他者との関係性と交流のこれまでの経緯を把握するとよい。

まとめ

　周産期の女性にとって質の高い緊密な関係性は必要不可欠である。そうした関係は、情緒的サポートに加えて、彼女たちが出産から回復し、無事に親となる際におそらく最も重要とされる目に見えるサポートも含み、一連のソーシャルサポートを提供する。緊密な関係性のなかに葛藤あるいは緊張、断絶がある場合、それは周産期の女性たちにとってとくに破壊的なダメージとなることがある。

　周産期の女性はしばしば彼女たちの人生のどのときよりも、アサーティブなスキルを必要とする。絶え間なく変化する新生児の要求に応じるため、彼女たちには効果的かつ効率的なコミュニケーションが必要とされる。彼女たちには、誤った理解や誤ったコミュニケーションの影響に対処するための時間的余裕が子どもをもつ前よりずっと少ないのである。本章で説明してきたように、アサーションの原則と実践は、周産期の女性が境界線を設定したり、要求したり、要求を断ったり、過去にできたよりもさらに積極的かつ自信をもって意見を表明するのに役立つ。このスキルの組み合わせは、パートナー、家族、友人および他の新米の母親たちとの関係を含んだ幅広い関係性の文脈として一般化できる。

　効果的なコミュニケーションスキルを獲得するには練習が必要である。それは、戦略的コミュニケーションを妨げる役に立たない思考に対処するために、効果的な問題解決法と認知再構成法に沿ったスキルの発達を必要とする

複雑なプロセスである。最初のうちは、効果的なコミュニケーションの試みが計画どおりに進まなかったり、彼女たちが期待したように相手が反応しなかったり、相手から不意になにかを言われて自分の足元を安定させることが難しいために、多くのクライエントはうまくいかずに落胆する。スキルを用いる能力を磨くために、コミュニケーションスキル・トレーニングには忍耐力と他者からのフィードバックをオープンに受け入れる姿勢が求められる。周産期のクライエントにとって、繊細かつ困難な交流が増していくなかで、ひとつひとつの成功体験はクライエントを支える自信を構築することになるのである。

訳：阿部由紀子（nico株式会社）

第11章
再発予防と治療終結
Relapse Prevention and the Completion of Treatment

　クライエントは認知行動療法に取り組みはじめる段階で、この治療に終わりがあることを理解しておく。このような理解をクライエントに求めることで、クライエントは自分自身の認知行動療法家となり、心理療法に定期的に通う必要がなくなる。クライエントの多くは、第5章のライラのように、治療に終わりがあると聞くと胸をなでおろす。なぜなら、赤ちゃんを抱えたクライエントにとって、心理療法へ定期的に通うことは、多くの時間と労力を要するためである。したがって、クライエントは、治療中期から後期にかけて、日常生活で生じる問題を自分で理解し、これらに対処するために、認知行動療法の治療戦略を日常生活で積極的に用いて身につけていくことが必要とされる。

　治療後期では**再発予防**への取り組みが重視される。認知行動療法では、再発予防をクライエントの学習を定着させるプロセスとしてとらえている。具体的には、これから起こりうるストレス、困難や新しいことへの挑戦、苦痛を感じる出来事に対して、クライエントが学んだことをどのように応用するか、そして、クライエント自身でどのように感情的ディストレスの再発に気づくか、いつ専門的治療を再開するとよいのかという内容が含まれる。

　この第11章では、セラピストが治療終結を進める時期の判断について、そして、効果的な再発予防を実践するための戦略や治療終結の仕方について考えてみよう。

治療終結に向けた準備をいつすべきか？

　認知行動療法家は、クライエントの合意を得ないまま、一方的に治療終結を進めることはない。それどころか、セラピストとクライエントの相互理解をもとに進められる。しかしながら、セラピストは、治療中に実施された症状評価データ（例えば、簡易な気分チェック）や臨床経験をふまえて、治療終結に向けて準備ができる段階にあるのかどうかを判断していく必要があるだろう。

　治療終結の段階にあることを示す定量的な指標として、クライエントが回答した簡易な気分チェックの得点が低く、これが一定期間にわたって維持されていることを確認するとよい。治療終結の段階を明確に定めるような得点や指標があるわけではない。一般的には、セラピストは、クライエントの症状評価の得点の数値だけで判断するのではなく、低い得点が維持されていることを確認する。例えば、軽症のうつと不安を示す範囲（例えば、0点から10点による評定法で3点未満）まで得点が低くなり、これらの得点が少なくとも3週間つづいているとき、セラピストとクライエントは治療終結に向けた準備を考える。しかしながら、うつや不安が慢性化しているクライエントの場合、治療効果が確認され、治療終結の準備ができる段階にあっても、うつや不安症状の得点が少なくとも中等度以上であることを認識しておくことが重要である。こうした事例では、日常生活機能が多岐にわたり改善されていること（例えば、育児、家事や仕事、対人関係）もあわせて考慮する。

　治療終結を検討していくときに参考となる他の指標として、クライエントの学習がホームワークによる実践を通して確実に定着しているかどうかを考慮するとよい。治療終結の段階にある典型的なクライエントは、各セッション間の実際の生活において認知行動療法で学んだ治療戦略を積極的に活用することによって、クライエント自身が実際の生活で明らかな変化に気づいている。このように認知行動療法の終結段階にあるクライエントは、多くの認知行動療法スキルを獲得し、これらのスキルをいつ、どのように活用したらよいかを、セラピストがいなくても、クライエント自身で判断して応用する

ことができる。

　また、アジェンダで取り上げるべき問題が少ないクライエントも治療終結の段階であることを示唆している。クライエントが「うまくいっている」や「差し迫って困っていることがない」と現状報告するとき、これは治療を要した深刻な事態が収束して、クライエントが以前の機能レベルまで改善したことを意味している。こうなると、セラピストは治療計画の再検討をアジェンダにして、クライエントと話し合うことができるだろう。セラピストは、クライエントとともに、治療目標がどのくらい達成できているかを確認する。もし治療目標がすべて達成され、改善しなければならない問題がほかになければ、クライエントは治療終結に向けて準備する段階であると判断できる。

再発予防

　先ほど述べたように、治療後期で重視されるのは再発予防である。再発予防では、クライエントが治療で学んだことを振り返って、必要なときにクライエントが認知行動療法のスキルを応用できるように、セッション内で実践的な取り組みをする。再発予防は、(a)学習の定着化、(b)これから起こりうるストレス、困難や新しいことへの挑戦、苦痛を感じる出来事に対するスキルの応用、(c)再発予防の計画、という主に3つの内容から構成されている。

●学習の定着化
　学習の定着化（consolidation of learning）とは、認知行動療法の治療原理に基づいて、クライエントが獲得したスキルを応用できるようになるまでのプロセスと考えられる。すなわち、クライエントは、認知行動療法でどのような治療戦略をとってきたのかについて振り返るだけでなく、これらの戦略がどうして効果的であるのかについて明確に説明できなければならない。クライエントが認知行動療法の治療原理について十分に理解しているならば、クライエントは治療終結後に初めて経験する状況であっても、その状況に応じ

て、認知行動療法の治療原理を適用させることができるだろう。こうした再発予防の準備では、クライエントが認知行動療法で使用したワークシートやノートをホームワークで見なおすことが多い。

●スキルの応用

　クライエントが学んだ認知行動療法の治療戦略をどう応用させるかについて、クライエントとセラピストで前もって話し合っておくことで、クライエントは認知行動療法で学んだことが今後に生かせると実感できる。これを行う具体的な方法のひとつに、イメージ誘導法によるエクササイズがある。これは、クライエントがこれから起こりうるストレス、困難や新しいことへの挑戦、苦痛を感じる出来事に伴うディストレスに対して、どのように認知行動療法のツールを用いて対処するのかについて、クライエントがイメージしなら具体化して体験する方法である（Wenzel et al., 2009を参照）。具体的には、まず初めに、クライエントは目を閉じて、来院のきっかけとなった深刻な事態を引き起こした出来事を思い出す。クライエントは自分の体験を鮮明かつ詳細にイメージしながら、強まっていく感情的ディストレスに対処しようと認知行動療法のツールを試してみる。次に示す具体例では、ドナが、精神病を発症してしまっているのではないかという恐怖へ対処するために、認知行動療法で学んだことをどう適用するのかについて、このイメージ誘導法で試している。

　セラピスト　ドナ、目を閉じて、あなたが私に予約の電話をして治療を受けようと思った、そのきっかけとなった出来事について、できるだけ詳しく話してくれませんか？
　ドナ　ええ。やってみます。
　セラピスト　あなたが話しているときに、私は、あなたが感じていた強い恐怖や不安に対して、これまでに学んだスキルを用いて、どう対処できるかと質問します。もし私が質問しなくても、あなたがスキルを使って対処できると思ったら、そのときに話してください。また、どのようにスキルを使うのかについて具体的に話してください。

ドナ　やってみます。［椅子に深く腰掛け、目を閉じる］

セラピスト　あなたが恐怖や不安に悩まされるようになったときからはじめてみましょう。できるようであれば、今まさに起こっているかのように、現在形で話してみましょう。

ドナ　わかりました。私はエリーと2人だけで自宅にいます。エリーはとても機嫌がいい。でも、私はなにかがおかしいと感じている。ここ数日、私はシャワーを浴びることができず、不潔で気持ち悪い。エリーがとても穏やかにぐっすりと眠っているというのに、私はぐっすり眠れていない。そして、私は、自分の身に起きていることすべてがまるで夢であるかのように、現実離れしていくように感じている。私は自分自身に、「これは本当に私なのかしら？　これが本当に私の人生なのかしら？　この子は私の娘なのかしら？」とさえ問いかけている。私はなにがなんだかわからなくなり、パニックになっている。

セラピスト　この体験に対処するためには、これまでに学んだスキルをどのように活かせるでしょうか。今まさに、あなたがスキルを使って対処しているかのように、現在形で話してください。

ドナ　あなたが話してくれたことを思い出しました。産後の女性にとって、まるで夢の中にいるかのように感じることは決して異常なことでない、ひとりの女性から母親になるという大きな変化を求められるときには、誰だって押しつぶされそうになるものだ、と言われました。

セラピスト　つづけましょう。今あなたが話してくれたように考えると、どのような変化が生じますか。現在形で話してください。

ドナ　気分はすこしよくなっています。でもまだ、なにかおかしな感じがすることを拭い去れない。自分が産後精神病になってしまっているのではないかと、まだどこかで思っている。

セラピスト　あなたが産後精神病になってしまっているのではないかと考えているとき、どのように感じていますか。詳しく話してください。

ドナ　不快で苦痛だわ。夫は私と結婚しないほうがよかったのかもしれないと思う。それから、エリーの母親は、私でなく、他の誰かのほうがよかったのではないか。うぅ、全身がむずむずするような、ぞっとする嫌な感じ。

こうした感覚から今すぐにでも抜け出したい。
　セラピスト　あなたは、これらの不快な感覚に対して、どのように対処しますか？
　ドナ　そういう不快な感覚を取り払おうとせず、私はただ体験して、感じるがままにします。心が暴走していること、これらは考えであって事実ではないことが、私にはわかります。これらの感覚を取り払おうとするのではなく、むしろ受け入れよう。なぜなら、これらの感覚から逃れようとするほど、これらの感覚が強くなるから。
　セラピスト　それで、これらの感覚を受け入れると、どうなるのですか？
　ドナ　そういう不快な感覚はすこしずつやわらぎます。［ゆっくりと呼吸して］大丈夫、気持ちがよくなっています。これまで学んだ強迫症（OCD）に対する対処方法を、たった今試してみたわ。

　このようなエクササイズを通して、クライエントは来院するきっかけとなった出来事への恐怖や不安に対して、認知行動療法で学んだことを活用して、どのように対処するのかについて体験できるが、これと同じやり方を、これから起こりうる困難や新しいことへの挑戦、ストレッサー、苦痛を感じる出来事や危機にも試すことができる。手順はまったく同じである——クライエントは目を閉じて、案じていることを鮮明にイメージして、今まさに起こっているかのように現在形で話す。そして、認知行動療法のツールを用いて、問題へどのように対処していくのかについて話す。では、ここで治療終結の準備をしているウェンディに対して、セラピストがイメージ誘導法をどのように実施しているのかをみてみよう。

　セラピスト　また同じエクササイズをしましょう。でも今回は、あなたがこれから実際に経験するだろうと予想される困難な出来事や状況で試してみましょう。
　ウェンディ　それはとてもよい考えです。ここまで私はがんばってきたけれど、今は冬だわ。夏になると、子どもたちがやってみたいと思うことが多くなるの。毎年、私たちは休暇で海に行く。私は、子どもたちがケガをする

のではないか、事故に遭うのではないかというように、いまだに神経質に考えてしまう。海水浴場には監視員がいない。海岸に沿って遊歩道がある。他にもいろいろと心配な点があるわ。

　セラピスト　練習するには、うってつけの例ですね。では目を閉じて、その場面について現在形で話してくれますか？

　ウェンディ　［深呼吸をして］わかりました、やってみます。［目を閉じて］私たちは海岸にいるわ。下の子はちょうど1歳になったばかりで、よちよち歩きで、自由に動きまわっている。私は下の子につきっきりになっている。3歳半と5歳の上の子どもたちは、なんてことかしら、ビーチにきて大喜びしているわ。海に入ろうとしているわ。

　セラピスト　どのような考えが思い浮かんでいますか？

　ウェンディ　夫は子どもたちのすぐそばにいなくては。そうしなければ、子どもが波にさらわれてしまうかもしれない。

　セラピスト　そう考えると、あなたはどうなりますか？

　ウェンディ　私は夫にガミガミと文句を言うわ。だって、夫は子どもたちをちゃんと見張っていないから。私は下の子に手が離せない。だから、夫が上の子どもたちの行動をしっかりと見張っているかどうかをずっと気にしている。私は、どんどん神経質になって、もう休暇なんて程遠いと感じている。

　セラピスト　今、あなたが感じている不安に対処するために、これまでに私たちが実践してきたことを試してみましょう。

　ウェンディ　［深呼吸をして］まず初めに、私は誤った推論で感情の負の連鎖に陥っている。私は、訪れたことのない初めての場所に子どもたちを連れてくるといつも、すこし神経質になって不安になる。不安に思うからこそ、私はなにか悪いことが起こる兆しをあえて探してしまう。

　セラピスト　今のことに気づいて、あなたはどのように感じますか？

　ウェンディ　まだかなり不安です。

　セラピスト　わかります。つづけてください。

　ウェンディ　はい。私が夫を見ると、夫は子どもたちといつも一緒にいる。夫は子どもたちからすこし離れたところにいるけれど、彼は子どもたち

を見守っている。夫はビーチに寝そべっているわけでもないし、ましてピナコラーダを飲んで、日光浴しているわけでもないわ。夫が子どもたちの面倒を見ていて、これまでになにか悪いことが起きたことはないわ。ビーチに大勢の人がいるから、もし子どもになにか起きても、おそらくまわりにいる大人の誰かが、それを見ていて助けに駆けつけてくれるでしょう。［一呼吸おいて］しかも、休暇で海へ来たのは、今回でもう3回。［苦笑いをしながら］これまで家族の誰一人として、海で溺れていないわ。

　セラピスト　それでは0〜10点で、これまでにあなたが経験した最も強い不安を10点としたとき、今のようにとらえなおしてみて、あなたの不安の程度はどのくらいになりますか？

　ウェンディ　確実に不安は弱くなりました。4点くらいです。でも、これが0点まで下がるのかしら。

　セラピスト　それでは、あなたの友人が同じ不安の得点であったら、その友人に対して、あなたはどのように話しますか？

　ウェンディ　［ため息をついて］不安がすこしあるのはよいことよ。不安を完全に取り除くことなんてできないでしょう。不安は、私たちが適応するのに必要不可欠な、危険を察知する合図だと理解するといい。たとえ不安があったとしても、大切にしたいと思うことをやりながら、日々を過ごしていくことができる。

　セラピスト　あなたはご主人にガミガミと文句を言いつづけて、上空から獲物に目を光らす鷹のように、ご主人の行動を見張っていますか？

　ウェンディ　いいえ、私はすこしリラックスして、一番下の息子が初めて海を見て砂浜を体験している姿を楽しんで見ているわ。

　認知行動療法家は、イメージ誘導法を用いたエクササイズの前に、クライエントがエクササイズに取り組む意欲があることを必ず確認する。ほとんどのクライエントはイメージ誘導法を用いた練習に意欲的な態度を示すが、まれに否定的で、練習したがらないクライエントもいる。これは回避行動として理解することができるが、クライエントにイメージ誘導法によるエクササイズを無理に実施しない。クライエントとセラピストの相互理解のもとに治

療を進めることが鉄則である。

　さらに、認知行動療法家は、イメージ誘導法によるエクササイズを終えるときに、デブリーフィングの時間を設ける。デブリーフィングの内容は以下のようなものである：(a)クライエントが強い否定的な感情のままセッションを終えないように、簡易な気分チェックで確かめる。(b)学習の定着化を図るための質問を行う。例えば、今後ストレスや苦痛を感じる出来事に直面したとき、この練習から学んだことや気づいたことを言葉に表すようすすめる。自殺念慮があるような深刻な状態で治療をはじめたクライエントの場合、セラピストは、イメージ誘導法によるエクササイズを終えたら自殺念慮について評価して、自殺念慮について、セッションを終える前に話し合っておく。場合によっては、セッションを終える前に、残存している否定的な感情に対して呼吸法やリラクセーションで対処することや現実にしっかりと引き戻すことが役立つ。

●再発予防計画

　再発予防では、クライエントが治療で学んだツールの応用の仕方について確かめるだけでなく、**再発予防計画**と題して、再発予防に関する情報をまとめて、書き記しておくとよい。再発予防計画を書くということは、クライエントの学習の定着化を図るだけでなく、治療終結後に感情的ディストレスが生じても、すぐに相談できる専門機関を確認しておくことができる。再発予防計画の目的は、クライエントが治療で最も大事なことを思い出すきっかけとなる情報を理解しやすく、利用しやすいようまとめておくことで、クライエントがストレスや苦痛を感じる出来事や状況へうまく対処できるようになることにある。

　再発予防計画の例を図表11.1に示した。再発予防計画は、5つの項目から構成されている。初めの項目では、再発につながる可能性のある兆候を警告サインとしてリスト化する。警告サインは、行動面（例：過剰な飲酒）、認知面（例：頭から離れなくなるような考え）や感情面（例：強い憂うつ感）に現れる。クライエントのなかには、周囲の人が気づく異変（例：自分の身のまわりのことができていないというクライエントの母親からの指摘）をリストに追加

再発予防計画
再発につながる警告サイン：
警告サインに対処する方法：
サポートを求めることができる人々：
専門的支援が必要とされるときの兆候：
専門的支援者の名前と連絡先：

図表11.1　再発予防計画

する人もいる。再発予防の計画を立てることによって、クライエントが深刻なうつや不安を再発させしまう前に、これらの警告サインに気づき、自分で積極的にスキルを用いて対処して、良好な状態を習慣化することができるだろう。図表11.2に、ライラの再発予防計画を示した。ライラは、警告サインとして、最も顕著な抑うつ症状の4つをリスト化した。これらの症状が生じたとき、ライラには治療が必要であると判断できる。

　2番目の項目では、クライエントが1つまたは複数の警告サインに気づいたとき、自分で実践できる手段や対処法をリスト化する。ここで記載される手段や対処法は、認知行動療法で実践したものが中心となるだろう。この項目を記載するときに、クライエントは感情的ディストレスをやわらげるためには、自分にとって、最も効果的な手段や対処法はなにかをしっかりと考えて、理解を深めることができる。クライエントが対処法をできるだけ詳しく書くことが必要である。詳細に記すことによって、クライエントは再発予防計画を読むだけでも、すぐにでも役立つ有益な情報を得ることができる。例えば、「認知再構成法を用いる」と記すよりも、「認知再構成法を用いる、ス

再発予防計画
再発につながる警告サイン： ・昼寝 ・一晩中眠れず起きている ・活動性の低下 ・他人から責められるのではないか、または私は失敗するだろうと絶えず心配する
警告サインに対処する方法： ・気分をよくなるような、やる気が出るような活動を思い出す。ジャックを公園またはYへ連れていく ・たとえ疲れていても、昼寝はしない。昼寝をすると、夜眠れないのに眠らなくてはいけないと考えて、かえってストレスになることを思い出す ・認知再構成法を用いる。ステップ1＝役に立たない思考を同定する、ステップ2＝その思考を裏づける証拠があるかどうか、そして他にどのような説明ができるかを自問する。ステップ3＝それらの問いに答えていくことで、状況にあったバランスのとれた思考へと変えていく
サポートを求めることができる人々： ・ルアン（電話番号） ・リタ（電話番号） ・アリー（電話番号）
専門的支援が必要とされるときの兆候： ・認知行動療法のツールを用いないで、昼寝したとき ・泣くことをコントロールできないとき ・ジャックのために適切な決断を下していないと気づいたとき
専門的支援者の名前と連絡先： ・セラピスト：ウェンゼル先生（電話番号） ・支援グループ：産後ストレスセンター（電話番号） ・精神科医：ゴールドマン医師（電話番号）

図表11.2　再発予防計画の例

テップ1＝ふと頭に思い浮かぶ、役に立たない思考を同定する、ステップ2＝その思考を支持する証拠や反証を検討する、ステップ3＝その思考に対して自問しながら、その思考から生じる反応を変容させていく」と記すほうが、クライエントに役立つ可能性がある。クライエントがアイデアを出していくことで、非常に効果的なコーピング戦略のリストが作れるだろう。例えば、クライエントのなかには、「トップ5」または「トップ10」と題して、再発予防計画のこの部分をリスト化している者もいる。ライラの再発予防計

画では、認知再構成法のステップ、行動活性化に基づいた活動計画、治療導入期で実施された睡眠衛生の改善に向けた課題が記されている。

　3番目の項目には、クライエントがサポートを求めることができる人の氏名や電話番号をリスト化する。携帯電話の充電切れなどの技術的な問題が起きたとしても連絡がとれるようにするため、リストに電話番号を記しておくことが重要である。クライエントのなかには、困っていることや助けが必要な状態であることを、他人に打ち明けることに抵抗感を示す者もいる。このような場合、クライエントに対する教育として、感情的ディストレスを緩和するときに対人関係が重要であること（第10章を参照）、困っている問題に対して具体的な助けを得ようとするよりも、人とのつながりを感じるために、リストにあげた人々のうち一人でも連絡をとること自体が大切であると説明する。親しい友人や家族との会話では、たとえストレスや困難な状況に対して具体的な援助が得られなかったとしても、その人と会話するだけで、人とのつながりを感じることやケアされているという感覚を得ることができる。ライラの再発予防計画では、サポートを求めることができる人として、(a)従妹、(b)幼なじみ、(c)公園で知りあって親しみを感じているママ友の計3名があげられた。ライラは、従妹に抑うつ気分や不安を聞いてもらうと気分がよくなると述べていたが、ライラが話を聞いてもらいたいときにいつも従妹の都合がよいとは限らない。ライラは、友人たちと交流することで自分が受容されている感覚をもつことができ、このことが抑うつ気分の改善につながると理解した。

　4番目の項目では、保健医療の専門家に連絡する必要性を示す兆候をリスト化する。クライエントは、これらの兆候に気づいて、治療を再開する必要があるとき、全か無か思考にならないよう留意しなければならない。治療の再開は、かならずしも完全な再発や「振り出しに戻る」ことを意味するわけではない。実際には、いつ専門家の支援を求めるかを判断できるという点で、クライエントに知力と判断力が保たれていることが証明される。このようにとらえることは、再発で落胆するときに生じる自動思考に対する適応的反応のひとつである。さらに専門家の援助を求めることは、かならずしも再びゼロから認知行動療法を学びなおすことではないという認識を、クライエ

ントがもつことも大切である。クライエントは、「ブースター」（250ページを参照）というフォローアップセッションを数セッション必要としているだけかもしれない。こうしたセッションでは、クライエントは、セラピストの援助を得ながら、これまでにクライエントに役立った手段や対処法を振り返る。ライラは専門家の援助を求める目安のひとつに、彼女と息子にとって適切な選択ができなくなることをあげた。またライラは、別の兆候として、「いつも泣いている」をあげた。ライラが泣いてばかりいる状態になると、コントロール不能感が強くなり、これが彼女のうつ症状をますます悪化させる。

　最後の項目として、さらに追加して再発予防計画の最下段に専門的援助が必要であると判断するときに連絡する専門家の名前と連絡先を記す。これらの連絡先リストには、認知行動療法家、精神科医、これまでに援助を得ている他のメンタルヘルス専門家（例：グループのファシリテーター）が含まれる。さらに、全米自殺防止ホットライン（National Suicide Prevention Hotline）のようなホットラインや危機サポートサービスの電話番号をリストに含めるとよい。

　そして、再発予防計画を完成することができたら、これを保管しておく最適な場所についても、セラピストはクライエントと話し合いながら決める。再発予防計画は、クライエントが必要なときに活用できなければまったく意味がない。他のセラピーの資料と一緒に保管しているクライエントもいれば、ナイトスタンドの引き出しや車のダッシュボードなど、すぐに取り出して読むことができる場所に保管しているクライエントもいる。クライエントの多くは、スマートフォンに大切な情報を保管しているので、再発予防計画の内容も電子化して、スマートフォン内に保管するのもよいであろう。

治療終結

　治療が終盤にさしかかると、セラピストはクライエントと協働で、治療終結に向けた準備を進める。治療終結はとても重要である。周産期女性の多くは、12～16回のセッションの認知行動療法で十分な効果を期待できると考え

られる。すぐにでも危機介入が必要とされるような女性たち（例：自殺念慮、防衛機能の不全）もいる。しかしながら、周産期女性は治療全体を通して、長期的に取り組まなくてならない問題（例：夫婦の不和）があることを理解しておくとよい。こうした問題の背景には、女性が母親になる過程にあり、重大な局面に立っていることが関係している。このような場合、周産期の女性は、環境を変えることができずに困難へ対処するために、「急性期」治療から「継続」治療へ切り替えられる（Wenzel et al., 2009を参照）。例えば、継続治療では、幼少期の性的虐待に対する認知行動療法、カップルセラピーや年長の子どもとの問題に焦点を当てた家族療法が実施される。また、周産期に実施される12～16回のセッションによる認知行動療法で改善することが難しく、継続的に治療が必要とされる問題を抱えるクライエント（例：慢性疾患、パーソナリティ障害）さえもいる。これらの問題を抱えたクライエントの場合、感情的ディストレスを維持させている、長い年月にわたる、ときに矛盾した、中核的な信念の変容へ取り組むために、数カ月間どころではなく数年にわたって、認知行動療法を継続する必要があるかもしれない（A. T. Beck, Freeman, Davis, & Associates, 2004）。急性期治療を終えた後には、回復を維持するために治療間隔をあけて（例：1カ月に1回、6週間に1回）セッションを実施するとよいだろう。

●セッションの漸減方法

　認知行動療法では、治療終結に向けた準備を必ず行う。治療の中期の終わりから後期になると、セラピストは、セッションの間隔を徐々にあけていくことについて、クライエントと話し合う。例えば、週1回1セッションを12週間実施したクライエントは、その後、隔週で4セッション、最後の2セッションを月に1回の間隔で実施するというものである。セッションの間隔をあけていくときのルールはいっさいない。セッションの間隔をどれくらいあけるかは、セラピストとクライエントで相談しながら、クライエントの認知的概念化やクライエントの生活状況から受診しやすい頻度を考慮して決めていく。

　本書で紹介している4人の女性の事例で考えてみよう。タラは、全般不安

症に長年にわたり悩んでいたが、パニック発作が生じるようになり、産後にうつ病を発症した女性であった。彼女は、週1回1セッションを12週間実施した後、遠方へ引っ越すまでの間に隔週で8セッションを実施した。ライラは、産前から産後まで慢性的なうつ病と社交不安症に罹患していたうえに、II軸に該当するパーソナリティの病理の特徴がいくつもある女性であった。彼女は、週1回1セッションを24週間実施した後、隔週で12週間、その後に4～6週間に1回の間隔で8セッションを実施した。ドナは、強迫症（OCD）の症状があり、過去に認知行動療法を受けたこともある女性であった。彼女は、週1回1セッションを10週間、隔週で4セッションを実施した後、月1回1セッションを2回実施した。ウェンディは、妊娠中に悪化させた全般不安症が産後までつづいた女性であった。彼女は、妊娠中に1～2週間に1回の間隔で8セッションの認知行動療法を受けて、産後2カ月からセッションをすこしずつ再開した。

●ブースターセッション

　クライエントの多くは、治療終結後に、セラピストと再会して、治療後の自分の生活状況について話す機会があるのかどうかを気にする。**ブースターセッション**は、こうしたクライエントとセラピストの再会の機会である。通常、ブースターセッションは、最後のセッションから3～6カ月後に設定される。ブースターセッションのアジェンダとして、とくに認知行動療法のツールや治療戦略や対処法を応用して、クライエントが計画した目標がどれくらい達成されたか、さらに最後の認知行動療法セッション以降に起こったストレス、困難や新しいことへの挑戦、苦痛を感じる状況に対して、どのように対処したのかについて話し合うことが多い。ブースターセッションでは、セラピストとクライエントの両者で、認知行動療法で改善した効果が維持されているのかどうかを評価する。また、継続的な支援が必要かどうかについても検討する。感情的ディストレスがつづいているクライエントの場合、認知行動療法で学んだことの応用法や復習のための短期認知行動療法（例：4セッション）が役立つだろう。

　ブースターセッションの具体的な設定方法は、本書で紹介されている4人

の女性で例示する。タラの場合、彼女の夫が州外で仕事をすることになり、引っ越しのためにブースターセッションを実施することが現実的に困難であった。しかしながら、セラピストはタラに対して、専門的支援の必要を知らせる警告サインに気づいたときだけでなく、なにかしら達成できたときにも、セラピストに連絡するように伝えた。実際に、タラは治療を終結してから1年半後に、2人目の子どもを妊娠したとセラピストへ伝えた。このときのタラは、不安と抑うつ気分はとても弱かった。タラは認知行動療法で学んだツールや治療戦略を実践することをつづけていた。

　ライラは治療を終結してから3カ月後にブースターセッションが設定されていた。ライラの生活状況は、治療を開始した頃から一変していた。ライラは、フルタイムの仕事へ復帰して、2人目の子どもを妊娠していた。ライラは、同僚に対する自動思考（例：「私と同じシフトで勤務をする同僚は、私のことを嫌っていて、私ではなく他の誰かと一緒に働きたいと思っているのではないか」）が、以前の彼女の思考パターンと同じであることに気づいたと話した。しかしながらライラは、これらは思考であって、事実ではないことを理解している。ライラは認知再構成法を用いて、職場の人間関係をとらえなおすことができ、緊張や葛藤を抱えることなく、うまく対処して適応している。ライラはうつ病に罹患している期間が長く、妊娠で抗うつ薬を断薬したことから、ライラとセラピストは、妊娠中と産後数カ月の間、月1回の間隔で、病状の安定化を図る目的で認知行動療法を再開することに決めた。

　ドナには、ブースターセッションが設定されなかった。その理由として、(a)ドナの住居が通院場所からかなり離れていた、(b)金銭的に厳しい状況にあった、(c)ドナの強迫症は慢性化する性質があり、日常生活で新たなストレスが加わると、これがきっかけとなり、強迫観念や強迫行動といった強迫症の症状が再燃する可能性が高いことが予想された、という3つがあげられる。こうした状態になると、症状を緩和させるための認知行動療法を追加する必要が生じる。セラピストは、ドナに一般向けに書かれた最新の認知行動療法の書籍をいくつか読むようすすめた。そして、セラピストはドナにときどき近況を知らせてほしいと伝えた。ドナはセラピストにおよそ隔月でメールを送って、認知行動療法の書籍を読んで学んでいることや2人目の子ど

もを作る計画をしていると報告した。

　先ほど述べたように、ウェンディは出産前後で認知行動療法をいったん休止したが、産後2カ月で認知行動療法を再開した。彼女は隔週で4セッションを追加した。このとき、ウェンディは、彼女が期待するような変化を認知行動療法から得るためには、認知行動療法のツールを用いた実践練習がもっと必要だと考えていた。そこで、ウェンディは6カ月後にブースターセッションを予定したが、実際にはキャンセルとなった。これはウェンディの気分が安定しており、認知行動療法によってウェンディの社会的機能が向上したからであった。

●他の保健医療サービスへの紹介

　認知行動療法家は、クライエントに他の保健医療サービスを紹介することがある。場合によっては、クライエントがより高度なケアを必要とすることがあり、施設治療、デイホスピタル、デイトリートメントのような集中治療プログラムへ紹介することがある。うつや不安に対する認知行動療法を実施する前に、専門的治療を要する問題（例：アルコールや薬物使用障害、摂食障害）に取り組むために、その専門機関へ紹介されるクライエントもいる。もし他の心理療法との併用が必要と判断された場合、認知行動療法家は、カップルセラピーや家族療法を専門としないため、これらを専門とする他のセラピストへクライエントを紹介する。

まとめ

　認知行動療法では、初期、中期、後期という3つの治療段階に分けることができる。クライエントが、(a)気分評定で中等度以下にまでディストレスが低下している（かつ、この状態が一定期間で持続していること）、(b)治療目標を達成していること、(c)セッション間の実生活で起こる問題や困難に対して認知行動療法のツールや治療戦略を確実に応用できる場合は、治療後期へ進めていく。治療後期で重視される再発予防は、クライエントが学んだことを定着化させること、これまでに経験したストレスやこの先に起こりうる

ストレスに対して、認知行動療法のツールや治療戦略でどう対処するのかについてイメージ誘導法で具体化すること、そして、治療終結後に感情的ディストレスが強くなったときに、クライエントが適切に援助要請できるように再発予防計画を作成することである。

　治療終結に向けて準備するかどうかは、セラピストとクライエントで相談しながら決めていく。クライエントは認知行動療法を開始するときに、認知行動療法のセッション数が制限されていて、かならず治療に終わりがあることを理解しておく。当然のことながら、セラピストはクライエントの同意を得ないまま、治療終結を準備することはない。セッション開始時から実施されている症状評価の得点の推移から、クライエントの抑うつ気分や不安が十分に軽減されていることが確認できた場合、セラピストは、これらの結果を共有することをアジェンダに追加し、クライエントとともに治療を振り返る。もしクライエントが期待していた治療成果を得たと感じていたら、クライエントとセラピストでセッション間隔を漸減していく計画を立てる。

　しかし、治療を終結させたいクライエントばかりではない。周産期の女性クライエントにとって、セラピーの時間は、予測不能で手を焼く小さな子どもから離れられる、こなさなければない育児や家事がなく、家庭での責任から逃れられるという貴重な時間であることが多い。クライエントは、現在の生活で築いている人間関係とは異なる、密接な関係性をセラピストと築いている。周産期の女性の多くは、子どもが生まれる前の自分の感覚を失っている。このため、セラピストとの治療関係を失うことによって、クライエントは自分をなくす喪失感をより強く感じるかもしれない。

　このような場合、治療関係が果たしている役割や治療を継続することに伴う問題があるかどうかについて十分に検討することが重要である。ほとんどの場合、問題となることは少ないが、セラピストはクライエントと治療計画を見なおして、クライエントが目標に向かって一歩一歩前進していることを確認することが重要である。例えば、うつや不安をターゲットとした認知行動療法を実施したクライエントのなかには、以前の自分と同じくらいの機能レベルに戻ったと感じている者もいる。しかしながら、クライエントは、以前と同じ機能レベルに戻っているにもかかわらず、実際には機能が不十分

で、自分の夢や希望から現実がかけ離れていることに気づきはじめる。こうしたとき、クライエントが求める機能レベルをあらためて定め、認知行動療法のスキルを活用しながら、クライエントが望む生活や充実感を得るために治療を追加して継続することもよいだろう（Frisch, 2006）。また、多くのクライエントにとって、今のこの瞬間に意識を向けて、評価や判断をせず、ただありのままを観ることを重視するマインドフルネス認知療法は再発予防プログラムとして役立つだろう（Segal, Williams, & Teasdale, 2013）。

　治療を継続することが好ましくないと判断されるのは、クライエントがセラピストに強い依存を示す場合やセラピストとの治療関係によってソーシャルサポートネットワークへの適切なサポートを希求できなくなる場合である。このような場合であっても、セラピストは一方的に治療を終わらせようとするのでなく、認知的概念化に基づいて、クライエントの行動を理解して認知行動療法の治療戦略を用いる。例えば、クライエントが治療終結に対して、不適切で、不正確な、役に立たない思考をもっていたとしたら、認知再構成法を用いて、これらの考え方をとらえなおし、修正することで、より適応的な反応へ変容させることができる。また、セラピストがいなくても、クライエントが認知行動療法のツールを用いることができるのかどうかを検証するために、セッションとセッションの間隔を通常よりも長く設定するなどの行動実験を用いることもできる。すなわち、認知行動療法家は、治療関係におけるセラピストとクライエントの行動の機能に注目して、認知的概念化のなかでこれを理解し、治療関係で生じている問題を修正するための介入を実施する。こうしたときにも、受容的態度でクライエントをしっかりと支えて、治療関係を維持していくことが大切である。

訳：横山知加（国立精神・神経医療研究センター認知行動療法センター）

第12章

留意すべき点と今後の展望
Special Considerations and Future Directions

　周産期ディストレスに対する認知行動療法（CBT）への関心と需要は高まっている。問題に焦点を合わせて、限られた時間で行うという特徴をもつ認知行動療法は、限られた回数で払い戻しをする保険会社と同様、迅速な解決策を求める周産期のクライエントにとっては魅力的である。認知行動療法の治療を終えた周産期の女性は、親になる移行期間を終えても活用できるスキルを身につける。認知行動療法を行った周産期の女性は、ストレスや失望に対処するための正しいアプローチのモデルを示すことで、うつや不安による子どもへの悪影響を軽減できる可能性がある。彼女たちは感情的ディストレスに耐える方法を自身の子どもに見せることができるのだ。また、人生が計画どおりにいかないときの不確実性に対処する方法を実際にやってみせることができる。さらに、効果的に問題を解決する方法のお手本となることもできる。

　第3章で述べたように、うつや不安に悩む成人に対する認知行動療法の有効性（efficacy）と効果（effectiveness）は多くの文献で支持されているものの、周産期ディストレスに対する認知行動療法は、エビデンスに基づいた有効性と効果は確立されていない。周産期ディストレスに対する認知行動療法に関する研究の多くは、セッション数が事前に決められていたり（例えば8セッション）、各セッションで扱うトピックを記載した明確なカリキュラムがあったり、具体的な技法に焦点を当てたりした認知行動療法の効果検証を行っている。これらのプロトコルは、心理教育と行動的なスキルトレーニングに重点をおき、その多くは集団形式で実施されている。認知再構成法は通常これらのプロトコルに含まれているものの、主要な特徴というわけではな

く、自己、他者、母親になることに関する根底にある信念が複数のセッションにわたって適用されるものでもない。これらの研究結果は、先行文献で評価されてきたアプローチが多くの面で論理的、直感的、魅力的である一方、周産期女性が必要とする通常ケアを超えた要素が含まれていない可能性を浮き彫りにしている。

　本書で述べてきたのは、周産期ディストレスを治療するためのベック派の認知行動的アプローチである。すでに述べたように、アーロン・ベック（Aaron T. Beck）は認知療法（現在は認知行動療法と同義とされている）の「父」とされている。彼はさまざまなスキルに基づいた技法を認知療法に取り入れたが、彼のアプローチの根底にあるのは認知的概念化であった。概念化をベースにした認知行動療法を用いることで、認知行動療法の観点からクライエントが抱える問題に関する発現、維持、増悪について細かいところまで理解するために、クライエントの今現在の問題とこれまでの心理社会的問題に関する情報を活用していく。そして、この概念化は、セラピストがクライエントに提案する具体的な戦略的介入につながるのである。つまり、ベック派の認知行動療法アプローチは、認知的概念化に基づいてそれぞれのクライエントに個別化されていることから、それらの認知行動療法の経過は少しずつ違ってみえる。認知行動療法は「すべてをこれひとつでできる」アプローチではない。母親になることの意味、最良の育児、家族の役割に関する強力で独特な信念をもちながら治療する周産期の女性たちにとって、このアプローチは理想的である。認知的概念化を基礎とする認知行動療法は、どのクライエントに対しても、それぞれが抱える問題に関係するニーズ、強み、困難に合わせて作られる。戦略的な介入の効果は、その介入がクライエントに役立っているかを確認するために、各セッションにまたがって慎重に評価される。これまでの文献で評価されている認知行動療法のプロトコルには、認知的概念化の重要性が欠けていたのかもしれない。

　周産期ディストレスを抱える女性を対象とした質的調査で、集団療法が地域やソーシャルサポートとのつながりを強めたという興味深い結果（O'Mahen et al., 2012）が得られているが、多くの集団認知行動療法のプロトコルが通常のケアと比べてそれほど優れていなかったことはおどろきであ

る。経験的な理解をまじえて、周産期の女性を対象とした認知行動療法の有用性を説明するもうひとつの仮説は、スキルに基づいた集団療法では、通常のケア以上の変化を促進するだけの強力な治療同盟を育むことができなかったのではないかというものである。周産期に関する心理学の専門家は、産後うつ病を抱える女性のケアにおいて治療関係が果たす重要な役割を長年強調してきた（例えば Kleiman, 2009）。集団認知行動療法が「授業」のように感じるほど、個々のクライエントとの治療関係に注意を払う機会は少なくなる。さいわい、個別の心理療法は治療関係を築くことに最適である。とくに、認知的概念化によって、他者との関係性に関する役に立たない信念を形成されるような体験をもつクライエントの場合は、治療同盟の構築がベック派の認知行動療法の重要な要素となる。

理論と研究から実践へ

　周産期ディストレスに対する概念化に基づいた認知行動療法は、文献上ではまだ評価されていない。周産期ディストレスに対する認知行動療法の研究では、概念化に基づいた認知行動療法と通常ケアを比較する厳密なランダム化比較試験が検証されるとよいだろう。しかし、このような研究がないということは、概念化に基づいた認知行動療法を周産期の女性に実施できないことを意味するものでもなく、エビデンスがないまま認知行動療法が提供されるということを意味するものでもない。周産期の女性は一般成人に対する認知行動療法の研究の対象者たちと同じような特徴を多くもつため、これらの研究知見を周産期の女性に一般化できないと考える理由はない。成人の感情的ディストレスに対する認知行動療法を検討している研究で、ときに周産期の女性が除外される大きな理由は、周産期の女性に認知行動療法が適用できないからではない。そうではなく、出産によってセラピーが中断する可能性がある、またはセラピーが薬物療法と比較されるという臨床試験の実情によるものだ。

　また、エビデンスに則った方法で認知的概念化に基づいた認知行動療法を実践するということは、セラピストが特定のやり方や時間で、特定の認知行

動療法の技法を実施しなければならないということではない。セラピストは初回面接から認知的概念化をはじめて、時間をかけて協働しながら、認知的概念化を修正することが求められる（Kuyken et al., 2009）。さらに、概念化から論理的に得られる戦略的介入についてじっくり考え、その介入の機能と変化のメカニズムを特定し、協働しながら全体的に介入を実施することがセラピストには求められる（Wenzel, 2013）。概念化に基づいた認知行動療法を提供するセラピストは、たとえ思考記録表のようなツールを用いてクライエントの認知を扱っていなくとも、感情的ディストレスを悪化させたり、治療の進展を妨げたりする彼らの認知に気づくのである。また彼らは、活動記録表といったツールを用いていなくとも、感情的ディストレスを維持させているだろうクライエントの行動パターンに気づいている。一律に扱ったり、技法に過度に頼りすぎたりすることなく、概念化に基づいた認知行動療法は、認知行動療法の精神をうまくとらえている。つまり、セラピストは思考記録表のようなツールを**使わなければならない**、あるいはある決まったやり方でホームワークを**やらなければならない**、ということではないのだ。治療プロセスを通じて、戦略的かつ柔軟な認知行動的介入と支持的な治療関係の構築との間のバランスが保たれるのである（Wenzel et al., 2011）。

　とりわけ認知行動療法家は真の実践家－科学者（practitioner-scientists）として機能する。これは、認知行動療法家が（a）心理療法の有効性や効果、変化のメカニズムに関する文献について実用的な知識をもっていて、クライエントにとって理解しやすく意味のある方法でその知識をクライエントに説明し、（b）クライエントが望む目標を達成しているかどうかを把握するために戦略的介入の実施を確認し、（c）進捗をモニターするために治療を通して客観的データを集め、戦略的介入を見直したり修正したりするということを意味する。言い換えれば、認知行動療法家は実験的な取り組み方で介入するということである。したがって、ベック派の認知行動療法が文献上で評価されるまでの間、実践家－科学者は治療を通して彼らのクライエントから「データ」を収集し、クライエントと協働して情報に基づく臨床判断をするためにそれらのデータを使っていく。

留意すべき問題

　本書で述べてきた認知行動療法戦略は、成人のクライエントのうつや不安を治療するために使用される一般的なもので、新たに母親になる女性の要求に応えるためには多少の変更が必要となる。周産期のクライエントを治療するセラピストの多くは、とくに留意すべき問題があることに気づいている。よく生じる問題として、向精神薬を服用するかどうかというクライエントの葛藤、産後精神病の予防、そして自殺念慮に対処する必要性の3つがある。これらのトピックについて、本節で触れていく。

●服薬するか否か

　うつや不安を抱える周産期のクライエントは、向精神薬を服用するかどうかの決断に直面することが多い。アメリカ産婦人科学会（American College of Obstetrics and Gynecology）のガイドラインによると、重篤度が軽症の場合、第一選択治療として心理療法を、中等度から重度の場合には向精神薬または心理療法との併用療法が推奨されている（Yonkers et al., 2009）。多くの女性は「直感的な反応」として妊娠中や授乳中の服薬による影響を避けたいと思うが、慎重に考える必要がある難しい決断である。特定の症例では、薬物療法の価値を否定することはできないのである。

　向精神薬が胎盤を通り、また母乳の中に含まれることは事実である。つまり、母親が服用している薬に胎児または乳児は曝されるということである。しかし、このような薬の多くはアメリカ食品医薬品局（FDA）のカテゴリーCに分類されている。これは薬に曝された胎児に有害事象が生じる危険はあるかもしれないが、その有害事象がヒトを対象としたときにも生じるのかどうかを証明できるような適切に設計された研究はなく、服薬による利益がリスクを上回る可能性があるということを意味している。胎児への有害事象が研究によって示されているカテゴリーDに分類される薬でさえも、いまだに妊娠中の服薬による利益がリスクを上回ると示されていることもある。「有害事象」という用語はさまざまな意味をもっているが、永久に持続するも

の、幼児の長期的予後に影響を与えるもの、あるいは生命を脅かすものではない。アメリカ政府は母乳育児期間中の服薬リスクを分類する指針を発表していないため、多くの実践家は有名な小児科医博士であるトーマス・ヘイル博士（Dr.Thomas Hale）が作成した指針（2012）に注目している。その指針には、授乳中に「より安全」から「禁忌」までの5つのカテゴリーが含まれている。うつと不安の治療薬のほとんどは、3つ目のカテゴリーである「中程度の安全」に分類される。つまり、授乳中の乳児における有害事象を検討した研究も、その有害事象が最小限であり危険性がないことを示した研究もどちらもないということだ。

　膨大な文献によって周産期女性のうつと不安に対する薬物療法の効果が示されており、25年以上前から開発され、うつと不安の治療に一般的に使用されている抗うつ薬の多く（例えば、セロトニン再取り込み阻害薬［SRIs］）は、妊娠中と産後の両方で安全に服用することができると広く結論づけられている（Wenzel, & Stuart, 2011）。実際に、妊娠中の抗うつ薬に曝された乳児と曝されていない乳児の違いを検討した研究において、その両者の差異は小さく、抗うつ薬に曝された乳児は平均的で健常範囲内にほとんど位置していることがわかっている（Nonacs, Cohen, Viguera, & Mogielnicki, 2005）。これらのことは広く一般化されているものであるが、いくつか例外がある。例えば、一部の研究（すべてではない）では、妊娠中にパロキセチンに曝された乳児における心臓血管異常の発生率がわずかに増加することが示されており（例えば Cole, Ephoss, Cosmatos, & Walker, 2007）、これらの研究結果を受けてFDAはこの薬をカテゴリーCからカテゴリーDへと再分類している。したがって、治療者と患者は同様に、審査中の特定の薬品に関する最新の研究を読むべきであり、まだ厳密な実証的研究で評価されていない新しい薬品の安全性に関するデータについて学んでいくべきである。ここでのポイントは、産前または産後に服薬するかどうかの決定は、根拠のない恐怖からではなく、正確な情報（例えば研究から得られる情報や審査中の薬の薬物動態）に基づいてなされるべきであるということだ。周産期の女性は、彼女たちが抱えている問題、本人または家族の精神病歴、これまでの治療に対する反応性と嗜好を考慮しながら、そのときに得られる最新の情報を評価し、それらのなに

が正しいのかを判断するために、処方に関する専門家（例えば精神科医）と密接に協力するべきである（Wenzel, & Stuart, 2011; Yonkers et al., 2009）。

　安全性の配慮は、向精神薬を服用するかどうかを評価する際の方程式の一部にすぎない。女性とその医療保健提供者も、周産期ディストレスを治療するための薬の有効性を検討した研究結果を考慮しなければならないが、おどろくことに、こうした文献は非常に少ない。最近になって Sharma, & Sommerdyk（2013）は、6つのランダム化比較試験についてメタ分析を行った。6つのランダム化比較試験のうち3つは、産後うつ病の治療に関するプラセボ対照試験である。メタ分析の結果、3つのプラセボ対照試験のうち1つだけが抗うつ薬の有効性を示したこと、抗うつ薬と心理療法の併用は有効性を示さなかったことが明らかとなった。また、一般成人に対する抗うつ薬に関する大規模なランダム化比較試験と比べると、これらのランダム化比較試験の離脱率はより高かった（例えば Warden et al., 2007）。ほとんどの研究で投薬量が少なかったという事実があるように、これらの結果を説明する理由は多くある。さらに、産後うつ病はしばしば顕著な不安も伴うため、うつと不安が併存する場合は抗うつ薬の治療が長期的に必要であることが示されている（Hendrick, Altshuler, & Strouse, 2000）。まとめると、この限定的な研究から確固たる結論を述べることはできないが、現時点では周産期ディストレスに対する向精神薬は万能薬というには程遠く、心理療法は引き続き周産期ディストレスに対する治療の中心的役割を果たすということが示唆されている。

　認知行動療法を実践する多くのセラピストは薬物療法の専門家ではないため、リファーすることが妥当な場合がしばしばある。しかし、認知行動療法家は、薬を処方しないが、周産期の女性が感情的ディストレスに対する薬物療法を受けるか否かを決める際に重要な役割を担うことができる。例えばセラピストは、服薬に対する不確かな自動思考（例えば「私の赤ちゃんが奇形になる」）や、役に立たない自動思考（例えば「薬を飲むということは私が弱いということだ」「どうしてわざわざ薬を試そうとするの？　効かないに決まっている」）をクライエントが同定し、評価し、見なおすことができるように支援することができる。有害事象に関する正確な情報が把握されれば、クライエ

ントと一緒に服薬のメリットとデメリットを整理して、体系的な分析に取り組むことができる。現在の生活環境を考慮して（例えば、投薬量が一番少ない時間帯に搾乳する）、服薬を最善なものにするために効果的な問題解決を促すことができる。本当は服薬したくないと思っているが、服薬することを選んだ女性たちをサポートし共感するために強固な治療関係を築くことができる。さらに、クライエントにとって最善の治療を行うために協働する「チームワーク」アプローチを実現できるように、処方の専門家と密接な連携を保つことができるのだ。

●産後精神病

　第1章で述べたように、産後精神病は重篤な状態であり、出産した1000人の女性のうち約1人が発症する（Jones, & Craddock, 2001）。産後精神病は、奇妙で普段の性格とはかけ離れた行動、錯乱状態、気分変動（高揚感と抑うつ感の両方）を特徴とする。産後精神病は精神科救急の対象と判断され、入院が望ましいとされている（Robertson Blackmore, Heron, & Jones, 2015）。したがって、外来の認知行動療法家は、産後精神病の急性期にある女性とは協働作業することはないだろう。しかし認知行動療法家は、産後精神病を特定し、その女性が適切な治療を受けられるように支援する最初の専門家という立場になるかもしれない。つまり、産後精神病の症状に関する知識をもって、産後の感情的ディストレスの症状との違いが区別できるようにならなければいけないのだ。

　前述したように、周産期の女性の多くは、「恐ろしい考え」を抱いていることをセラピストに告白する（Kleiman, & Wenzel, 2011）。このような恐ろしい考えは、母親が意図的あるいは意図せずに彼女の赤ちゃんに危害を加えてしまうのではないかという形で現れることが一般的である（例えば、ナイフで赤ちゃんを刺す、赤ちゃんを浴槽で溺死させる）。これらの考えが産後精神病と一致するものなのか、産後の強迫症状（あるいは強迫症）と一致するものなのかをセラピストが区別するために使う最も重要な質問は、「その思考は自我親和的（つまり、自分でもそうだと思う）ですか？　それとも自我違和的（つまり、自分でもおかしいと思う）ですか？」である。**自我親和的な思考**は、

その思考を体験している人にとって異様または奇妙なものだとみなされない思考を指す。実際に、その思考はとても論理的で、彼女の性格と一致しているようにみえる。一方、**自我違和的な思考**の場合、その人が恐れていたり、自制しようとしていたとしても、彼女はそのような思考をもってしまう。彼女はしばしば自分はどうかしていると思ったり、その思考にしたがってなにかしてしまうのではないかと恐れる。したがって、もし周産期の女性が自分の子どもに危害を加えてしまうのではないかという考えを抱いているために著しい苦痛を感じる場合は、産後精神病ではない可能性が高いのだ。

　加えて、産後精神病の診断を除外する場合には、セラピストは他の要因も考慮しなくてはならない。例えば、産後精神病は通常、産後の最初の数週間に発症するのに対して（Heron, Robertson Blackmore, McGuinness, Craddock, & Jones, 2007）、産後の感情的ディストレスの症状は産後12カ月にも及ぶことがある。赤ちゃんが生まれてから数カ月経っているときに恐ろしい考えをもつ新米の母親が治療を望んだとしたら、彼女は産後精神病に苦しんでいるわけではないだろう。さらに、産後精神病は双極性障害の症状である可能性が高いため、母親が産後精神病を経験している可能性を示す指標は、その母親自身または家族における双極性障害の既往歴である（Robertson Blackmore et al., 2015）。最終的に、セラピストは幻覚、妄想、支離滅裂な考えといったその他の精神病のサインにも注意を払うことができる。

　認知行動療法家は、産後精神病のエピソード後に退院して家族のもとに戻ろうとしている女性たちと協働作業することもあるだろう。認知再構成法、行動活性化、問題解決スキル、コミュニケーションスキル・トレーニングなどの認知行動療法の戦略は、こうした女性が母親という新しい役割だけではなく、以前の役割にも戻れるように支援するうえで不可欠となる可能性がある。また、認知行動療法は、防衛機制が働かなくなることを避けるべく、女性が良好な精神衛生を身につけられるようにセルフケアを目標にすることもできる。役割と期待を明確にして、女性が継続的にサポートを受けられるように、配偶者やパートナーにセッションに一緒に参加してもらうのもよいだろう。

●自殺を考えるクライエント

　自殺に対する最も強力な防御因子のひとつは生きる理由（reason to live）であり（Linehan, Goodstein, Nielsen, & Chiles, 1983）、自殺を考えているクライエントが生きる理由として最もよくあげるのは、自分の子どもの存在である。おそらくこうした理由から、妊娠中と産後の女性は、そうではない女性と比べて自殺率が低いことが人口統計データを使った研究で示されている（Samandari et al., 2011）。それでもなお、子どもの感情的ウェルビーイングに重大な損害を与えてもいないのに、自分の赤ちゃんは私と一緒でないほうが幸せだと信じている新米の母親もおり、産後3カ月以内の女性の5.7～11.1％が死または自傷について考えたと報告していることが研究で明らかとなっている（Pinheiro, Da Silva, Magalhães, Horta, & Pinheiro, 2008）。したがって、周産期の女性とともに協働作業する認知行動療法家は、有効かつ有用な自殺リスクアセスメントの実施方法、より高い水準のケアが必要かどうかを決定する方法、自殺予防に焦点を当てた認知行動療法の適用方法を知っておく必要がある。

自殺リスクのアセスメント

　図表12.1には自殺行為のリスク因子と防御因子が示されている。これは一般成人における自殺のリスクに影響を与えている要因の概要であるが、周産期の女性にも適用できる。セラピストは、自殺を考えているクライエントに自殺に関する考え（自殺念慮）の頻度や期間、そして強さについて質問する。自殺念慮は、ときに言葉で表現されるかわりに、暴力的なイメージや衝動という形でもたらされることがあるため、セラピストはそうしたさまざまな兆候に注意を払わなくてはならない。さらに、セラピストはクライエントが自分自身を傷つける具体的な意図をどの程度もっているかを評価する。彼女が自分自身を傷つけたいと話した場合、セラピストは彼女に自傷の具体的な計画があるかどうかを判断していく。クライエントの意思表明が多ければ多いほど、そして自傷行為をするための計画が具体的であればあるほど、自殺のリスクは高くなる（Harriss, & Hawton, 2005; Harriss, Hawton, & Zahl, 2005）。

リスク因子	防御因子
過去の自殺企図（とくに過去の複数回にわたる自殺企図）	生きる理由
自殺念慮	ソーシャルサポートネットワークの充実
自殺意図	宗教活動への参加
具体的な自殺の計画	スピリチュアリティ
自傷行為歴	メンタルヘルス治療への積極的な参加
生きるよりも死にたいという願望のほうが強い	
過去に自殺企図が失敗したことへの後悔	
致死的な手段へのアクセスがある	
自殺企図の家族歴	
うつ病	
双極性障害	
アルコールもしくは物質関連障害	
II軸のパーソナリティ障害	
慢性の内科的疾患	
負担感の知覚	
孤立感	
絶望感	
衝動性	
問題解決能力の乏しさ	
完璧主義	
幼少期の身体的・性的虐待歴	
治療におけるコンプライアンスがない	
パートナーからの暴力（IPV）	

図表12.1　自殺のリスク因子と防御因子

　おそらく自殺のリスクを予測する最も強力な因子は自殺企図歴である（Joiner et al., 2005）。自殺を専門とする研究者である Thomas Joiner（2005）によると、自殺企図歴があるということは致命的な自傷行為にいたることを示しているため、自殺のリスクを予測する最も強力な因子となることは確かである。人間の防衛本能はかなり強いものなので、過去の自傷行為の体験はその人が痛みや死への恐怖に慣れる機会を与えていることになる。たとえ自殺企図ではなく、死のうという明確な意図のない自傷行為を過去に行っていたとしても、その人は依然として致死性の高い自傷行為を起こす可能性がある。この可能性は自殺企図へつながっていく（Van Orden, Witte, Gordon, Bender, & Joiner, 2008）。これは、今までに一度だけ自殺企図があった人やまった

く自殺企図歴がない人と比べると、複数回の自殺企図歴がある人のほうが自殺のリスクははるかに高いという事実（Oquendo et al., 2007）を説明している。

　ここまで述べてきた因子はおそらく最も直接的に自殺行動に関連しているが、セラピストが自殺リスクアセスメントを行うときに考慮すべきリスク因子は他にも多くある。慢性の内科的疾患と同じように（Hughes, & Kleespies, 2001）、ほぼすべての精神疾患は自殺リスクの増加と関連している（Harris, & Barraclough, 1994）。さらに、セラピストは心理学的要因へ強く影響を与えることが明らかとなっている多くの心理学的変数に注意を払うことができる。例えば、**孤立感**（例：他者から疎外されている、集団の一部ではないという感覚）や**負担感の知覚**（例：自分が最愛の人にとって負担になっているという感覚）は、彼女が死んでも誰も悲しまないだろうという感覚や彼女の死は彼女自身の人生よりも他者にとって価値があるという感覚と関係している（Van Orden, Lynam, Hollar, & Joiner, 2006; Van Orden, Witte, James, et al., 2008）。**絶望感**もしくは将来も事態が改善されないという考えが時間の経過とともに定着している場合は、とくに最終的に自殺のリスクを3倍にまで増加させる（McMillan, Gilbody, Beresford, & Neilly, 2007）。自殺の研究者たちも、衝動性（Mann, Waternaux, Haas, & Malone, 1999）、問題解決能力の乏しさ（Reinecke, 2006）、完璧主義（Hewitt, Flett, Sherry, & Caelian, 2006）を自殺念慮と自殺行動に結びつけてきた。幼少期の身体的または性的虐待歴（Brodsky, & Stanley, 2008）といった過去の心理学的変数と、治療におけるコンプライアンスがないなどの現在の行動もまた自殺リスクを高める指標として役に立つ。

　周産期の女性における自殺のリスク因子を特定するための研究はほとんど行われていない。例外であるが、Gold, Singh, Marcus, and Palladino（2012）は United States National Violent Death Reporting System のデータを用いて、妊娠あるいは出産後の状態と妊娠中でも産後でもない状態によって、自殺によって亡くなった人々の特徴が異なるかを検討した。その結果、自殺で死亡したすべての女性で高頻度にみられた因子として、精神疾患、物質使用、自殺が起こる前の2週間でなにかしらの危機があったことがあげられている。一方、自殺で亡くなった産後の女性は、妊娠中の女性および妊娠中で

も産後でもない女性と比較して抑うつ状態が高まっていた。さらに、自殺で亡くなった妊娠中および産後の女性は、妊娠中でも産後でもない女性と比べて近親者からの暴力（IPV）を受けていた割合が高いという特徴もみられた。これは、周産期の女性と協働作業するセラピストは近親者からの暴力をアセスメントすることが重要だとする第1章のポイントを強調するものである。

　自殺リスクのアセスメントを行うセラピストは、人々を自殺行動の危機に追い込む因子だけではなく、自殺行動につながる可能性を低下させる因子、つまり**防御因子**にも留意している。リスク因子と比べると防御因子に関する研究ははるかに少ないものの、自殺研究者によって高頻度に確認されている因子には、生きる理由、ソーシャルサポートネットワークの充実、宗教活動への参加、スピリチュアリティ、メンタルヘルスに関する治療への積極的な参加が含まれる（Nock et al., 2013）。家族、友人の集まり、宗教的なコミュニティなどを通して集団の一員でいることは孤立感を防ぐのである。さらに、宗教心やスピリチュアリティが高い人は、その人たちの信念と矛盾するために自殺しないと報告することが多い。

　自殺リスクアセスメントで収集される膨大な情報を理解することはとても難しいだろうし、自殺リスクの正確な推定値をもたらすような標準的な方法はない。実際に、研究者は自殺リスクを予測するアルゴリズムを開発しようとしているが、1回の自殺企図でさえも予測することはできないということしかわからなかった（Goldstein, Black, Nasrallah, & Winokur, 1991）。一般的には、クライエントのリスク因子の総和が防御因子の総和を上回ると、自殺行動のリスクは増加する（Wenzel et al., 2009）。セラピストは、それらの情報をクライエントの自殺リスクのレベルを判断するために、認知的概念化も用いることもできる。例えば、中核的な信念が慢性的な絶望感や孤立感、負担感の知覚を反映しているクライエントは、自殺行動のリスクが高いとみなされるだろう。

　セラピストの多くは、問題なし（none）、中等度（moderate）、切迫（imminent）の3つで自殺リスクのレベルを決定する（Rudd, Joiner, & Rajab, 2001）。**切迫したリスク**とは、通常、24〜48時間以内に自殺行動が起こるリスクと定義され、入院が必要となる。一方、**中等度のリスク**とは、クライエントにリ

スク因子、自殺念慮、自殺行動の増加が観察され、週1回の心理療法よりもさらなる支援が必要となる。多くのクライアントが抱く不安に反して、中程度のリスクは入院が必要であることを意味するものではなく、彼女たちが母親として不適当だということを約束するものでもない。自殺行動につながる中程度のリスクにあるクライアントに対応するための選択肢は次の3つである（これらに限定はされない）。第1に、外来での心理療法セッションの頻度を増やす。第2に、セッション間に電話相談を入れる。第3に、配偶者やパートナー、あるいは他の家族にクライアントが中等度のリスクにあることを伝え、セッション間に家族が監視し支援できるようにする。セラピストがクライエントに中程度のリスクがあるとみなした場合は、次頁で説明するように、自殺念慮と自殺の意図を簡易な気分チェックで観察し、自殺リスクを減らすための介入を治療ターゲットとする。

自殺予防のための認知行動療法

　自殺の認知モデルでは、自殺に関する考えと行動を、他の症状よりも臨床上の優先課題としてみなしている。したがって、自殺を考えているクライアントと協働作業する認知行動療法家は、自殺リスクが解決されるまでの**急性期治療の間**は自殺リスクにターゲットを絞り、適応不全と機能障害と関係する他の問題に取り組む治療の**継続段階**へと移していく（Wenzel et al., 2009）。自殺予防のための認知行動療法に関する詳細な説明は本書の範囲を超えているので、興味のある読者はWenzel et al.（2009）を参考にしてほしい。ここでは、自殺を考えている周産期の女性に活用することができるプロトコルにおける2つの特徴を強調しようと思う。

　まず**安全計画**（Safety Plan）とは、自殺行動にいたるリスクが高まったとき（自殺の危機）に使うことを彼女たちが同意している、優先順位づけされた対処戦略とリソースが書かれたリストである（Stanley, & Brown, 2012; Wenzel et al., 2009; 図表12.2を参照）。このフォーマットは第11章で説明した再発予防計画（the Relapse Prevention Plan）と同じである。ここでは6つのステップがあり、前段階で適切な解決策が得られない場合には、クライエントは安全計画の次のステップに移っていくという考え方である。ステップ1は、ク

安全計画
ステップ1：私が安全計画を使う必要があるときの警告サイン
ステップ2：私自身で対処する方法
ステップ3：私が話せる人
ステップ4：サポートを求めることができる人
ステップ5：助けてくれる専門家
ステップ6：私の環境を守る方法や計画

図表12.2　安全計画

注）Stanley, & Brown（2012）が提出したガイドラインに基づいてまとめられた。

ライエントがいつ安全計画を使うのかを知っていなければ有効ではないため、警告サインの識別である。認知（例：「物事がよい方向に向かうことはないという考え」）、感情（例：「重度のうつ状態」）、行動（例：「一日中ベッドにいる」）や、他者からの観察が警告サインになりうる。ステップ2は、呼吸法や筋弛緩法といった、クライエントが自分の気分を落ち着かせるようなコーピング戦略が含まれている。ステップ3とステップ4では、クライエントが連絡することのできる人の名前と連絡先を記載する。この違いとして、ステップ3に記載される人と連絡をとる目的は、つながっている感覚のため、そしてなにか楽しいこと、役に立つことに注意を変えるためであり、ステップ4の場合は、記載される人と連絡をとる目的は具体的に自殺の危機管理に役立てるためである。通常、クライエントはステップ4にとても親しい友人や家族だけを記入する。ステップ5では、支援を求める専門家（例：セラピストや精神科医）の連絡先を書き出し、救急科がある病院の名前と住所、自殺予防の緊急用電話番号を書き出す。最後のステップ6では、致死的な手段へ

のアクセスを取り除くことによってクライエントの環境を防御するための具体的な計画をまとめる。

　自殺リスクのアセスメントを終えたら、セラピストは自殺行動のリスクが高いクライエントとの協働作業で、安全計画を完成させる。クライエントが治療の最中であれば、彼女が身につけてきた多くの認知行動的な対処戦略を安全計画に含めることができる。クライエントが初めて実践するのであれば、まずは彼女とセラピストは基本的な対処スキルをいくつか書き出し、治療プロセスで彼女が認知行動的スキルを身につけながら、安全計画に追加しつづける。セラピストは、クライエントが必要なときに安全計画がすぐ使えるように、安全計画のシートをどこに保管するかを考えておくように促す。その後のセッションでは、セラピストは安全計画を使うことができたか、効果的だったと感じたかをクライエントに尋ねる。自殺念慮を経験したものの、クライエントが安全計画を参考にしようとしなかった場合には、今後彼女が安全計画を確実に使うように問題解決を行う。クライエントが自殺念慮を経験して安全計画を参考にしたが、役に立たなかった場合には、セラピストは安全計画の修正をクライエントと協働で行う。

　本書で記載されているすべての戦略は、自殺予防のための認知行動療法に適用することができる。認知再構成法は、絶望感、負担感の知覚、孤立感と関連するような役に立たない認知を見なおすことに使うことができる。行動活性化は、クライエントが有意義で価値に沿った活動に確実に取り組めるようにすることに使うことができ、これによって生きる理由をすぐに提供することができる。自殺を考えているクライエントと協働作業する認知行動療法家の多くは、希望キット（Hope Kit）や、親しい人の写真、聖書の一節、心を打つような文章の引用といった生きる意味を思い出させる資料を作成するようクライエントに促したりする。周産期の女性なら、赤ちゃんの超音波写真や、出産報告、赤ちゃん用品、赤ちゃんのおもちゃといったものを希望キットに入れることができるだろう。問題解決スキルとコミュニケーションスキルの戦略は、クライエントのソーシャルサポートネットワークとの相互作用を改善したり、彼女たちが受けている他の医療およびメンタルヘルスに関する治療へのアドヒアランスを改善したりするのに使うことができる。この

プロトコルの有効性を調べた最も包括的な研究では、自殺企図のあとに救急を受診したクライエントにおいて、その後の自殺企図率を約50％も低下させていたことがわかった（Brown et al., 2005）。このように、セラピストが周産期のクライエントに中程度から重度の自殺行動リスクがあると判断した場合は、その他のメンタルヘルスの問題を治療することで自殺企図を防ぐと仮定するのではなく、急性期治療のなかで直接的に自殺企図を扱っていくのである。

今後の展望

　周産期ディストレスに対する認知行動療法の文献がまだ不充分であることは明らかであり、通常ケアと比較した個別の概念化をベースにした認知行動療法の有効性を検討した大規模なランダム化比較試験は行われていない。さらに、周産期うつ病の治療における対人関係療法の効果に関して説得力のあるエビデンスもある（例えばO'Hara et al., 2000）。2つの治療法を比較すると同時に、それぞれの治療法に敏感に反応するクライエントの特徴も比較した研究が、この分野の研究を大いに前進させるだろう。確かに、エビデンスに基づく治療法として、この2つを比較したほとんどのランダム化比較試験で、通常はその治療法間での差がないことがわかっている（例えばLuty et al., 2007）。それでもなお、このような直接的な比較によって、認知行動療法と対人関係療法の両方がエビデンスに基づいた周産期ディストレスに対する治療であることを裏づけるさらなるデータを提供することになる。また、治療効果を最大限に高めることができるよう、治療の構成要素を検討するより精緻な研究デザインに切り替える方向に関心を向けることができるだろう。
　さらに、より大規模な認知行動療法の研究では、認知行動療法と通常ケアあるいは他の心理療法とをランダム化比較試験で比較することよりも、認知行動療法で起こる変化と関係するメカニズムを検討していくことが求められている（Kazdin, 2007）。変化のメカニズムを細分化して、特定することで、セラピストは治療中にそれらの要因を最大にする認知行動療法戦略に焦点を合わせることができるだろう。ひとつ例をあげれば、10年以上前にHof-

mann（2004）は、社交不安のクライエントにおいて、推定された社会的コスト（estimated social cost）の減少が治療前後の変化を媒介することを見出した。推定された社会的コストとは、社会的に誤ったことをすることで破局的な結果をもたらすという予測のことである。本来、推定された社会的コストは、認知再構成法を用いることで直接的に対処することのできる認知である。そして認知行動療法家が、社交不安のクライエントがそれぞれどの程度社会的コストを過大に見積もっているかを評価し、治療中にその構成概念をターゲットにすることは賢明なことである。セラピストは変化のメカニズムに関する文献について知っておく必要があり、感情的ディストレスを抱える異なるタイプのクライエントに対する治療の主要な目的と同じように、さらなる構成概念も特定することで、セラピストは周産期のクライエントとそうでないクライエントの両方に焦点を当てることができる。また、われわれは周産期ディストレスに対する認知行動療法をとくに検証している学者たちにも変化のメカニズムを検証する方向に向かうよう促している。そうすることで、この周産期の女性という母集団ととくに関係のある独特の構成概念をいくつか特定することができるだろう（例えば、育児に対する非現実的な期待）。

　さらに加えて、研究者は、周産期に生じる深刻な問題と、そこに認知行動療法をどう適用するかの方法を検証しなければならない。周産期ディストレスを抱える女性を対象とした心理療法の効果検証を行った研究の多くは、死産を経験した女性や重度の妊娠合併症を経験した女性を除外している。感情的ディストレスに対するエビデンスに基づく治療を誰よりも必要としているかもしれないのは、死産や妊娠合併症を経験した女性である。実際、出産から6カ月経過した女性と比べると、流産を経験してから6カ月後の女性にはより強いうつ、不安、身体症状がみられることがわかっている（Janseen, Cusinier, Hoogduin, & de Graauw, 1996）。不妊経験のある女性もまた、周産期女性のなかでも特別な母集団であり、感情的ディストレスを経験するだけではなく、親であることや家族、そして能力に関する強固な中核的信念に支えられていた自信が危機に曝される経験をする（Greil, Schmidt, & Peterson, 2015）。著者の一人（ウェンゼル）は妊娠損失と不妊に対処し、それらの意味を明確にする認知行動的戦略を用いるように提言を行ってきた（Wenzel,

2014b)。しかし、この母集団のための認知行動療法のフルパッケージは研究上ではまだ評価されていない。

　周産期ディストレスに関する治療プロセスを検討した研究のほとんどは1年間にわたって女性を追跡している。しかし、出産から1年以内にまた別の子どもを授かったという女性はほとんどいなかった。したがって、周産期ディストレスのエピソードが妊娠期やその後に生まれてきた子どもと過ごす産後の期間における女性の体験にどのように影響するかはわかっておらず、同じように将来起こるかもしれない周産期ディストレスのエピソードを予防するためにどのように介入すれば成功するのかもわかっていない。認知行動療法は、クライエントがもはやセッションに積極的に参加していない場合でも、ストレッサーと課題に対処するためのスキルをクライエントに与える効果的な心理療法とされており（Wenzel, 2013）、認知行動療法を受けた多くのクライエントで効果が維持されることがわかっている。つまり、うつ病や不安症の診断基準を満たさず、症状の改善がつづく可能性もある（Hollon et al., 2006）。したがって、通常ケアと比べて、周産期ディストレスに対する認知行動療法が、将来の妊娠における周産期ディストレスのエピソードの再発を予防する効果をどの程度もつかを検証することは、今後の研究のもうひとつの道筋である。

　最後に、われわれは研究者に対して、民族的にも文化的にも多様なサンプルで周産期ディストレスに対する治療を検証しつづけるよう求めている。われわれは、メンタルヘルスの専門家の数が限られている他の国の研究者たち（Rahman et al., 2008）、そしてアメリカの低所得層の女性（Swanson, 2010）やハイリスクのラテンアメリカ系の女性（Le et al., 2011; Muñoz et al., 2007）に認知行動療法と予防パッケージをすでに適用している研究者たちを称賛するものである。それでもなお、出産と関係する感情的ディストレスの現象学に影響を与えるような独特な異文化間の心理学的要因、報告スタイル、スティグマの経験、そして環境的要因があることが示唆される（Halbreich, & Karkun, 2006）。研究が実施される国々によって産後うつ病の発症率には違いがあるため、この領域ではさらなる研究が必要とされる。多様な民族的文化的背景から周産期のクライエントと協働作業するセラピストは、伝統的に受け入れ

られている性役割、育児における拡大家族の役割、治療に参加する家族の役割といった要因（ただしこれらの要因に限定されない）を認識しておかなければならない。周産期ディストレスにこれらの要因が与える影響や、これらの要因から構成される具体的な介入の有効性を検討する研究が進むことで、周産期のクライエントと協働するセラピストが待ち望んだアドバイスを得ることができよう。

希望をこめて

　周産期ディストレスに苦しんでいる女性に選択肢があるということはよい知らせである。周産期ディストレスはメディアでも大きな注目を集めており、すべてのメディアの表現が正確であったり役に立ったりするものではないものの、それらは出産する女性の10％以上になにかしらヒントを与えている。周産期ディストレスの治療の必要性と、周産期ディストレスの原因や診断、そして治療をさらに解明するための資金提供の必要性を認める法律がアメリカの上院で通過した（メラニー＝ブロッカー＝ストークス母親法）。この法律によって、産科医は周産期ディストレスの兆候を見きわめ、メンタルヘルスの治療を紹介することがよりいっそう推奨されている。

　うつや不安に対するエビデンスに基づく治療を周産期の母集団に適用することには多くの注意が払われてきた。対人関係療法は、少なくとも独立した２つの研究グループによって、信憑性のある対照群と比較してその有効性が確立されているため（Chambless, & Ollendick, 2001を参照）、実証的な周産期ディストレスの治療とされている。対人関係療法の欠点としては、訓練を受けてこの治療手順を行う能力があるセラピストが地域で不足しているということだ。

　過去15年間に周産期ディストレスに対する認知行動療法の研究は高まりをみせてきた。周産期ディストレスに適用された認知行動療法はまだ実証的に支持されているとはいえないものの、一般成人に対する認知行動療法の有効性と有用性に関しては幅広い文献があり（例えばButler et al., 2006）、周産期の女性に一般化できないわけがないことを覚えておくのは重要であることが

わかる。このように、私たちは一般的に認知行動療法が実証された感情的ディストレスの治療であるとみなしており、今後周産期の女性に合わせた具体的な実証的な裏づけがなされることを楽しみに待っている。また、第一線で活躍する認知行動療法の研究者と実践家は、認知行動療法を多くのクライエントを治療する地域に普及させることに尽力してきた（例えばStirman et al., 2009; Wenzel et al., 2011）。認知行動療法のコミュニティは、非常に質の高い認知行動療法が地域で容易かつ確実に利用できるように熱心に取り組んでいる。私たちは、認知行動療法家へのアクセスの拡大を周産期の女性が待ち望んでいると予想する。

　親になる移行期間は、女性の人生の中でより重要な期間のひとつである。適応への困難や感情的ディストレスは、それを経験し、新しく母親になる女性に計り知れない影響を与える可能性がある。悪戦苦闘する周産期の女性たちは、深刻な失敗の感覚だけではなく、親への移行が望んだとおりにいかなかったことに深い失望感をしばしば表明する。認知的概念化をベースにした認知行動療法は、女性たちを治療にいたらせてしまう感情的ディストレスのエピソードを顕著に抑え、継続的なストレスや育児に関わる不確実性に対処するスキルを女性たちに身につけさせ、そして経験のなかから英知と成長を得られるようにする力をもっているのだ。

訳：土井理美（東京医科歯科大学医歯学総合研究科国際健康推進医学分野）

参考文献

Abramowitz, J. S., & Arch, J. J. (2014). Strategies for improving long-term outcomes in cognitive behavioral therapy for obsessive-compulsive disorder: Insights from learning theory. *Cognitive and Behavioral Practice*, 21, 20-31.

Abramowitz, J. S., Deacon, B. J., & Whiteside, S. P. H. (2011). *Exposure therapy for anxiety: Principles and practice*. New York, NY: Guilford Press.

Abramowitz, J. S., Foa, E. B., & Franklin, M. E. (2003). Exposure and ritual prevention for obsessive-compulsive disorder: Effects of intensive versus twice-weekly sessions. *Journal of Consulting and Clinical Psychology*, 71, 394-398.

Abramowitz, J. S., Schwartz, S. A., & Moore, M. K. (2003). Obsessional thoughts in postpartum females and their partners: Content, severity, and relationship with depression. *Journal of Clinical Psychology in Medical Settings*, 10, 157-164.

Abramowitz, J. S., Nelson, C. A., Rygwall, R., & Khandker, M. (2007). The cognitive mediation of obsessive compulsive symptoms: *A longitudinal study*. *Journal of Anxiety Disorders*, 21, 91-104.

Abramowitz, J. S., Schwartz, S. A., Moore, K. M., & Luenzmann, K. R. (2003). Obsessive compulsive symptoms in pregnancy and the puerperium: A review of the literature. *Journal of Anxiety Disorders*, 17, 461-478.

Abramowitz, J. S., Khandker, M., Nelson, C. A., Deacon, B. J., & Rygwall, R. (2006). The role of cognitive factors in obsessive compulsive symptoms: A prospective study. Behaviour Research and Therapy, 44, 1361-1374.

Abramowitz, J., Moore, K., Carmin, C., Wiegartz, P. S., & Purdon, C. (2001). Acute onset of obsessive compulsive disorder in males following childbirth. *Psychosomatics*, 42, 429-431.

Addis, M. E., & Martell, C. R. (2004). *Overcoming depression one step at a time: The new behavioral activation approach to getting your life back*. Oakland, CA: New Harbinger. アディス／マーテル『うつを克服するための行動活性化練習帳』創元社、2012年

Adewuya, A. O., Ola, B. A., Aloba, O. O., & Mapayi, B. M. (2006). Anxiety disorders among Nigerian women in late pregnancy: A controlled study. *Archives of Women's Mental Health*, 9, 325-328.

Altemus, M. (2001). Obsessive compulsive disorder during pregnancy and postpartum. In K. Yonkers, & B. Little (Eds.), *Management of psychiatric disorders in pregnancy* (pp. 149-163). New York, NY: Oxford University Press.

American Psychiatric Association (2013). *Diagnostic and statistical manual of mental disorders* (5th ed.). Washington, DC: Author.高橋三郎・大野裕監訳『DSM-5 精神疾患の診断・統計マニュアル』医学書院、2014年

Applby, L., Warner, R., Whitton, A., & Faragher, B. (1997). A controlled study of fluoxetine and cognitive-behavioural counselling in the treatment of ostnatal depression. *British Medical Journal*, 314, 932-936.

Arch, J. J., & Craske, M. G.(2011). Addressing relapse in cognitive behavioral therapy for panic disorder: Methods for optimizing long-term treatment options. *Cognitive and Behavioral Practice*, 19, 306-315.

Arch, J. J., Dimidjian, S., & Chessick, C.(2012). Are exposure-based cognitive behavioral therapies safe during pregnancy? *Archives of Women's Mental Health*, 15, 445-457.

Austin, M.-P, Frilingos, M., Lumley, J., Hadzi-Pavlovic, D., Roncolato, W., . . ., & Parker, G.(2008). Brief antenatal cognitive behaviour therapy group intervention for the prevention of postnatal depression and anxiety: A randomised controlled trial. *Journal of Affective Disorders*, 105, 35-44.

Avan, B., Richter, L. M., Ramchandani, P. G., Norris, S. A., & Stein, A.(2010). Maternal postnatal depression and children's growth and behaviour during the early years of life: Exploring the interaction between physical and mental health. *Archives of Disease in Childhood*, 95, 690-695.

Barlow, D. H., & Craske, M. G.(2007). *Mastery of your anxiety and panic*(4th ed.). New York, NY: Oxford University Press.

Battle, C. L.,, Salisbury, A. L., Schofield, C. A., & Ortiz-Hernandez, S.(2013). Perinatal antidepressant use: Understanding women's preferences and concerns. *Journal of Psychiatric Practice*, 19, 443-453.

Beck, A. T., Freeman, A., Davis, D. D., & Associates(2004). *Cognitive therapy of personality disorders*(2nd ed.). New York, NY: Guilford Press.ベック／フリーマン／デイビス『改訂第2版パーソナリティ障害の認知療法』岩崎学術出版社、2011年

Beck, A. T., Rush, A. J., Shaw, B. F., & Emery, G.(1979). *Cognitive therapy of depression*. New York, NY: Guilford Press.ベック／ラッシュ／ショウ／エメリィ『新版うつ病の認知療法』岩崎学術出版社、2007年

Beck, C. T.(2001). Predictors of postpartum depression: An update. *Nursing Research*, 50, 275-285.

Beck, C. T., & Driscoll, J. W.(2006). *Postpartum mood and anxiety disorders: A clinician's guide*. Boston, MA: Jones and Bartlett.

Beck, J. S.(2011). *Cognitive behavior therapy: Basics and beyond*(2nd ed.). New York, NY: Guilford Press. J. S. ベック『認知行動療法実践ガイド：基礎から応用まで』第2版、星和書店、2015年

Becker, R. E., Heimberg, R. G., & Bellack, A. S.(1987). *Social skills training for depression*. New York, NY: Pergamon Press.

Beebe, B., Jaffe, J., Buck, K., Chen, H., Cohen, P., . . ., & Andrews, H.(2008). Six-week postpartum maternal depressive symptoms and 4-month mother-infant self- and interactive contingency. *Infant Mental Health Journal*, 29, 442-471.

Bell, A. C., & D'Zurilla, T. J.(2009). Problem-solving therapy for depression: A meta-analysis. *Clinical Psychology Review*, 29, 348-353.

Bellack, A. S., Mueser, K. T., Gingrich, S., & Agresta, J.(2004). *Social skills training for schizophrenia: A step-by-step guide*(2nd ed.). New York, NY: Guilford Press. ベラッ

ク／ミューザー／ギンガリッチ／アグレスタ『わかりやすい SST ステップガイド』星和書店、2005年

Bernstein, D. A., Borkovec, T. D., & Hazlett-Stevens, H. (2000). *New directions in progressive relaxation training: A guidebook for helping professionals.* Westport, CT: Praeger Press.

Beydoun, H. A., Beydoun, M. A., Kaufman, J. S., Lo, B., & Zonderman, A. B. (2012). Intimate partner violence against adult women and its association with major depressive disorder, depressive symptoms, and postpartum depression: A systematic review and meta-analysis. *Social Science & Medicine*, 75, 959-975.

Bisson, J. I., Ehlers, A., Matthews, R., Pilling, S., Richards, D., & Turner, S. (2007). Psychological treatments for chronic post-traumatic stress disorder: Systematic review and meta-analysis. *British Journal of Psychiatry*, 190, 97-104.

Bjork, R. A. (2004). Memory and metaconsiderations in the training of human beings. In J. Metcalfe & A. Shimamura (Eds.), *Metacognition: Knowing about knowing* (pp. 185-205). Cambridge, MA: MIT Press.

Bjork, R. A., & Bjork, E. L. (2006). Optimizing treatment and instruction: Implications of a new theory of disuse. In L. -G. Nilsson & N. Ohta (Eds.), *Memory and society: Psychological perspectives* (pp.116-140). New York, NY: Psychology Press.

Bloch, M., Schmidt, P. J., Danaceau, M., Murphy, J., Nieman, L., & Rubinow, D. R. (2000). Effects of gonadal steroids in women with a history of postpartum depression. *American Journal of Psychiatry*, 157, 924-930.

Bohart, A. C., Elliott, R. E., Greenberg, L. S., & Watson, J. C. (2002). Empathy. In J. C. Norcross (Ed.), *Psychotherapy relationships that work: Therapist contributions and responsiveness to patients* (pp.89-108). New York, NY: Oxford University Press.

Bordin, E. S. (1979). The generalizability of the psychoanalytic concept of the working alliance. *Psychotherapy: Theory, Research, & Practice*, 16, 252-260.

Bouton, M. E. (1993). Context, time, and memory retrieval in the interference paradigms of Pavlovian learning. *Psychological Bulletin*, 114, 90-99.

Bradbury, T. N., & Fincham, F. D. (1992). Attributions and behavior in marital interaction. *Journal of Personality and Social Psychology*, 64, 618-628.

Brockington, I. F. (1996). *Motherhood and mental health.* Oxford, UK: Oxford University Press. ブロッキントン『母性とメンタルヘルス』日本評論社、1999年

Brodsky, B. S., & Stanley, B. (2008). Adverse childhood experiences and suicidal behavior. *Psychiatric Clinics of North America*, 31, 223-235.

Brown, G. K., Tenhave, T., Henriques, G. R., Xie, S. X., Hollander, J. E., & Beck, A. T. (2005). Cognitive therapy for the prevention of suicide attempts: A randomized controlled trial. *Journal of the American Medical Association*, 294, 563-570.

Brozovich, F., & Heimberg, R. G. (2008). An analysis of post-event processing in social anxiety disorder. *Clinical Psychology Review*, 28, 891-903.

Buckner, J. D., & Schmidt, N. B. (2009). A randomized pilot study of motivation enhancement therapy to increase utilization of cognitive-behavioral therapy for social anxiety. *Behaviour Research and Therapy*, 47, 710-715.

Burns, A., O'Mahen, H., Baxter, H., Bennert, K., Wiles, N., . . ., & Evans, J. (2013). A pilot randomised controlled trial of cognitive behavioural therapy for antenatal depression. *BMC Psychiatry*, 13, 33.

Burns, D. D. (1980). *Feeling good: The new mood therapy*. New York, NY: Avon Books. バーンズ『いやな気分よ さようなら』(星和書店、2004年)

Butler, A. C., Chapman, J. E., Forman, E. M., & Beck, A. T. (2006). The empirical status of cognitive-behavioral therapy: A review of meta-analyses. *Clinical Psychology Review*, 26, 17-31.

Buttner, M., O'Hara, M. W., & Watson, D. (2012). The structure of women's mood in the early postpartum. *Assessment*, 19, 247-256.

Castonguay, L. G., Constantino, M. J., & Grosse Holtforth, M. (2006). The working alliance: Where are we and where should we go? *Psychotherapy: Theory, Research, Practice, and Training*, 43, 271-279.

Castonguay, L. G., Goldfried, M. R., Wiser, S., Raue, P. J., & Hayes, A.M. (1996). Predicting the effect of cognitive therapy for depression: A study of unique and common factors. *Journal of Consulting and Clinical Psychology*, 64, 497-504.

Chambless, D. L., & Gracely, E. J. (1989). Fear or fear and the anxiety disorders. Cognitive Therapy and Research, 13, 9-20.

Chambless, D. L., & Ollendick, T. H. (2001). Empirically supported psychological interventions: Controversies and evidence. *Annual Review of Psychology*, 52, 685-716.

Chang, J. C., Cluss, P. A., Ranieri, L., Hawker, L., Buranosky, R., . . ., & Scholle, S. H. (2005). Health care interventions for intimate partner violence: What women want. *Women's Health Issues*, 15, 21-30.

Charbol, H., Teissedre, F., Saint-Jean, M., Teisseyre, N., Rogé, B., & Mullet, E. (2002). Prevention and treatment of postpartum depression: A controlled randomized study on women at risk. *Psychological Medicine*, 32, 1039-1047.

Cho, H. J., Kwon, J. J., & Lee, J. J. (2008). Antenatal cognitive-behavioral therapy for prevention of postpartum depression: A pilot study. *Yonsei Medical Journal*, 49, 553-562.

Clark, D. M., Salkovskis, P. M., Öst, L-G., Breitholtz, E., Koehler, K. A., . . ., & Gelder, M. (1997). Misinterpretation of body sensations in panic disorder. *Journal of Consulting and Clinical Psychology*, 65, 203-213.

Clark, R., Tluczek, A., & Brown, R. (2008). A mother-infant group model for postpartum depression. *Infant Mental Health Journal*, 29, 514-536.

Cohen, J. (1988). *Statistical power analysis for the behavioral sciences* (2nd ed.). Hillsdale, NJ: Erlbaum.

Cohen, L. S., Rosenbaum, J. F., & Heller, V. L. (1989). Panic attack-associated placental abruption: A case report. *Journal of Clinical Psychiatry*, 50, 266-267.

Cole, J. A., Ephoss, S. A., Cosmatos, I. S., & Walker, A.M. (2007). Paroxetine in the first trimester and the prevalence of congenital malformations. *Pharmacoepidemiology and Drug Safety*, 16, 1075-1085.

Cooper, P. J., Murray, L. M., & Romaniuk, H. (2003). Controlled trial of the short- and long-term effect of psychological treatment of post-partum depression. 1. Impact on maternal mood. *British Journal of Psychiatry*, 182, 412-419.

Cox, J. L., Holden, J. M., & Sagovsky, R. (1987). Detection of postnatal depression: Development of the 10-item Edinburgh Postnatal Depression Scale. *British Journal of Psychiatry*, 150, 782-786.

Craske, M. G., Kircanski, K., Zelikowsky, M., Mystkowski, J., Chowdhury, N., & Baker, A. (2008). Optimizing inhibitory learning during exposure therapy. *Behaviour Research and Therapy*, 46, 5-27.

Creedy, D. K., Shochet, I. M., & Horsfall, J. (2000). Childbirth and the development of acute trauma symptoms: Incidence and contributing factors. *Birth*, 27, 104-111.

Cuijpers, P., Brännmark, J. G., & van Straten, A. (2008). Psychological treatment of postpartum depression: A meta-analysis. *Journal of Clinical Psychology*, 64, 103-118.

Cutrona, C. E. (1984). Social support and stress in the transition to parenthood. *Journal of Abnormal Psychology*, 93, 378-390.

Czarnocka, J., & Slade, P. (2000). Prevalence and predictors of post-traumatic stress symptoms following childbirth. *British Journal of Clinical Psychology*, 39, 35-51.

DeRubeis, R. J., Brotman, M. A., & Gibbons, C. J. (2005). A conceptual and methodological analysis of the nonspecific argument. *Clinical Psychology: Science and Practice*, 12, 174-183.

DeRubeis, R. J., & Feeley, M. (1990). Determinants of change in cognitive therapy for depression. *Cognitive Therapy and Research*, 14, 469-482.

DeRubeis, R. J., Hollon, S. D., Amsterdam, J. D., Shelton, R. C., Young, P. R., ..., & Gallop, R. (2005). Cognitive therapy vs medications in the treatment of moderate to severe depression. *Archives of General Psychiatry*, 62, 409-416.

Dimidjian, S., Hollon, S. D., Dobson, K. S., Schmaling, K. B., Kohlenberg, R. J., ..., & Jacobson, N. S. (2006). Randomized trial of behavioral activation, cognitive therapy, and antidepressant medication in the acute treatment of adults with major depression. *Journal of Consulting and Clinical Psychology*, 74, 658-670.

Dobson, D., & Dobson, K. S. (2009). *Evidence-based practice of cognitive-behavioral therapy*. New York, NY: Guilford Press.

Doss, B. D., Rhoads, G. K., Stanley, S. M., & Markman, H. J. (2009). The effect of the transition to parenthood on relationship quality: An 8-year prospective study. *Journal of Personality and Social Psychology*, 96, 601-619.

Dugas, M. J., & Robichaud, M. (2007). Cognitive-behavioral treatment for generalized anxiety disorder: From science to practice. New York, NY: Routledge.

Dugas, M. J., Freeston, M. J., & Ladouceur, R. (1997). Intolerance of uncertainty and problem orientation in worry. *Cognitive Therapy and Research*, 21, 593-606.

Dugas, M. J., Gagnon, F., Ladouceur, R., & Freeston, M. H. (1998). Generalized anxiety disorder: A preliminary test of a conceptual model. *Behaviour Research and Therapy*, 36, 215-226.

Dugas, M. J., Brillon, P., Savard, P., Turcott, J., Gaudet, A., ..., & Gervais, N. J. (2010). A randomized clinical trial of cognitive-behavioral therapy and applied relaxation for

adults with generalized anxiety disorder. *Behavior Therapy*, 41, 46-58.
D'Zurilla, T. J., & Nezu, A. M. (2007). *Problem-solving therapy: A positive approach to clinical intervention* (3rd ed.). New York, NY: Springer Publishing Company.
El-Mohandes, A. A., Kiely, M., Joseph, J. G., Subramanian, S., Johnson, A. A., . . ., & El-Khorazaty, M. N. (2008). An intervention to improve postpartum outcomes in African-American mothers: A randomized controlled trial. *Obstetrics and Gynecology*, 112, 611-620.
Fairbrother, N., & Abramowitz, J. S. (2007). New parenthood as a risk factor for the development of obsessional problems. *Behaviour Research and Therapy*, 45, 2155-2163.
Farmer, R. F., & Chapman, A. L. (2008). *Behavioral interventions in cognitive behavior therapy: Practical guidance for putting theory into action*. Washington, DC: APA Books.
Feeley, M., DeRubeis, R. J., & Gelfand, L. A. (1999). The temporal relation of adherence and alliance to symptom change in cognitive therapy for depression. *Journal of Consulting and Clinical Psychology*, 67, 578-582.
Field, T. (2010). Postpartum depression effects on early interactions, parenting, and safety practices: A review. *Infant Behavior and Development*, 33, 1-6.
Foa, E. B., & Kozak, M. J. (1986). Emotional processing of fear: Exposure to corrective information. *Psychological Bulletin*, 99, 20-35.
Foa, E. B., & McNally, R. J. (1996). Mechanisms of change in exposure therapy. In R. M. Rapee (Ed.), *Current controversies in the anxiety disorders* (pp.329-343). New York, NY: Guilford Press.
Foa, E. B., Zoellner, L. A., Feeny, N. C., Hembree, E. A., & Alvarez-Conrad, J. (2002). Does imaginal exposure exacerbate PTSD symptoms? *Journal of Consulting and Clinical Psychology*, 70, 1022-1028.
Forty, L., Jones, L., Macgregor, S., Caesar, S., Cooper, C., & . . ., Jones, I. (2006). Familiality of postpartum depression in unipolar disorder: Results of a family study. *American Journal of Psychiatry*, 163, 1549-1553.
Frisch, M. B. (2006). *Quality of life therapy: Applying a life satisfaction approach to positive psychology and cognitive therapy*. New York, NY: John Wiley & Sons.
Gavin, N. I., Gaynes, B. N., Lohr, K. N., Meltzer-Brody, S., Gartlehner, F., & Swinson, T. (2005). Perinatal depression: A systematic review of prevalence and incidence. *Obstetrics and Gynecology*, 106, 1071-1083.
Gilbert, P., & Leahy, R. L. (2007). Introduction and overview: Basic issues in the therapeutic relationship. In P. Gilbert & R. L. Leahy (Eds.), *The therapeutic relationship in the cognitive behavioral psychotherapies* (pp.3-23). New York, NY: Routledge.
Gloaguen, V., Cotraumx, J., Cucherat, M., & Blackburn, I.-M. (1998). A meta-analysis of the effects of cognitive therapy in depressed patients. *Journal of Affective Disorders*, 49, 59-72.
Glover, V., & Kammerer, M. (2004). The biology and pathophysiology of peripartum psychiatric disorders. *Primary Psychiatry*, 11, 37-41.
Gold, K. J., Singh, V., Marcus, S. M., & Palladino, C. L. (2012). Mental health, substance use and intimate partner problems among pregnant and postpartum suicide victims in the

National Violent Death Reporting System. *General Hospital Psychiatry*, 34, 139-145.
Goldstein, R. B., Black, D. W., Nasrallah, A., & Winokur, G. (1991). The prediction of suicide: Sensitivity, specificity, and predictive value of a multivariate model applied to suicide among 1906 patients with affective disorders. *Archives of General Psychiatry*, 48, 418-422.
Gottman, J., with Silver, N. (1994). *Why marriages succeed or fail: What you can learn from the breakthrough research to make your marriage last*. New York, NY: Simon & Schuster.
Grace, S. L., Evindar, A., & Stewart, D. E. (2003). The effect of postpartum depression on child cognitive development and behavior: A review and critical analysis of the literature. *Archives of Women's Mental Health*, 6, 263-274.
Grayson, J. B., Foa, E. B., & Steketee, G. (1982). Habituation during exposure treatment: Distraction vs. attention-focusing. *Behaviour Research and Therapy*, 20, 323-328.
Greenberg, L. S., McWilliams, N., & Wenzel, A. (2014). *Exploring three approaches to psychotherapy*. Washington, DC: APA Books.
Greil, A. L., Schmidt, L., & Peterson, B. D. (2015). Perinatal experiences associated with infertility. In A. Wenzel (Ed.), *The Oxford handbook of perinatal psychology*. New York, NY: Oxford University Press.
Griffiths, P., & Barker-Collo, S. (2008). Study of a group treatment program for postnatal adjustment difficulties. *Archives of Women's Mental Health*, 11, 33-41.
Grote, N. K., Bledsoe, S. E., Swartz, H. A., & Frank, E. (2004). Feasibility of providing culturally relevant, brief interpersonal psychotherapy for antenatal depression in an obstetrics clinic: A pilot study. *Research on Social Work Practice*, 14, 397-407.
Guler, O., Sahin, F. K., Emul, H. M., Ozbulut, O., Gecici, O., . . ., & Askin, R. (2008). The prevalence of panic disorder in pregnant women during the third trimester of pregnancy. *Comprehensive Psychiatry*, 49, 154-158.
Hagan, R., Evans, S. F., & Pope, S. (2004). Preventing postnatal depression in mothers of very preterm infants: A randomized controlled trial. *British Journal of Obstetrics and Gynaecology*, 111, 641-647.
Halbreich, U., & Karkun, S. (2006). Cross-cultural and social diversity of prevalence of postpartum depression and depressive symptoms. *Journal of Affective Disorders*, 91, 97-111.
Hale, T. W. (2008). *Medications and mother's milk* (13th ed.). Amarillo, TX: Hale Publishing.
Hanrahan, F., Field, A. P., Jones, F. W., & Davey, G. C. L. (2013). A meta-analysis of cognitive therapy for worry in generalized anxiety disorder. *Clinical Psychology Review*, 33, 120-132.
Hans, E., & Hiller, W. (2013a). Effectiveness of and dropout from outpatient cognitive behavioral therapy for adult unipolar depression: A meta-analysis of nonrandomized effectiveness studies. *Journal of Consulting and Clinical Psychology*, 81, 75-88.
Hans, E., & Hiller, W. (2013b). A meta-analysis of nonrandomized effectiveness studies on outpatient cognitive-behavioral therapy for adult anxiety disorders. *Clinical Psycholo-*

gy Review, 33, 954-964.
Hardy, G., Cahill, J., & Barkham, M. (2007). Active ingredients of the therapeutic relationship that promote client change: A research perspective. In P. Gilbert & R. L. Leahy (Eds.), *The therapeutic relationship in the cognitive behavioral psychotherapies* (pp.24-42). New York, NY: Routledge.
Harris, E. C., & Barraclough, B. (1994). Suicide as an outcome for medical disorders. *Medicine Baltimore*, 73, 281-396.
Harriss, L., & Hawton, K. (2005). Suicidal intent in deliberate self-harm and the risk of suicide: The predictive power of the Suicide Intent Scale. *Journal of Affective Disorders*, 86, 225-233.
Harriss, L., Hawton, K., & Zahl, D. (2005). Value of measuring suicidal intent in the assessment of people attending hospital following self-poisoning or self-injury. *British Journal of Psychiatry*, 186, 60-66.
Haugen, E. N. (2003). Postpartum anxiety and depression: The contribution of social support. Unpublished master's thesis, University of North Dakota, *Grand Forks*, ND.
Hauri, P., & Linde, S. (1996). *No more sleepless nights-Revised edition.* New York, NY: John Wiley & Sons.
Hendrick, V., Altshuler, L., & Strouse, T. (2000). Postpartum and nonpostpartum depression: Differences in presentation and response to pharmacologic treatment. *Depression and Anxiety*, 11, 66-72.
Heron, J., Robertson Blackmore, E., McGuinness, M., Craddock, N., & Jones, I. (2007). No 'latent period' in the onset of bipolar affective puerperal psychosis. *Archives of Women's Mental Health*, 10, 79-81.
Hewitt, P. L., Flett, G. L., Sherry, S. B., & Caelian, C. (2006). Trait perfectionism dimensions and suicidal behavior. In T. E. Ellis (Ed.), *Cognition and suicide* (pp. 215-235). Washington, DC: APA Books.
Hirsch, C., Jolley, S., & Williams, R. (2000). A study of outcome in a clinical psychology service and preliminary evaluation of cognitive-behavioral therapy in real practice. *Journal of Mental Health*, 9, 537-549.
Hofmann, S. G. (2004). Cognitive mediation of treatment change in social phobia. *Journal of Consulting and Clinical Psychology*, 72, 393-399.
Hofmann, S. G. (2012). *An introduction to modern CBT: Psychological solutions to mental health problems.* Malden, MA: Wiley-Blackwell. ホフマン 『現代の認知行動療法』診断と治療社、2012年
Hofmann, S. G., & Smits, J. A. J. (2008). Cognitive-behavioral therapy for adult anxiety disorders: A meta-analysis of randomized placebo-controlled trials. *Journal of Clinical Psychiatry*, 69, 621-632.
Hollon, S. D. (2011). Cognitive and behavior therapy in the treatment and prevention of depression. *Depression and Anxiety*, 28, 263-266.
Hollon, S. D., Stewart, M. O., & Strunk, D. (2006). Enduring effects for cognitive behavior therapy in the treatment of depression and anxiety. *Annual Review of Psychology*, 57, 285-315.

Hollon, S. D., DeRubeis, R. J., Shelton, R. C., Amsterdam, J. D., Saloman, R. M., . . ., & Gallop, R. (2005). Prevention of relapse following cognitive therapy vs medications in moderate to severe depression. *Archives of General Psychiatry*, 62, 417-422.
Honey, K. L., Bennett, P., & Morgan, M. (2002). A brief psycho-educational group intervention for postnatal depression. *British Journal of Clinical Psychology*, 41, 405-409.
Horvath A. O., Bedi R. P. (2002). The alliance. in Norcross J. C. (Ed.), *Psychotherapy relationships that work: Therapist contributions and responsiveness to patients* (pp. 37-69), New York: Oxford University Press.
Horvath, A. O., & Greenberg, L. S. (1989). Development and validation of the Working Alliance Inventory. *Journal of Consulting and Clinical Psychology*, 36, 223-233.
Hughes, D., & Kleespies, P. (2001). Suicide in the medically ill. *Suicide and Life-Threatening Behavior*, 31, 48-59.
Jacobi, F., Wittchen, H-U., Hölting, C., Höfler, M., Pfister, H., . . ., & Lieb, R. (2004). Prevalence, co-morbidity, and correlates of mental disorders in the general population: Results of the German Health Interview and Examination Survey (GHS). *Psychological Medicine*, 34, 597-611.
Jacobson, N. S., Dobson, K. S., Truax, P. A., Addis, M. E., Koerner, K., . . ., & Prince, S. E. (1996). A component analysis of cognitive-behavioral treatment for depression. *Journal of Consulting and Clinical Psychology*, 64, 295-304.
Janseen, H. J., Cusinier, M. C., Hoogduin, K. A., & de Graauw, K. P. (1996). Controlled prospective study on the mental health of women following pregnancy loss. *American Journal f Psychiatry*, 153, 226-230.
Jesse, D. E., Blanchard, A., Bunch, S., Dolbier, C., Hodgson, J., & Swanson, M. S. (2010). A pilot study to reduce risk for antepartum depression among women in a public health prenatal clinic. *Issues in Mental Health Nursing*, 31, 355-364.
Joiner, T. E. (2005). *Why people die by suicide*. Cambridge, MA: Harvard University Press.
Joiner, T. E, Conwell, Y., Fitzpatrick, K. K., Witte, T. K., Schmidt, N. B., . . ., & Rudd, M. D. (2005). Four studies on how past and current suicidality relate even when "everything but the kitchen sink" is covaried. *Journal of Abnormal Psychology*, 114, 291-303.
Jones, I., & Craddock, N. (2001). Familiality of the puerperal trigger in bipolar disorder: Results of a family study. *American Journal of Psychiatry*, 158, 913-917.
Kammerer, M., Adams, D., Castelberg, B. B., & Glover, V. (2002). Pregnant women become insensitive to cold stress. *BMC Pregnancy Childbirth*, 2, 8.
Karekla, M., Forsyth, J. P., & Kelly, M. M. (2004). Emotional avoidance and panicogenic responding to a biological challenge procedure. *Behavior Therapy*, 35, 725-746.
Kazantzis, N., Whittington, C., & Dattilio, F. (2010). Meta-analysis of homework effects in cognitive and behavioral therapy: A replication and extension. *Clinical Psychology: Science and Practice*, 17, 144-156.
Kazdin, A. E. (2007). Mediators and mechanisms of change in psychotherapy research. *Annual Review of Clinical Psychology*, 3, 1-27.

Kleiman, K. K. (2009). *Therapy and the postpartum woman: Notes on healing postpartum depression for clinicians and the women who seek their help.* New York, NY: Routledge.

Kleiman, K. K., & Wenzel, A. (2011). *Dropping the baby down the stairs and other scary thoughts: Breaking the cycle of unwanted thoughts in motherhood.* New York, NY: Routledge.

Kleiman, K., with Wenzel, A. (2014). Tokens of affection: Reclaiming your marriage after postpartum depression. New York, NY: Routledge.

Klein, D. F., Skrobala, A.M., & Garfinkel, R. S. (1995). Preliminary look at the effects of pregnancy on panic disorder. *Anxiety*, 1, 227-232.

Kuyken, W., Padesky, C. A., & Dudley, R. (2009). *Collaborative case conceptualization: Working effectively with clients in cognitive-behavioral therapy.* New York, NY: Guilford Press.

Ladouceur, R., Talbot, F., & Dugas, M. J. (1997). Behavioral expressions of intolerance of uncertainty in worry: Experimental findings. *Behavior Modification*, 21, 355-371.

Lang, A. J., & Craske, M. G. (2000). Manipulations of exposure-based therapy to reduce the return of fear: An application. *Behaviour Research and Therapy*, 38, 1-12.

Lawrence, E., Nylen, K., & Cobb, R. J. (2007). Prenatal expectations and marital satisfaction over the transition to parenthood. *Journal of Family Psychology*, 21, 155-164.

Lawrence, E., Rothman, A. D., Cobb, R. J., Rothman, M. T., & Bradbury, T. N. (2008). Marital satisfaction across the transition to parenthood. *Journal of Family Psychology*, 22, 41-50.

Le, H.-N., Perry, D. F., & Stuart, E. A. (2011). Randomized controlled trial of a preventive intervention for perinatal depression in high-risk Latinas. *Journal of Consulting and Clinical Psychology*, 79, 135-141.

Leahy, R. L. (2001). *Overcoming resistance in cognitive therapy.* New York, NY: Guilford Press.

Lilienfeld, S. O., Ritschel, L. A., Lynn, S. J., Cautin, R. L., & Latzman, R. D. (2013). Why many clinical psychologists are resistant to evidence-based practice: Root causes and constructive remedies. *Clinical Psychology Review*, 33, 883-900.

Lilliecreutz, C., Josefsson, A., and Sydsjo, G. (2010). An open trial of cognitive behavioral therapy for blood- and injection phobia in pregnant women- a group intervention program. *Archives of Women's Mental Health*, 13, 259-265.

Linehan, M. M. (1993a). *Cognitive-behavioral therapy for borderline personality disorder.* New York, NY: Guilford Press. リネハン『境界性パーソナリティ障害の弁証法的行動療法』誠信書房、2007年

Linehan, M. M. (1993b). *Skills training manual for borderline personality disorder.* New York, NY: Guilford Press. リネハン『弁証法的行動療法実践マニュアル』金剛出版、2007年

Linehan, M. M., Goodstein, J. L., Nielsen, S. L., & Chiles, J. A. (1983). Reasons for staying alive when you are thinking of killing yourself: The reasons for living inventory. *Journal of Consulting and Clinical Psychology*, 51, 276-286.

Lobel, M., Dunkel-Schetter, C., & Scrimshaw, S. C. M. (1992). Prenatal maternal stress and prematurity: A prospective study of socioeconomically disadvantaged women. *Health Psychology*, 11, 32-40.

Longmore, R. J., & Worrell, M. (2007). Do we need to challenge thoughts in cognitive behavioral therapy? *Clinical Psychology Review*, 27, 173-187.

Luty, S. E., Carter, J. D., McKenzie, J. M., Rae, A.M., Frampton, C. M. A., & ..., Joyce, P. R. (2007). Randomised controlled trial of interpersonal psychotherapy and cognitive-behavioural therapy for depression. *The British Journal of Psychiatry*, 190, 496-502.

Lyons, S. (1998). A prospective study of post traumatic stress symptoms 1 month following childbirth in a group of 42 first-time mothers. *Journal of Reproductive and Infant Psychology*, 16, 91-105.

McMillan, D., Gilbody, S., Beresford, E., & Neilly, L. (2007). Can we predict suicide and non-fatal self-harm with the Beck Hopelessness Scale? A meta-analysis. *Psychological Medicine*, 37, 769-778.

McNally, R. M. (1989). Is anxiety sensitivity distinguishable from trait anxiety? A reply to Lilienfeld, Jacob, and Turner (1989). *Journal of Abnormal Psychology*, 98, 193-194.

MacPhillamy, D. J., & Lewinsohn, P. M. (1976). *Manual for the Pleasant Events Schedule*. Eugene, OR: University of Oregon.

Magee, W. J., Eaton, W. W., Wittchen, H.-U., McGonagle, K. A., & Kessler, R. C. (1996). Agoraphobia, simple phobia, and social phobia in the National Comorbidity Study. *Archives of General Psychiatry*, 53, 159-168.

Mann, J. J., Waternaux, C., Haas, G. L., & Malone, K. M. (1999). Toward a clinical model of suicidal behavior in psychiatric patients. *American Journal of Psychiatry*, 156, 181-189.

Martell, C. R., Addis, M. E., & Jacobson, N. S. (2001). *Depression in context: Strategies for guided action*. New York, NY: Norton. マーテル／アディス／ジェイコブソン『うつ病の行動活性化療法』日本評論社、2011年

Martin, D. J., Garske, J. P., & Davis, M. K. (2000). Relation of the therapeutic alliance with outcome and other variables: A meta-analytic review. *Journal of Consulting and Clinical Psychology*, 68, 438-450.

Martin, M., Hamilton, B., Sutton, P., Ventura, S. Menacker, F., Kirmeyer, S., & Mathews, T. J. (2009). *Births: Final data for 2006 Division of Vital Statistics, National Vital Statistics Report*, 57 (7). Retrieved from: http://www.cdc.gov/nchs/data/nvsr/nvsr57/nvsr57_07.pdf

Matthews, K. A., & Rodin, J. (1992). Pregnancy alters blood pressure responses to psychological and physical challenge. *Psychophysiology*, 29, 232-240.

Matthey, S., Barnett, B., Howie, P., & Kavanagh, D. J. (2003). Diagnosing postpartum depression in mothers and fathers: Whatever happened to anxiety? *Journal of Affective Disorders*, 74, 139-147.

Milgrom, J., Holt, C. J., Gemmill, A. W., Ericksen, J., Leigh, B., ..., & Schembri, C. (2011). Treating postnatal depressive symptoms in primary care: A randomized controlled trial of GP management with and without adjunctive counselling. *BMC Psychiatry*, 11, 95.

Milgrom, J., Martin, P. R., & Negri, L. M. (1999). *Treating postnatal depression: A psychological approach for health care practitioners*. West Sussex, UK: John Wiley & Sons.

Milgrom, J., Negri, L. M., Gemmill, A. W., McNeil, M., & Martin, P. R. (2005). A randomized controlled trial of psychological interventions for postnatal depression. *British Journal of Clinical Psychology*, 44, 529–542.

Miller, W. R., & Rollnick, S. (2013). *Motivational interviewing: Helping people change* (3rd ed.). New York, NY: Guilford Press.

Misri, S., Reebye, P., Corral, M., & Milis, L. (2004). The use of paroxetine and cognitive-behavioral therapy in postpartum depression and anxiety: A randomized controlled trial. *Journal of Clinical Psychiatry*, 65, 1236–1241.

Mitte, K. (2005). A meta-analysis of the efficacy of psycho- and pharmacotherapy in panic disorder with and without agoraphobia. *Journal of Affective Disorders*, 88, 27–45.

Morrell, C. J., Slade, P., Warner, R., Paley, G., Dixon, S., . . ., & Nicholl, J. (2009). Clinical effectiveness of health visitor training in psychologically informed approaches for depression in postnatal women: Pragmatic cluster randomised trial in primary care. *British Medical Journal*, 338, 1–14.

Muñoz, R. F., Ghosh Ippen, C., Le, H.-L., Lieberman, A., Diaz, M., & La Plante, L. (2001). *The mothers and babies course: A reality management approach*. San Francisco, CA: University of California, San Francisco.

Muñoz, R. F., Le, H.-L., Ippen, C. G., Diaz, M. A., Urizar Jr., G. G., . . ., & Lieberman, A. (2007). Prevention of postpartum depression in low-income women: Development of the Mamás y Bebés/Mothers and Babies Course. *Cognitive and Behavioral Practice*, 14, 70–83.

Murray, L., & Cooper, P. J. (2003). Intergenerational transmission of affective and cognitive processes associated with depression: Infancy and the pre-school years. In I. M. Goodyer (Ed.), *Unipolar depression: A lifetime perspective*. New York, NY: Oxford University Press.

Murray, L., Cooper, P. J., Wilson, A., & Romaniuk, H. (2003). Controlled trial of the short- and long-term effect of psychological treatment of post-partum depression. 2. Impact on the mother-child relationship and child outcome. *British Journal of Psychiatry*, 182, 420–427.

Murray, L., Arteche, A., Fearon, P., Halligan, S., Goodyer, I., & Cooper, P. (2011). Maternal postnatal depression in low-income women: Development of depression in offspring up to 16 years of age. *Journal of the American Academy of Child and Adolescent Psychiatry*, 50, 460–470.

Nardi, B., Laurenzi, S., Di Nicolò, M., & Bellantuono, C. (2012). Is the cognitive behavioral therapy an effective intervention to prevent postnatal depression? A critical review. *International Journal of Psychiatry in Medicine*, 43, 211–225.

Navarro, P., García-Esteve, L., Ascaso, C., Aguado, J., Gelabert, E., & Martin-Santos, R. (2008). Non-psychotic psychiatric disorders after childbirth: Prevalence and comorbidity in a community sample. *Journal of Affective Disorders*, 109, 171–176.

Negron, R., Martin, A., Almog, M., Balbierz, A., & Howell, E. A. (2013). Social support during the postpartum period: Mothers' views in needs, expectations, and mobilization of support. *Maternal and Child Health Journal*, 17, 616-623.

Newman, C. F. (2007). The therapeutic relationship in cognitive therapy with difficult-to-engage clients. In P. Gilbert & R. L. Leahy (Eds.), *The therapeutic relationship in the cognitive behavioral psychotherapies* (pp.166-184). New York, NY: Routledge.

Newman, M. G., & Borkovec, T. D. (1995). Cognitive-behavioral treatment of generalized anxiety disorder. *The Clinical Psychologist*, 48, 5-7.

Nock, M. K., Deming, C. A., Fullerton, C. S., Gilman, S. E., Goldenberg, M., . . ., & Ursano, R. J. (2013). Suicide among soldiers: A review of psychosocial risk and protective factors. *Psychiatry*, 76, 97-125.

Nolen-Hoeksema, S., Wisco, B. E., & Lyubomirsky, S. (2008). Rethinking rumination. *Perspectives on Psychological Science*, 3, 400-424.

Nonacs, R. M. (2005). Postpartum mood disorders. In L. S. Cohen & R. M. Nonacs (Eds.), *Mood and anxiety disorders during pregnancy and postpartum (Review of Psychiatry,* Vol.24, No.4) (pp.77-103). Washington, DC: American Psychiatric Press.

Nonacs, R. M., Cohen, L. S., Viguera, A. C., & Mogielnicki, J. (2005). Diagnosis and treatment of mood and anxiety disorders in pregnancy. In L. S. Cohen & R. M. Nonacs (Eds.), *Mood and anxiety disorders during pregnancy and postpartum (Review of Psychiatry,* Vol.24, No.4) (pp.17-51). Washington, DC: American Psychiatric Publishing.

Norcross, J. C., Krebs, P. M., & Prochaska, J. O. (2011). Stages of change. *Journal of Clinical Psychology: In Session*, 67, 143-154.

O'Hara, M. W., & McCabe, J. E. (2013). Postpartum depression: Current status and future directions. *Annual Review of Clinical Psychology*, 9, 379-407.

O'Hara, M. W., & Swain, A. M. (1996). Rates and risk of postpartum depression-a meta-analysis. *International Review of Psychiatry*, 8, 37-54.

O'Hara, M. W., Rehm, L. P., & Campbell, S. B. (1982). Predicting depressive symptomatology: Cognitive-behavioral models and postpartum depression. *Journal of Abnormal Psychology*, 91, 457-461.

O'Hara, M. W., Stuart, S., Gorman, L. L., & Wenzel, A. (2000). Efficacy of Interpersonal Psychotherapy for postpartum depression. *Archives of General Psychiatry*, 57, 1039-1045.

Olatunji, B. O., & Wolitzky-Taylor, K. B. (2009). Anxiety sensitivity and the anxiety disorders: A meta-analytic review and synthesis. *Psychological Bulletin*, 135, 974-999.

Olatunji, B. O., Deacon, B. J., & Abramowitz, J. S. (2009). The cruelest cure? Ethical issues in the implementation of exposure-based treatments. *Cognitive and Behavioral Practice*, 16, 172-180.

Olatunji, B. O., Davis, M. L., Powers, M. B., & Smits, J. A. J. (2013). Cognitive-behavioral therapy for obsessive-compulsive disorder: A meta- analysis of treatment outcome and moderators. *Journal of Psychiatric Research*, 47, 33-41.

O'Mahen, H., Fedock, G., Henshaw, E., Himle, J. A., Forman, J., & Flynn, H. A. (2012). Modifying CBT for perinatal depression: What do women want? A qualitative study. *Cognitive and Behavioral Practice*, 19, 359-371.

Oquendo, M. A., Bongiovi-Garcia, M. W., Galfalvy, H., Goldberg, P. H., Grune-baum, M. F., Burke, A. K., et al. (2007). Sex differences in clinical predictors of suicidal acts after major depression: A prospective study. *American Journal of Psychiatry*, 164, 134-141.

Pearlstein, T. B., Zlotnick, C., Battle, C. L., Stuart, S., O'Hara, M. W., ..., & Howard, M. (2006). Patient choice of treatment for postpartum depression: A pilot study. *Archives of Women's Mental Health*, 9, 303-308.

Perlis, M. L., Jungquist, C., Smith, M. T., & Posner, D. (2005). *Cognitive behavioral treatment of insomnia: A session-by-session guide*. New York, NY: Springer.

Persons, J. B. (2008). *The case formulation approach to cognitive-behavior therapy*. New York, NY: Guilford Press.

Pinheiro, R. T., Da Silva, R. A., Magalhães, P. V., S., Horta, B. L., & Pinheiro, K. A. T. (2008). Two studies on suicidality in the postpartum. *Acta Psychiatrica Scandinavia*, 118, 160-163.

Powers, M. B., Sigmarsson, S. R., & Emmelkamp, P. M. G. (2008). A meta-analytic review of psychological treatments for social anxiety disorder. *International Journal of Cognitive Therapy*, 1, 94-113.

Prendergast, J., & Austin, M-P. (2001). Early childhood nurse-delivered cognitive behavioural counselling for post-natal depression. *Australian Psychiatry*, 9, 255-259.

Prochaska, J. O., & DiClemente, C. C. (1982). Transtheoretical therapy: Toward a more integrative model of change. *Psychotherapy*, 19, 276-288.

Prochaska, J. O., & DiClemente, C. C. (2005). The transtheoretical approach. In J. C. Norcross & M. R. Goldfried (Eds.), *Handbook of psychotherapy integration* (2nd ed.) (pp.147-171). New York, NY: Oxford University Press.

Prochaska, J. O., DiClemente, C. C., & Norcross, J. C. (1992). In search of how people change: Applications to addictive behaviors. *American Psychologist*, 47, 1102-1114.

Rachman, S., & Hodgson, R. J. (1980). *Obsessions and compulsions*. Englewood Cliffs, NJ: Prentice-Hall.

Rahman, A., Malik, A., Sikander, S., Roberts, C., & Creed, F. (2008). Cognitive behaviour therapy-based intervention by community health workers for mothers with depression and their infants in rural Pakistan: A cluster-randomised controlled trial. *Lancet*, 372, 902-909.

Reinecke, M. A. (2006). Problem solving: A conceptual approach to suicidality and psychotherapy. In T. E. Ellis (Ed.), *Cognition and suicide: Theory, research, and therapy* (pp.237-260). Washington, DC: APA Books.

Reiss, S., Peterson, R.A., Gursky, D.M., & McNally, R.J. (1986). Anxiety sensitivity, anxiety frequency, and the prediction of fearfulness. *Behavior Research and Therapy*, 24, 1-8.

Resick, P. A., & Schnicke, M. K. (1992). Cognitive processing therapy for sexual assault victims. Journal of Consulting and Clinical Psychology, 60, 748-756.

Robertson, E., Grace, S., Wallington, T., & Stewart, D. E. (2004). Antenatal risk factors for postpartum depression: A synthesis of recent literature. *General Hospital Psychiatry*, 26, 289-295.

Robertson Blackmore, E., Heron, J., & Jones, I. (2015). Severe psychopathology during pregnancy and the postpartum period. In A. Wenzel (Ed.), *The Oxford handbook of perinatal psychology*. New York, NY: Oxford University Press.

Ross, L. E., Sellers, E. M., Gilbert Evans, S. E., & Romach, M. K. (2004). Mood changes during pregnancy and the postpartum period: Development of a biopsychosocial model. *Acta Psychiatrica Scandinavia*, 109, 457-466.

Rothbaum, B. O., Foa, E. B., & Hembree, E. A. (2007). *Reclaiming your life from a traumatic experience: Workbook*. New York, NY: Oxford University Press.

Rudd, M. D., Joiner, T., & Rajab, M. H. (2001). *Treating suicidal behavior: An effective, time-limited approach*. New York, NY: Guilford.

Russell, E. J., Fawcett, J. M., & Mazmanian, (2013). Risk of obsessive-compulsive disorder in pregnant and postpartum women: A meta-analysis. *Journal of Clinical Psychiatry*, 74, 377-385.

Sackett, D. L., & Rosenberg, W. M. (1995). On the need for evidence-based medicine. *Journal of Public Health*, 17, 330-334.

Safran, J. D., Muran, J. C., & Eubanks-Carter, C. (2011). Repairing alliance ruptures. *Psychotherapy*, 48, 80-87.

Safran, J. D., Crocker, P., McMain, S., & Murray, P. (1990). The therapeutic alliance rupture as a therapy event for empirical investigation. *Psychotherapy*, 27, 154-165.

Samandari, G., Martin, M. L., Kupper, L. L., Schiro, S., Norwood, T., & Avery, M. (2011). Are pregnant and postpartum women at risk for violent death? Suicide and homicide findings from North Carolina. *Maternal and Child Health Journal*, 15, 660-669.

Sánchez-Meca, J., Rosa-Alcázar, A. I., Marín-Martínez, F., & Gómez-Conesa, A. (2010). Psychological treatment of panic disorder with or without agoraphobia: A meta-analysis. *Clinical Psychology Review*, 30, 37-50.

Schut, A. J., Castonguay, L. G., & Borkovec, T. D. (2001). Compulsive checking behaviors in generalized anxiety disorder. *Journal of Clinical Psychology*, 57, 705-715.

Segal, Z. V., Williams, J. M. G., & Teasdale, J. D. (2013). *Mindfulness-based cognitive therapy for depression* (2nd ed.). New York, NY: Guilford Press. シーガル／ティーズデール／ウィリアムズ『マインドフルネス認知療法』北大路書房、2018年

Sharma, V., & Sommerdyk, C. (2013). Are antidepressants effective in the treatment of postpartum depression? A systematic review. *Primary Care Companion CNS Disorders*, 15, e1-e7.

Shaw, R. J., Sweester, C. J., St. John, N., Lilo, E., Corcoran, J. B., . . ., & Horwitz, S. M. (2013). Prevention of postpartum traumatic stress in mothers with preterm infants: Manual development and evaluation. Issues in *Mental Health Nursing*, 34, 578-586.

Siev, J., & Chambless, D. L. (2007). Specificity of treatment effects: Cognitive therapy and relaxation for generalized anxiety and panic disorders. *Journal of Consulting and Clinical Psychology*, 75, 513-522.

Silberman, S. A. (2008). *The insomnia workbook*. Oakland, CA: New Harbinger.

Sohr-Preston, S. L., & Scaramella, L. V. (2006). Implications of timing of maternal depressive symptoms for early cognitive and language development. *Clinical Child and Family Psychological Review*, 9, 65-83.

Spinelli, M. G., & Endicott, J. (2003). Controlled clinical trial of interpersonal psychotherapy versus parenting education program for depressed pregnant women. *American Journal of Psychiatry*, 160, 555-562.

Spring, B. (2007). Evidence-based practice in clinical psychology: What it is; why it matters; what you need to know. *Journal of Clinical Psychology*, 63, 611-631.

Stanley, B., & Brown, G. K. (2012). Safety planning intervention: A brief intervention to mitigate suicide risk. *Cognitive and Behavioral Practice*, 19, 256-264.

Stanley, C., Murray, L., & Stein, A. (2004). The effect of postnatal depression on mother-infant interaction, infant response to the Still face perturbation, and performance on an Instrumental Learning Task. *Development and Psychopathology*, 16, 1-18.

Stewart, R. E., & Chambless, D. L. (2009). Cognitive-behavioral therapy for adult anxiety disorders in clinical practice: A meta-analysis of effectiveness studies. *Journal of Consulting and Clinical Psychology*, 77, 595-606.

Stirman, S. W., Buchhofer, R., McLaulin, J. B., Evans, A. C., & Beck, A. T. (2009). The Beck Initiative: A partnership to implement cognitive therapy in a community behavioral health system. *Psychiatric Services*, 60, 1302-1304.

Strauss, J. L., Hayes, A. M., Johnson, S. L., Newman, C. F., Brown, G. K., . . ., & Beck, A. T. (2006). Early alliance, alliance ruptures, and symptom change in a non-randomized trial of cognitive therapy for avoidant and obsessive-compulsive personality disorders. *Journal of Consulting and Clinical Psychology*, 74, 337-345.

Swanson, M. S. (2010). A pilot study to reduce risk for antepartum depression among women in a public health prenatal clinic. *Issues in Mental Health Nursing*, 31, 355-364.

Tandon, S. D., Perry, D. F., Mendelson, T., Kemp, K., & Leis, J. A. (2011). Preventing perinatal depression in low-income home visiting clients: A randomized controlled trial. *Journal of Consulting and Clinical Psychology*, 79, 707-712.

Tang, T. Z., & DeRubeis, R. J. (1999). Sudden gains and critical sessions in cognitive-behavioral therapy for depression. *Journal of Consulting and Clinical Psychology*, 67, 894-904.

Tang, T. Z., Beberman, R., DeRubeis, R. J., & Pham, T. (2005). Cognitive changes, critical sessions, and sudden gains in cognitive-behavioral therapy for depression. *Journal of Consulting and Clinical Psychology*, 73, 168-172.

Tichenor, V., & Hill, C. E. (1989). A comparison of six measures of working alliance. *Psychotherapy: Theory, Research, Practice, and Training*, 26, 195-199.

Timpano, K. R., Abramowitz, J. S., Mahaffey, B. L., Mitchell, M. A., & Schmidt, N. B. (2011). Efficacy of a prevention program for postpartum obsessive- compulsive symptoms. *Journal of Psychiatric Research*, 45, 1511-1517.

Tracey, T. J., & Kokotovic, A. M. (1989). Factor structure of the Working Alliance Inventory. Psychological Assessment, 1, 207-210.

Van Orden, K. A., Lynam, M. E., Hollar, D., & Joiner, T. E., Jr. (2006). Perceived burdensomeness as an indicator of suicidal symptoms. *Cognitive Therapy and Research*, 30, 457-467.

Van Orden, K. A., Witte, T. K., Gordon, K. H., Bender, T. W., & Joiner, T. E. (2008). Suicidal desire and the capability for suicide: Tests of the interpersonal-psychological theory of suicidal behavior among adults. *Journal of Consulting and Clinical Psychology*, 76, 72-83.

Van Orden, K., Witte, T., James, L., Castro, Y., Gordon, K., . . ., & Joiner, T. E. (2008). Suicidal ideation in college students varies across semesters: The mediating role of belongingness. *Suicide & Life-Threatening Behavior*, 38, 427-435.

Wampold, B. E., Minami, T., Baskin, T. W., & Tierney, S. C. (2002). A meta-(re)analysis of the effects of cognitive therapy versus 'other therapies' for depression. *Journal of Affective Disorders*, 68, 159-165.

Warden, D., Trivedi, M. H., Wisniewski, S. R., Davis, L., Nierenberg, A. A., . . ., & Rush, A. J. (2007). Predictors of attrition during initial (citalopram) treatment for depression: A STAR*D report. *American Journal of Psychiatry*, 164, 1189-1197.

Webb, C. A., DeRubeis, R. J., Amsterdam, J. D., Shelton, R. C., Hollon, S. D., & Dimidjian, S. (2011). Two aspects of the therapeutic alliance: Differential relations with depressive symptom change. *Journal of Consulting and Clinical Psychology*, 79, 279-283.

Weck, F., Rudari, V., Hilling, C., Hautzinger, M., Heidenreich, T., . . ., & Stangier, U. (2013). Relapses in recurrent depression 1 year after maintenance cognitive-behavioral therapy: The role of therapist adherence, competence, and the therapeutic alliance. *Psychiatry Research*, 210, 140-145.

Wegner, D. M., Schneider, D. J., Carter, S., & White, T. (1987). Paradoxical effects of thought suppression. *Journal of Personality and Social Psychology*, 53, 5-13.

Weissman, M. M., Markowitz, J. C., & Klerman, G. L. (2000). *Comprehensive guide to interpersonal psychotherapy*. New York, NY: Basic Books. ワイスマン／マーコウィッツ／クラーマン『対人関係療法総合ガイド』岩崎学術出版社、2009年

Wenzel, A. (2011). *Anxiety in childbearing women: Diagnosis and treatment*. Washington, DC: APA Books.

Wenzel, A. (2013). *Strategic decision making in cognitive behavioral therapy*. Washington, DC: APA Books.

Wenzel, A. (2014a). Integrating psychotherapy and pharmacotherapy in perinatal psychiatric disorders. In S. M. Stahl & I. R. de Oliveira (Eds.), *Integrating psychotherapy and psychopharmacology: A handbook for clinicians* (pp.224-241). New York, NY: Routledge.

Wenzel, A. (2014b). *Infertility, miscarriage, and neonatal loss: Finding perspective and creating meaning*. Washington, DC: APA Books (Life Tools Division).

Wenzel, A., & Stuart, S. (2011). Pharmacotherapy for postpartum anxiety. In A. Wenzel, *Anxiety in childbearing women: Diagnosis and treatment* (pp.157-180). Washington, DC: APA Books.

Wenzel, A., Brown, G. K., & Beck, A. T. (2009). *Cognitive therapy for suicidal patients: Scientific and clinical applications*. Washington, DC: APA Books.

Wenzel, A., Brown, G. K., & Karlin, B. E. (2011). *Cognitive behavioral therapy for depressed Veterans and Military servicemembers: Therapist manual*. Washington, DC: U. S. Department of Veterans Affairs.

Wenzel, A., Haugen, E. N., Jackson, L. C., & Brendle, J. R. (2005). Anxiety disorders at eight weeks postpartum. *Journal of Anxiety Disorders*, 19, 295-311.

Westra, H. A. (2012). *Motivational interviewing in the treatment of anxiety.* New York, NY: Guilford Press.

Westra, H. A., & Dozois, D. J. A. (2006). Preparing clients for cognitive behavioral therapy-A randomized pilot study of motivational interviewing for anxiety. *Cognitive Therapy and Research*, 30, 481-498.

Westra, H. A., Arkowitz, H. A., & Dozois, D. J. A. (2009). Adding a motivational interviewing pretreatment to cognitive behavioral therapy for generalized anxiety disorder: A preliminary randomized controlled trial. *Journal of Anxiety Disorders*, 23, 1106-1117.

Winnicott, D. W. (1963). *The maturational processes and the facilitating environment.* London, UK: Hogarth Press and the Institute of Psychoanalysis. ウィニコット『情緒発達の精神分析理論──自我の芽ばえと母なるもの』岩崎学術出版社、1977年

World Health Organisation (2003). *Global strategy for infant and young child feeding.* Geneva, Switzerland: World Health Organisation.

Wright, J. H., Basco, M. R., & Thase, M. E. (2006). *Learning cognitive-behavior therapy: An illustrated guide.* Arlington, VA: American Psychiatric Publishing, Inc. Wright/Thase/Basco『認知行動療法トレーニングブック』医学書院、2007年

Yonkers, K. A., Wisner, K. L., Stewart, D. E., Oberlander, T. F., Dell, D. L., . . ., & Lockwood, C. (2009). The management of depression during pregnancy: A report from the American Psychiatric Association and the American College of Obstetricians and Gynecologists. *General Hospital Psychiatry*, 31, 403-413.

Young, M., Fogg, L., Scheftner, W., Fawcett, J., Akiskal, H., & Maser, J. (1996). Stable trait components of hopelessness: Baseline and sensitivity to depression. *Journal of Abnormal Psychology*, 105, 105-165.

Zajicek-Farber, M. (2009). Postnatal depression and infant health practices among high-risk women. *Journal of Child and Family Studies*, 18, 236-245.

Zayas, L. H., McKee, M. D., & Jankowski, K. R. B. (2004). Adapting psychosocial intervention research to urban primary care environments: A case example. *Annals of Family Medicine*, 2, 504-50

索　引

あ行

愛されない信念　131
赤ちゃんとのコミュニケーション　231-232
悪意のある帰属　226
アサーションスキル　211-217
アジェンダ　92
　　──項目　93
新しい関係性の構築　232-234
"あなたは"というメッセージ　215, 220
アブラモヴィッツ、ジョナサン　7, 22, 174, 176
アプリケーション　129, 149
アメリカ産婦人科学会　160, 259
アメリカ食品医薬品局　259
アルコール　160
安全確保行動　183
安全計画　268
遺伝的脆弱性　20
イメージエクスポージャー　172, 187, 192
イメージ誘導法　239, 243
イメージリハーサル　204
インサイトプラス　53
うつ病の症状　2
エクスポージャー　58, 170-193
　　──の実践　176-179
　　──導入　179-185
エジンバラ産後うつ病質問票　51
エビデンス記録　134-136
エビデンスに基づく実践　42
お母さんと赤ちゃん教室　53
恐ろしい考え　22, 262

か行

快行動スケジュール　154
回避　176
学習の定着化　238-239
確認行為　36
家族との緊張　227
家族療法　249
活動スケジューリング　149
活動日誌　145, 147
活動モニタリング　145
簡易な気分チェック　90, 237
完璧主義　266
聴くスキル　216
儀式行為　176, 184
機能的アセスメント　176-178
気分に依存しない行動　162
希望キット　270
急性ストレス障害　4
協働経験主義　114
協働的アプローチ　230

強迫観念　4
強迫行為　4
強迫症　4, 7, 47, 171, 172, 173
恐怖への恐れ　173
筋弛緩法　168-170
近親者からの暴力　267
クラスケ、ミシェル　174, 182
警告サイン　244, 269
軽蔑　225
限局性恐怖症　185
言語的（コミュニケーション）スキル
　　212, 215
現実エクスポージャー
　　171, 188, 192
効果研究　48
効果量　44
攻撃的なコミュニケーションスタイル
　　211
攻撃的な人　211
向精神薬　259
行動活性化　144
　　───の技法　145-161
行動実験　85, 126-129
行動変容ステージモデル　79
行動変容に関心があるステージ　79
行動変容に無関心なステージ　79
行動変容の準備ステージ　80
コーピングカード　125-126, 222
呼吸コントロール　165-168
孤立感　266
根底にある信念　26, 108

さ行

最終的な要約　100
再発予防　236, 238-248
　　───計画　244-248
作業同盟評価尺度　64
産後うつ病　1, 8
　　───のリスク因子　8
産後精神病　262-263
シェイピングの原則　228
自我違和感　22
自我違和的な思考　263
自我親和的な思考　262
刺激性制御　157
思考記録表　124-125
自己効力感　162, 181
自己充足予言　161
自殺　264
自殺企図　265
　　───歴　265
自殺念慮　244, 264
自殺のリスクアセスメント　264
自殺予防のための認知行動療法
　　268-271
死産　272
自傷　264
自動思考　25, 84, 107, 109
　　───に対する質問　115
　　───の環境的要因　26
　　───の修正　120
　　───の心理学的要因　26
　　───の生物学的要因　26

――の同定　109
　　　――の認知再構成法　109-130
　　　――の評価　113
社会経済的地位　9
社交不安　3
社交不安症　4, 7, 47, 171, 172, 173
周産期のうつ病　50-57
周産期の不安　57-59
集団認知行動療法　52, 57, 256
主観的障害単位　178
受動的で攻撃的な人　211
受動的な人　211
馴化　174
状況的自動思考　108
情動コーピングスキル
　164-170, 193
衝動性　266
神経化学的変化　21
深呼吸　166
身体感覚の破局的解釈　21
心的外傷後ストレス　4
心的外傷後ストレス障害
　4, 7, 47, 169, 171, 172, 173
侵入的思考　4, 7, 22, 36, 187, 192
信念の認知再構成法　130-141
信念の修正　132-141
信念の同定　130-132
心配に関する誤った肯定的観念　21
親密なパートナーからの暴力　9
心理アセスメント　75
心理教育　75
心理的脆弱性　21

睡眠圧　157
睡眠衛生　157
睡眠負債　158
スキルの応用　239-244
制止学習　174
　　　――理論　182
脆弱性　19
性的虐待歴　266
生物心理社会モデル　18-24
セッション間馴化　174
セッション内馴化　174
セッションの構造化　87-102
セッションの漸減方法　249-250
絶望感　266
セルフケア　155-161
セルフモニタリングフォーム
　176, 187
全か無か思考　120, 133, 205
漸進的筋弛緩法　168
全般性不安　3
全般不安症
　3, 6, 46, 169, 171, 172, 173
素因ストレスアプローチ　24
双極性障害　263
ソーシャルサポート　210
ソーシャルサポートネットワーク
　211

た行

対人関係療法　11, 271, 274
対話の拒否　225
脱破局化　129

段階的な課題設定　155
チェンジトーク　82, 84
チャレンジングなスタンス　114
治療計画　75, 102-105
治療終結　248-252
　　──に向けた準備　237
治療同盟　61, 86
通常ケア群　43
定期的な要約　63, 98
適応的な帰属　226
デブリーフィング　180, 189, 244
動機づけ面接　67, 80, 153
道具的サポート　210
道徳性バイアス　23
トラウマ焦点型認知行動療法
　47, 58

な行

内部感覚エクスポージャー
　173, 186, 188, 192
乳児後遺症　231
妊娠合併症　272
認知行動モデル　24-28
認知行動療法の効果　44
認知行動療法の後期段階　87
認知行動療法の初期段階　74
認知行動療法の中期段階　86
認知行動療法の流れ　74-87
認知行動療法の有効性　49
認知行動理論　24
認知再構成法
　107, 109-141, 184, 212, 221, 270

認知的概念化　18, 30-32, 75, 256
認知的回避　21
認知と行動の相互作用　161-162
認知の連続体　136-140
ネガティブな問題志向　205

は行

パートナーとの関係　224
敗者の信念　131
パイ図表　133-134
パニック症　3, 6, 46, 169, 172, 173
パニック発作　3, 169
母親-乳幼児関係　231
バランスのとれた反応　120
反芻　22
反応妨害法　184
非言語的コミュニケーションスキル
　216
非治療群　43
批判　225
評価スタンス　114
昼寝なしのルール　157
不安階層表　178-179
不安感受性　21
フィードバック　84, 100
ブースターセッション　250-252
不確実性への不耐性　21, 23, 171
負担感の知覚　266
不適応な帰属　226
不妊経験　272
不眠症　169
プラセボ心理療法　43

プラセボ対照群　43
ブレインストーミング　199
ヘイル、トーマス　260
ベック、アーロン　14, 24, 256
ベック、ジュディス　24
ベック派の認知行動療法　14, 256
弁証法的行動療法　160
防衛　225
ホームワーク　98
ポストイベント処理　224
ホットな思考　112
母乳育児期間中の服薬リスク　260

ま行

マタニティブルー　5
まるで○○のように行動する　140-141
導かれた発見　12, 107, 195
無価値の信念　131
無力の信念　131
メタコミュニケーション技法　71
メタ分析　44
メラニー=ブロッカー=ストークス母親法　274
メリット・デメリット分析　202
問題志向の乏しさ　21

や行

役に立たない信念　23, 27
役に立たない認知　107

役に立つ信念　27
薬物使用　160
矢印法　131
有効性　42
友人関係の維持　232
予測バイアス　22

ら行

ランダム化比較試験　42, 257
リネハン、マーシャ　160
流産　272
ロールプレイ　218, 220

わ行

"私は"というメッセージ　214, 220

アルファベット

DSM-5　1
EPDS →エジンバラ産後うつ病質問票
FDA →アメリカ食品医薬品局
GAD →全般不安症
"I" language → "私は"というメッセージ
IPT →対人関係療法
IPV →近親者からの暴力
OCD →強迫症
PTSD →心的外傷後ストレス障害
SAD →社交不安症
"you" statement → "あなたは"というメッセージ

●著者・監訳者・訳者紹介

◆著者
エイミー・ウェンゼル：アメリカ専門心理委員会認定心理士（ABPP）、Ph.D。周産期心理学・認知行動療法に関する編著作多数。メンタルヘルスや心理療法に関連した国際的な講演活動や臨床心理士、ソーシャルワーカー、精神科看護師のための継続的な指導を行っている。

カレン・クレイマン：医療ソーシャルワーカー、ライセンスクリニカルソーシャルワーカー。産後うつ病の専門家として国際的に知られる。産前・産後のうつ・不安の第一級の治療および専門家養成機関である産後ストレスセンターの創設者。周産期ディストレスに関する何冊かの著作がある。

◆監訳者
横山知加（国立精神・神経医療研究センター認知行動療法センター／臨床心理学）＊監訳者まえがき／まえがき／第11章
蟹江絢子（国立精神・神経医療研究センター認知行動療法センター／精神医学）＊第5章
松永美希（立教大学現代心理学部心理学科／臨床心理学）＊第1章

◆訳者
山口慶子（国立精神・神経医療研究センター認知行動療法センター／臨床心理学）＊第2章
武田美穂子（武蔵野赤十字病院心療内科・精神科／臨床心理学）＊第3章
小林なほか（国立精神・神経医療研究センター病院精神リハビリテーション部／精神医学）＊第4章
河村寛子（特定非営利法人 OCD-Japan／臨床心理学）＊第5章
片柳章子（国立精神・神経医療研究センター認知行動療法センター／臨床心理学）＊第6章
紺谷恵子（国立精神・神経医療研究センター認知行動療法センター／児童精神医学）＊第6章
牧野みゆき（国立精神・神経医療研究センター認知行動療法センター／臨床心理学・看護学）＊第6章
糸原絵理香（立教大学大学院現代心理学研究科／臨床心理学）＊第7章
勝倉沙央理（立教大学大学院現代心理学研究科／臨床心理学）＊第7章
神村依子（立教大学大学院現代心理学研究科／臨床心理学）＊第7章
竹林唯（福島県立医科大学医学部災害こころの医学講座／臨床心理学）＊第8章
入野晴菜（医療法人和楽会心療内科・神経科赤坂クリニック／臨床心理学）＊第9章
阿部由紀子（nico 株式会社／臨床心理学・ヨガインストラクター）＊第10章
土井理美（東京医科歯科大学医歯学総合研究科国際健康推進医学分野／臨床心理学）＊第12章

＊は担当章

Amy Wenzel with Karen Kleiman
Cognitive Behavioral Therapy for Perinatal Distress
copyright © TAYLOR & FRANCIS

All rights reserved. Authorised translation from the English language edition published by Routledge, a member of the Taylor & Francis Group LLC through Japan UNI Agency, Inc., Tokyo

周産期のうつと不安の認知行動療法
2018年9月20日　第1版第1刷発行

著　者──エイミー・ウェンゼル／カレン・クレイマン
監訳者──横山知加・蟹江絢子・松永美希
発行者──串崎　浩
発行所──株式会社日本評論社
　　　　〒170-8474　東京都豊島区南大塚3-12-4
　　　　電話　03-3987-8621（販売）、8598（編集）
　　　　振替　00100-3-16
印　刷──精文堂印刷株式会社
製　本──井上製本所
装　幀──溝田恵美子
検印省略 ©Chika YOKOYAMA/Ayako KANIE/Miki MATSUNAGA
Printed in Japan
ISBN978-4-535-98461-5

JCOPY 〈(社)出版者著作権管理機構　委託出版物〉
本書の無断複写は著作権法上での例外を除き禁じられています。複写される場合は、そのつど事前に、(社)出版者著作権管理機構（電話03-3513-6969、FAX03-3513-6979、e-meil：info@jcopy.or.jp）の許諾を得てください。また、本書を代行業者等の第三者に依頼してスキャニング等の行為によりデジタル化することは、個人の家庭内の利用であっても、一切認められておりません。

妊娠中から始める メンタルヘルスケア
―― 多職種で使う3つの質問票

吉田敬子・山下洋・鈴宮寛子 [監修]

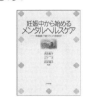

妊娠・出産・子育てに取り組む母親へのメンタルケアを担う全国の助産師・保健師・福祉スタッフのための育児支援マニュアル改訂版。

◆B5判 ◆本体2200円+税 ◆ISBN978-4-535-98450-9

《目次》
1. 本書の使い方
2. 妊娠中から始めるメンタルケア
   1) なぜ、妊娠中から始めるのか
   2) 妊娠中から開始する支援についての行政の動き
3. 妊産婦と多職種で共有できる質問票の活用
   1) 質問票の活用と目的
   2) 質問票使用に際しての留意点
   3) 3つの質問票
4. 妊産婦のメンタルヘルスと子どもの育ちの基礎知識
   1) 妊産婦のメンタルヘルス
   2) 母子関係の障害
   3) 子どもの育ちと養育者のメンタルヘルス
5. 3つの質問票の理解と多領域スタッフでの活用と実際
   1) 質問票I…育児支援チェックリスト
   2) 質問票II…エジンバラ産後うつ病質問票(EPDS)
   3) 質問票III…赤ちゃんへの気持ち質問票
   4) 3つの質問票の総合的活用のメリット
   5) 3つの質問票を使うことにより見えてくる妊産婦の自殺のリスク
   6) 小児医療との連携
6. 妊娠中から活用できる3つの質問票の組み合わせ
   1) 具体的な支援の進め方
   2) 面接の実際
7. ケースから学ぶ3つの質問票を活用した実際
   事例1) 胎児の病気の告知を受け、育てたくないという妊婦
   事例2) 過去にもうつ状態を経験している産後の母親
   事例3) 仕事と育児の両立の葛藤に苦しんでいる産後うつ病の母親
   事例4) 統合失調症で治療中の女性の妊娠と出産
   事例5) 第2子妊娠中に、まだ幼い第1子にいらいらして子育てがうまくいかない妊婦
   事例6) 妊娠の届けが遅かった10代のシングルマザー
   事例7) 知的な遅れを背景とした育児不安が高い女性
   事例8) 小児科における周産期からの育児支援
   事例9) 産後NICUにわが子が入院となった母親
8. 3つの質問票に関するよくある質問

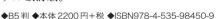

日本評論社
https://www.nippyo.co.jp/